운동
독립

운동 독립

내 몸을 스스로 책임지는 운동 설계법

구현경 지음

piper
press

프롤로그.
우리에게는 운동 독립이 필요하다

나를 쓸모없게 만드는 전문가의 시대

영미권 트레이너들은 종종 자신을 피트니스 전문가fitness professional 라고 소개한다. 의사, 변호사, 과학자, 건축가 등과 같이 특수한 지식을 기반으로 고난이도의 시험과 훈련을 통해 자격을 갖춘 전문 직업군과는 달리 피트니스 산업에서의 전문가 타이틀은 비교적 쉽게 얻어지는 것처럼 보인다. 표준국어대사전에 따르면 전문가는 '어떤 분야를 연구하거나 그 일에 종사하여 그 분야에 상당한 지식과 경험을 가진 사람'이니, 광의에서는 피트니스 전문가도 이 범주에 포함될 수 있겠다. 또 어떤 사람은 보통 수준의 전문가에 머무르는 반면, 어떤 사람들은 끊임없이 노력을 기해 최고 수준의 피트니스 전문가 단계에 도달한다.

능력의 수준이 어떻든, 어차피 대부분의 사람들은 운동 지식, 해부학적 지식, 영양학적 지식을 피트니스 전문가(트레이너, 요가 선생님, 필라테스 강사 등)만큼 가지고 있지 않다 보니 그들을 믿고 따르게 된다. 서비스 제공자 입장에서는 참 감사한 일이다.

그런데, 소비자 입장에서 살펴보면 피트니스 전문가에게 의존하는 경향은 어떤 면에선 능력의 상실이라 할 수 있다. 이반 일리치의 저서 『누가 나를 쓸모없게 만드는가』는 전문가의 허가와 승인이 없으면 개인이 스스로 능력의 한계를 설정하고 자신을 옭아매는, '인간을 불구로 만든 전문가의 시대'를 비판한다. 피트니스 산업 역시 규모가 커지면서 사실 알고 보면 별것도 아닌 과도한 전문 용어가 범람하게 되었고, 소비자들은 혼란스러워졌다.

과도한 전문화는 소비자들이 자신의 신체와 건강에 대해 주체적으로 판단하기 어렵게 만든다. 피트니스 산업의 '고객'들은 자신의 건강과 운동에 대해 독립적으로 판단하거나 결정하기보다는 전문가의 지시에만 의존하게 된다.

> "전문가에게 중요한 것은 개인을 고객으로 정의하는 권위이며, 그 고객에게 필요를 결정해 주는 권위이고, 새로운 사회적 역할을 알려주는 처방을 하는 권위이다." - 『누가 나를 쓸모없게 만드는가』

물론 피트니스 전문가의 존재 이유가 있고, 그들의 말을 경청할 필요도 있다. 그러나 동시에, 한 끗 차이로 그들이 심어주는 공포("당신은 스스로의 몸에 대해 아무것도 몰라요")가 내 몸에 대한 통제권과 자기 결정 능력의 상실로도 이어질 수 있음을 의식하고 경계해야 한다. 전문가의 부재가 자연스러운 우리의 몸이, 전문가가 존재할 때만 제대로 기능한다고 느끼게 되는 것을.

운동 문해력 기르기

소개로만 회원을 받는 한 퍼스널 트레이닝PT 숍에서 3년간 주 2회씩 운동을 한 지인이 있다. 그녀는 PT를 받을 때는 정말 좋은데 막상 혼자서 헬스장에 가서 운동을 하려고 하면 감이 안 잡혀서 PT에 의존하게 되는 게 아쉽다고(정확히는 '돈이 많이 든다'고) 했다. 그 정도 기간 동안 운동을 배웠다면 적어도 혼자서 헬스장 머신을 세팅하고 몇 가지 프리 웨이트 동작은 할 줄 알아야 하는데, 선생님이 고기를 잡는 법은 안 알려줬음을 짐작했다. 단, 백 퍼센트 그 선생님 탓이라기보다는 그녀가 고기를 받아먹는 걸 좋아해서이기도 할 것이다.

> "우리는 자기 안의 재능을 볼 수 있는 눈을 잃었고, 그 재능을 발휘하도록 환경 조건을 조절할 힘을 빼앗겼고, 외부의 도전과 내부의 불안을 이겨낼 자신감을 상실했다." -『누가 나를 쓸모없게 만드는가』

스스로 의존성을 깨부수려는 노력을 하지 않는다면, 시간과 장소에 구애받지 않고 스스로 운동할 수 있는 능력을 얻지 못한 채 의존 상태에 머물 수밖에 없다. 전문가에 과도하게 의존하는 것에 소비자 스스로 문제의식을 가질 필요가 있다. 요즘처럼 정보에 쉽게 접근할 수 있는 시대에는 스스로 공부하고 자기의 몸에 실험하며 시행착오를 거치는 과정이 수월하기에 더욱 그렇다.

몸에 대한 학습은 일시적으로 하는 것이 아니다. 우리의 몸은 항상 변하기에 평생 공부해야 한다. 동시에, 너무 어렵게 생각할 필요는 없다. 기초적인 운동 지식은 다분히 상식과 논리 속에서 전개된다. 변칙이 많다면 스스로 배우는 데에 어려움이 많지만, 운동이라는 영역은 변칙이 꽤나 제한적이고, 몇 가지 간단한 개념과 원리로 구성되어 있다. 물론 책 한두 권, 유튜브 영상 몇 개로 될 일은 아니지만, 태어날 때부터 죽을 때까지 매 순간 사용하는 몸에 대한 공부임을 감안하면 남는 투자다.

그래서 나는 이 책에서 '운동 문해력(운동 리터러시)'의 개념을 도입하고, 이를 기르는 법을 다루고자 한다. 운동 문해력이란, 협소하게는 개인이 운동 및 체육 활동에 대한 지식과 이해를 가지고 있는 정도다. 더 넓게는 자신의 몸이 가진 고유한 특성들을 파악하고, 그에 비추어 다양한 운동의 이점과 원리, 안전한 운동 방법, 적절한 영양 및 휴식 방법 등을 설계할 수 있는 지식을 포괄한다. 운동 문해력이 높을수록 개인은 자신을 위한 건강한 생활 방식을 선택하고 유지하는 '운동 독립'이라는 평생 학습 과정에 성공적으로 탑승할 수 있게 될 것이다.

차례

Part 5.
운동 고루 섭취하기

Part 1

운동 독립의 첫걸음

1

왜
운동 독립인가

운동하니까 건강할 거라는 착각

'운동 독립'이라는 말을 들으면 직관적으로 운동을 혼자 할 수 있는 능력을 기르라는 메시지로 받아들일 수 있다. 물론 그것도 맞다. 그런데, 여기서 운동 독립이란 단순히 운동을 혼자 할 수 있는 상태를 넘어서는 것이다. ① 자신의 몸 상태를 정확히 파악하고 이해하며, ② 몸의 균형을 유지하고 개선하기 위해 필요한 운동과 스트레칭, 종합적 운동 계획 설계에 대한 충분한 지식을 가지고 있고, ③ 이를 바르게 수행할 수 있는 기술과 실천 능력을 갖춘 상태를 의미한다. 이러한 조건을 충족함으로써 개인은 자신에게 맞는 최적의 운동 프로그램을 계획하고, 건강과 체력을 평생 효과적으로 관리할 수 있다. 즉, 스스로 몸을 돌볼 수 있는 능력을 갖추자는 것이므로 이미 운동을 즐기고 있는 중고급자와 운동과는 거리가 먼 삶을 살아온 사람 모두가 함양하고 평생 가꾸어야 하는 덕목이다.

위 정의에 비추어 보아, 운동 독립에 이르려면 운동을 열심히 혹은 잘하는 것만으로는 부족하다. 몸으로 배우는 근신경적 학습을 넘어 지적인 배움의 과정이 반드시 동반되어야 한다. 운동을 즐기는 이들이 지적인 학습을 하지 않았다는 뜻이 아니다. 운동 마니아들은 수직적인 배움, 즉 특정 영역에 대한 깊은 전문 지식에 몰두하는 경향이 있다. 그러나 몸 전반을 보살피기 위한 포괄적인 영역을 다루는 수평적 배움까지 갖추어야 운동 독립 상태에 이르렀다고 볼 수 있다.

운동을 하면서 관련 부상에 대해 파악하고, 주변 사람들이 어떻게 그 부상을 완화했는지와 같은 경험 데이터를 쌓고, 병원도 다니며 의학적인 지식도 겸비한다면 수직적인 배움이 횡적으로 확장되었다고 할 수 있겠다. 부상 경험을 토대로 몸의 이상을 조기 감지하고, 부상을 관리하는 자신만의 노하우를 쌓은 경우다. 안타까운 건 많은 사람들이 여기에 포함되지 못한다는 점이다. 열심히 운동하는데 왜 어깨와 허리가 아픈지, 왜 체형이 틀어져 있는지조차 이해하지 못한다. 수영이나 요가, 심지어 필라테스와 같이 몸에 좋고 안전하다고 여겨지는 운동을 하는 분들이 특히 그렇다.

몸에 아무리 좋은 운동이라도, 한 종목만 열심히 하면 몸은 고장난다. 티셔츠 하나만 매일 입으면 빨리 닳듯이 말이다. 수영을 오래 한 (선수가 아닌) 사람들은 어깨가 안 좋고 허리가 축 늘어졌으며, 요가나 필라테스를 오래 한 사람은 척추의 자연 만곡이 사라진 일자 척추로 고생한다. 그럼 제한된 동작들을 반복하는 종목이 아닌, 무궁무진하게 변주할 수 있는 헬스를 취미로 하는 사람은 괜찮을까? 우리 몸의 체력 요소는 다양하다. 이상적 헬스인이 근육을 잘 만들었다고 해도 평형성balance이나 유연성, 심폐 지구력과 같은 다른 체력 요소 면에서 개선이 필요한 경우가 많을 것이다

"잘하면 안 그런데요? 아픈 건 그 사람들이 잘못 수행해서 그런 거예요."

사람들이 운동을 이론대로 정확히, 실수 없이 수행하리라는 가정은 자본주의가 이론대로 완벽히 작동하기를 기대하는 것만큼 이상적

이다. 일반인보다 탁월한 육체적 조건을 타고난 엘리트 선수들조차도 경기장 밖에서는 부차적인 노력을 한다. 퍼포먼스를 높이고 부상을 예방·관리하기 위해 별도의 근력 운동을 하고, 재활 전문가의 운동 처방을 따르며, 이완 전문가에 몸을 맡겨 근육과 신경계를 풀어주는 식이다. 하물며 회사를 다니면서 어깨는 말리고 골반이 접힌 상태로 사는 일반인인 내가 그 종목만 이상적으로 수행하면 다치지 않으리라 판단하는 건 큰 착각이다.

몸을 잘 관리하려면 해야 할 일이 많다. 그러나 몸을 돌보느라 골치 아플 바에야 차라리 운동을 안 하는 게 낫겠다고 생각하는 사람은 없을 것이다. 운동을 하지 않는다고 몸이 안 아프고 안 틀어지는 것도 아니라는 걸 우리는 모두 직감으로, 또 경험으로 알고 있다.

DNA 분석을 통해 파악한 현생 인류의 자연 수명은 38세라는데[1], 우리는 수십 년을 더 살게 됐다. 몸을 위해 할 일이 많음을 받아들여야 한다. 중장년, 노년까지 부상 없이 걷고 계단을 오르고, 물건을 들고 이동하려면 근육은 필수다(근력과 근지구력). 찬장에서 컵을 꺼내거나 세면대에서 세수를 하려면 어깨나 골반, 허리가 삐끗하지 않으면서도 제 범위대로 움직일 수 있는 능력(유연성과 가동성)이 필요하다. 눈이라도 오면 길에서 미끄러지지 않도록 몸을 안정화해 주는 운동 신경(균형감)이 필수적이다. 심혈관 질환이나 당뇨, 고지혈증과 같은 대사 질환이나 치매와 같은 인지 퇴행을 예방하려면 심폐 능력을 강화해야 한다. 이런 체력 요소들은 선택의 영역이 아니다. 물론 앓다가 죽는 게 두렵지 않다면 더 이상 할 말은 없지만.

아쉽게도 이런 고민을 해소해 주는 완전한 단 하나의 운동 종목, 이를테면 근력과 심폐 지구력을 길러주면서도 동시에 자세 교정적이기도 하고 안전한 운동은 없다고 봐도 무방하다. 대개 이상이란 상상 속에서만 존재하기 마련이다. 우리 몸은 다양한 체력 요소를 요구하고, 복잡하다. 복잡한 문제에는 복잡한 해결책이 필요하다.

그나마 이상에 가까워지는 방법은 있다. 다양한 프로그램을 준비해 올 수 있는 유능한 코치와의 개인 수업이다. 회원의 체력 요소를 고르게 발달시켜야 한다는 책임 의식하에 날마다 컨디션을 확인하며 몸에서 부족한 부분은 채워나가고, 어떤 날은 몸의 역량을 최대치로 실험해보도록 장려하는 코치 말이다. 이런 코치와 함께한다면 궁금한 점이 생길 때마다 바로바로 질문하며 지식을 쌓을 수 있겠다.

그러나 일대일 수업은 비용이 높다. 처음 운동을 배우기에는 좋지만, 평생 그렇게 운동할 수는 없는 노릇이다. 게다가 가격대가 높으니 일주일에 여러 번 수업을 수강하기 어렵다. 운동 세션의 퀄리티도 중요하지만 빈도와 절대적인 누적 시간도 중요하다. 1:1 운동 스튜디오를 운영할 때 가장 아쉬웠던 것이 대부분의 회원들이 일주일에 한 번 정도만 운동을 했다는 점이었다. 비용 부담이 분명 영향을 미쳤을 것이다. 운영자로서 수익이 아쉽다는 뜻이 아니다. 회사에는 업무 프로젝트가 있다면, 운동 선생으로서는 각 회원이 나의 프로젝트이며 그들 건강의 발전이 나의 성과이기에 회원들을 더 자주 운동시키고 싶었다.

운동 독립은 시간이 걸리는 일이다. 그러나 일주일에 한 번씩 운동하는 회원들에게 독립은 요원해 보였다. 반면 운동에 처음 입문한, 나와 일주일에 2~3번의 수업을 함께한 한 회원은 발전 속도가 예상을 넘어섰다. 그런 분들에게 나는 이제 개인 수업은 그만 받고 더 저렴한 그룹 운동이나 헬스에 도전하라며 '운동 독립'을 권유할 수 있었고, 그들은 성공적으로 자기만의 운동 여정을 떠났다.

그렇다면 1:1 수업에서만 구현할 수 있다고 생각되어 온, 한 사람에게 필요한 프로그램 구성, 운동 난이도 개인화, 정확하고 상세한 정보 전달, 능동적 질의 응답, 친밀함과 유대를 비용을 낮추면서 구현할 방법은 없을까?

비용을 줄이려면 답은 그룹 수업밖에 없었다. 그러나 일반적인 그룹 운동 센터의 경우 한 수업당 10~30명이 수업을 수강하므로 개별 회원 간의 피트니스 수준, 지식 차이가 크다. 여럿을 관리하는 동시에 운동 동작을 세세하게 설명하기에는 시간이 없다. 현실적으로 지도 방식을 일일이 개인화하기 어려우니 상세함을 어느 정도 타협할 수밖에 없다. 그래서인지 그룹 운동 센터에서는 대부분의 회원들이 자세가 많이 망가진 채로 운동하게 된다.

순도 높은 완벽이 불가하다면 그에 근접하게 만들 수 있는 방식을 고민해야 한다. 그 결과 탄생한 것이 내가 현재 운영하고 있는 운동 스튜디오 '팀버 모듈러'다. 슬로건은 '가장 안전한 그룹 운동'. 먼저, 그룹 운동의 한계를 해소하는 답을 모듈화에서 찾았다. 모듈module의 정의는 옥스포드 사전에 따르면 '복잡한 구조를 구성하는 데에 사용될 수 있는 표준화된 또는 독립적인 유닛unit'이다. 각 수업이 하나의 모듈 단위가 되고, 개개인이 다양한 수업을 조합했을 때 스스로의 필요에 따른 개인화된 프로그램을 구성할 수 있도록 만들었다. 마치 모듈 가구를 무궁무진하게 조합하여 내 방에 꼭 맞는 가구를 조립할 수 있는 것처럼 말이다. 회원은 수업을 선택하는 과정에서 자신의 몸 상태를 진단하고 필요한 것들을 스스로 조합해 보는 일종의 '자가 처방'을 반복적으로 경험하며, 그 처방에 맞는 운동과 스트레칭법을 집중적으로 배워 지식을 쌓기에 조금씩 자신만의 운동 독립에 가까워지게 된다.

운동의 진짜 목표

좋은 서비스란 소비자 중심으로 기획된 서비스다. 그런데 생산자들은 종종 소비자를 오해한다. 운동 서비스 제공자들은 소비자들이 일률적으로 멋진 몸을 만들고 싶어할 거라고 쉽게 짐작한다.

물론 크지 않은 데이터 풀이지만, 운동 수업 신청을 모두 온라인 설문 형태로 받았기에 내가 운영하는 스튜디오 회원들의 진짜 운동 동기를 파악하고 있다. 한정된 표본에서 회원들은 대부분 통증 없는 건강한 몸이라는 목표를 가지고 있었다. 다른 사람들도 크게 다르지 않을 것이다. 꼭 나의 데이터셋을 근거로 삼지 않더라도, '운동 목표 = 다이어트'라는 공식을 가정하는 건 일부 운동인의 목표를 전체로 환원하는 사고일 것이다.

팀버 모듈러의 시간표는 회원들이 젊다고, 다치지 않았다고 해서 내일이 없는 것처럼 무리하게 몸을 사용하도록 장려하기보다는 평생 사용할 자원으로 아끼자는 철학을 바탕으로 구성했다. 그래서 예방적 재활인 프리햅prehab을 강조한다. 리햅rehab, 즉 재활은 이미 다친 부위의 정상 기능을 회복시키는 데에 집중한다면, 프리햅은 현대인의 공통적인 생활 습관으로 인해 약해지고 손상될 부위를 예측하고 예방하는 운동이다. 현대인 열에 아홉은 이미 틀어지고, 힘이 부족한 몸으로 살아간다. 살아가는 데에는 큰 문제가 없을 수 있지만, 그 몸으로 일정 강도 이상의 운동을 하거나, 그대로 나이 든다면 통증 때문에 일상에 지장이 생기는 건 시간문제다. 프리햅 운동을 통해 이러한 문제를 미리 방지하고, 평생 건강한 몸을 유지할 수 있도록 돕는다.

물론 고강도의 운동을 시키면 회원들은 분명 재미를 느끼고, 몸이 변화하는 속도도 빠르니 보람도 크게 느낄 것이다. 자연스레 재등록률도 올라간다. 운이 좋으면 회원들이 계속 그 운동을 즐겁게 할 수도 있겠다. 그러나 어느 날 부상이 찾아온다면 '왜 그렇게 운동했지' 땅을 치고 후회하게 될 것이고, 나는 내가 겪었던 회한을 대물림하고 싶지 않았다.

일자목이 심해서 잠도 못 자던 때, 내가 수행 능력이 좋으니 60킬로그램이 넘는 벤치프레스까지도 시키던 한 유명 코치와의 1:1 PT 수업이 기억난다. 내가 목과 어깨가 안 좋다는 건 물론 그녀도 알고 있었다. 운동할수록 통증은 심해졌다. 하지만 선생님은 몸도 좋고 운동도 잘하는 대단한 사람이니, 다친 건 내 탓일 거라 자책하며 베개도 바꿔보고,

정형외과도 가고, 실력 있다는 한의원도 찾아가 봤다. 코치와 인간적인 유대감이 쌓인 상황에서 속 좁게 그녀를 탓하기도 싫었다. 하지만 내가 선생님이 되어보니, 부상 있는 사람에게 그 부상을 악화시킬 수 있는 운동을 강도 높게 시키는 건 운동인의 윤리에 어긋나지 않았나 싶다. 코치로부터 받은 긍정적 에너지도 있었지만, 통증으로부터 벗어나는 과정이 힘들었던 만큼 그 PT 세션들은 잊고 싶을 만큼 뼈아픈 기억이 되었다.

개인 PT는 트레이너와 소통이 잦으니 나같이 소심한 성격이 아니라면 항의라도 해볼 수 있지만, 그룹 운동 센터와 코치는 더 많은 면책을 받는다.[2] 책임이 분산되기 때문이다. 결국 회원의 몸에 가해지는 손상은 운동 센터에서 전혀 책임지지 않고, 부담은 고스란히 재미있게 운동한 죄밖에 없는 회원이 지는 경우가 대다수다. 리스크의 수준을 알면서도 이윤을 위해 무리한 운동 프로그램을 구성하는 것은 악의적이라 해야 할 것이다. 법률상 악의惡意는 '어떤 사실을 알고 있는 것'을 뜻하니 말이다.

복잡한 몸에는 복잡한 해결책이 필요하다

위험에서 완벽하게 자유로운 운동은 없지만, 내 지식의 한계 속에서 건강한 몸을 위한 최적의 수업 구성을 만들었다. 수업 프로그램을 소개하는 이유는 우리의 복잡한 몸을 제대로 관리하기 위한 프로그램의 상세한 예시가 되기 때문이다. 궁극적으로는 이에 준하는 복합적인 프로그램을 스스로 운영할 줄 알아야 할 것이다.

전신 운동

관절의 사용을 줄이면서도 운동 효과는 놓치지 않은 전신 운동 수업. 하체, 상체, 유산소 운동으로 구성되어 있다. 기본적으로는 가동 범위가 작거나 수행이 직관적이지만 자극 수준은 높은 동작들을 중심으로 그날그날 참석하는 회원의 특수한 신체적 특징들을 종합적으로 고려하여 프로그램을 구성한다.

전신 이완

소도구와 스트레칭을 통해 신경 및 근육을 이완하고 관절 가동 범위를 향상시키는 수업. 그룹 운동에 다니는 사람들 대부분이 이완에 충분히 시간을 할애하지 못하게 되는 현실적 문제를 고려하여 한 시간 내내 이완만 하는 수업을 따로 기획했다.

거북목 라운드 숄더+

현대인이라면 가질 법한 보편적인 상체의 문제(거북목, 일자목, 굽은 어깨, 등 말림, 편평등, 익상 견갑 등)로부터 회원들의 몸을 보호해 주는 프리햅 성격의 수업이다. 스크린 타임이 수 시간씩이나 되는 현대인들은 어딘가가 항상 뻐근하다. 특히 목 주변 불편함은 일상과 업무에 큰 지장을 줄 뿐만 아니라 우울증과 같은 정신 질환에도 중대한 영향을 미칠 수 있다. 중증 일자목 통증에서 벗어나본 경험자로서 공부하고 실제로 효과를 본 동작들을 중심으로, 회원들이 편안한 몸을 가지기를 바라며 기획했다. 이 프로그램은 단순히 이완과 운동만을 수행하는 것이 아니라, 상당한 이론 설명도 동반한다. 체형 변형의 원인을 이론적으로 이해하는 것이 습관을 교정하는 데 도움이 되기 때문이다.

상체 프리햅

어깨 부상 예방 운동들로 구성된 수업. 변형된 체형으로 구조적으로 어깨에 스트레스 수준이 높거나, 수영, 테니스, 골프, 달리기, 춤 등 어깨에 부담을 주는 스포츠를 하고 있는 분, 이미 어깨를 다친 이력이 있어 재활 운동이 필요한 분 외 어깨 건강을 종합적으로 향상시키고 싶은 분들을 대상으로 한다.

하체 프리햅

하체 부상 예방을 위해 하체의 소근육, 속근육 운동 및 밸런스 운동을 통합 수행하는 세션으로, 하지 전반의 안정화를 목표로 한다. 의외로 하체 운동에서 사람들이 가장 고전하는 것은 발, 발목, 무릎, 골반의 정렬을 유지하는 것과 균형을 잡는 것이다. 운동을 해본 사람들도 하체 운동은 양다리 운동을 주로 배웠을 것이다. 한 다리 운동은 양다리 운동보다 불안정하기 때문에 설명도 더 섬세해야 하고, 양측을 따로 하려면 시간도 많이 들기 때문에 선생님도, 학생도 기피하곤 한다. 이 프로그램에서는 균형 훈련을 위해 한 다리 운동을 많이 포함시켰다. 또한 하체 대근육이 아닌 장요근, 중둔근, 정강이, 종아리와 같이 덜 주목받지만 필수적으로 운동해야 하는 근육들의 운동도 병행하여, 회원들을 달리기, 등산과 같이 하체 부상 위험이 높은 활동에 대비시킨다.

코어 유산소

바르게 수행한 모든 운동은 코어 운동이라는 말이 있을 만큼 모든 동작의 기본은 코어의 조절이다. 그러나 코어는 감각하기 어렵기 마련이다. 복근 운동 및 코어 운동을 집중적으로 수행하여 몸통 근육 및 신경 발달을 촉진시키고, 개운하게 10~20분 간의 유산소 운동으로 마무리한다. 어찌 보면 무책임하기도 한 "코어 잡으세요"라는 순진한 지시를 내리고 싶지 않았다. 코어가 무엇인지 정의[3]조차 제대로 내려지지 않은 상태에서 그걸 어떻게 잡을까. 그러다 보니 이 수업도 이론 비중이 꽤 있고 개별 운동 설명도 구체적으로 이루어진다.

파워 앤 플로우

바디 웨이트와 프리 웨이트를 사용하며 끊임없는 흐름을 가지고 운동하는 새로운 형식의 근력-에어로빅 수업. 뉴욕에서는 AARMY라는 피트니스 브랜드가 주도하며 이런 스타일의 운동이 유행하고 있다. 팀버모듈러의 수업 중 가장 고강도로 근력, 근지구력, 심폐 지구력, 파워 훈련이 포함된 만큼 운동 중상급자로 참여가 제한되어 있다. '육각형 몸'을 만들기 위해서는 안전지대comfort zone를 벗어나는 훈련도 필요하기 때문에 운동 수업군에 포함시키게 되었다.

호흡

호흡을 다양한 방식으로 훈련함으로써 호흡근을 단련하고 호흡에 대한 인지감을 높이는 수업. 느린 호흡, 과호흡, 평형 호흡 훈련을 다양하게 수행한다. 바른 숨쉬기는 삶을 바꾼다. 숨쉬기는 우리의 체형과 운동 퍼포먼스를 넘어 정신 상태와 성격에도 영향을 미치기 때문이다. 호흡은 무형의 것이라 호응을 기대하지 않고 개설했으나, 호흡의 중요성을 매 수업마다 귀에 못 박히도록 설파해서인지, 현재 가장 인기가 많은 수업이다.

수업 종류를 독자들에게 공유하는 것은 업장을 홍보하기 위함이 아니라, 상상력의 범위를 넓히고 싶어서다. 내가 생각지 못했던 프로그램들로 어딘가에서 운동 수업이 운영되고 있다는 사실을 알게 되는 것만으로도 스스로의 몸에 무엇이 필요한지 자문하게 되고, 운동 센터를 고르는 기준도 다양해질 것이라 기대한다.

운동 독립은 선택이 아니라 필수다

운동 독립은 혼자서만 운동하라는 주장이 아니다. 금전적, 시간적

여유가 충분하다면 운동 배우는 걸 말릴 생각은 없다. 어떤 회원들은 이제 나에게 배울 건 다 배웠으니 더 저렴한 그룹 운동을 다니거나, 집 근처 헬스장을 등록해서 스스로 운동하는 시간을 늘려보라고 해도 거절한다. 본인은 집중도 있게 운동을 배우고 궁금한 건 선생님에게 물어보며 교류하는 경험을 즐기는 타입이니 독립을 강요하지 말라고 하는 분들도 있다.

이런 선택은 순전히 개인 취향이다. 요리 실력이 좋아 스스로 제법 맛있는 파스타를 만들 수 있지만 재료를 준비하고 설거지까지 하기 싫을 때가 있는 것처럼 말이다. 그러나 운동을 설계하고 수행할 수 있는 능력이 있는 사람이 가끔 운동 전문가에게 외주를 주는 것과, 그 능력이 없는 사람이 피치 못해 외주를 주는 것은 완전히 다르다. 셰프가 맛있는 음식을 먹을 때 느끼는 경탄과 일반인이 맛있는 음식을 먹고 느끼는 경탄의 심도가 다른 것처럼. 요리에 비유하긴 했지만, 몸과 관련한 이야기를 할 때 그 어떤 비유도 충분히 적합하지 않다고 느낀다. 다른 영역에서 얼마만큼 깊은 지식을 갖출지는 개인의 선택이지만, 몸을 잘 관리하고 말고는 선택이 아니기 때문이다.

또, 단순히 운동을 혼자서 할 수 있는 능력과 운동의 원리를 이해하고 이를 무한히 변형하는 능력은 질적인 면에서 전혀 다르다. '운동을 잘한다'는 건 무엇일까? '영어를 잘하는 사람'이라고 말하면 영어를 모든 영역에서 잘할 것이라고 가정하게 된다. 반면 읽기, 쓰기, 말하기, 듣기 간 능력치 편차가 크다면, 고급 어휘력이나 문장 구사력이 부족하다면, 언어 실력의 바탕인 깊은 사고가 부족하다면 그 사람이 진짜 영어를 잘하는지 확신할 수 없을 것이다. 무언가를 잘한다는 건 얼마나 복합적인 개념인가.

그래서 다층적으로 운동을 잘하기 위해서는 운동 독립이 필수다. 앞서 정의했듯 운동 독립은 상당한 범위의 배움을 요구하기 때문에 이를 한 권의 책을 통해 완전히 이해하거나 달성하기는 어려울 것이다. 그러나 이 책이 운동 독립의 필요성을 자각하게 하고, 내 몸을 이해하고 탐구하기 위한 방향을 제시하는 안내서는 될 수 있으리라 믿는다.

몸의 언어에서 길을 잃지 않으려면

운동 독립이 필요한 이유는 다양하다. 우선 그 자체로 몸의 주권을 되찾아오는 일이다. 게다가 운동 독립의 첫 번째 단계가 자신의 체형을 파악하는 일이므로 자기 체형의 고유성을 발견하고 장단점을 냉정하게 인지할 수 있다. 단순하게는 낭비하는 돈과 시간도 절약할 수 있다. 마지막으로 짚고 넘어가야 하는 독특한 장점이 하나 있다. 바로 몸의 언어를 이해하게 된다는 것이다.

「Lost in translation」이라는 영화가 있다. 「사랑도 통역이 되나요」로 의역된 이 영화의 제목은 직역하면 '번역에서 길을 잃다' 정도겠다. 언어의 불완전함이 배태하고 있는 소통의 유실을 짧은 세 단어에 함축하고 있다는 점에서 시적으로 느껴진다. 몸의 언어가 길을 잃는 현상은 운동 선생님과 학생 사이에서도 발생한다.

운동 선생님은 학생에게 다소 복잡한 내용을('가슴을 펴세요. 즉 날개뼈 전방 경사를 후방 경사로 전환하고, 거상시키지는 마세요, 동시에 갈비뼈를 너무 열거나 요추를 꺾지 마세요') 그들이 이해할 수 있는 간단한 지시 형태로 전달한다("가슴을 펴세요"). 학생은 이러한 지시를 따르지만, 실제로는 그 의미를 완전히 이해하지 못하며('가슴을 내밀라는 거겠지?'), 결과적으로는 지시를 형식적으로만 따르게 된다(가슴만 편 자세). 이러한 상황에서 선생님은 학생이 지시를 이해하지 못한 것을 알아채고 낙담한다('가슴 펴라고 할 때마다 잘못된 자세로 하시네'). 학생들은 자신이 운동을 못한다고 생각해서 스트레스를 받거나, 성심성의껏 가르쳐준 선생님에게 미안한 감정을 가지게 되는 악순환에 갇히게 된다.

잘잘못을 따지자면 선생님이 잘못했다. 의도한 바와 지시의 간극이 지나치게 컸기 때문이다. 그런데 선생님을 위한 변론도 필요하다. 1:1 수업 상황이라 가정하면 이전 세션들에 걸쳐 가슴을 편다는 게 어떤 의미인지 상세하게 설명했지만, 학생이 정확히 이해하지 못했음에도 편의상 '알겠어요'라며 이해한 척 넘어갔거나, 기억력이 짧아 여러 번 설명한 걸 잊었을 수 있다. 기억력 문제라기보다 언젠가는 운동을 혼자 할 줄 알아야 된다는 위기감을 가지며 집중 상태로 설명을 듣는 경우가 거의 없기 때문이기도 하다. 그러면 선생님은 학생이 가슴을 제대로 펴지 못하는 게 몸의 각종 기능 약화('그래, 이 회원은 횡격막 기능이 떨어져서 갈비뼈가 항상 벌어지지')와 신체 부위간 협응coordination의 부진함 때문인지 의심하고, 어떻게 하면 이 학생의 자세를 바로잡을지

고민이 깊어진다. 다시 학생을 위한 변론도 조목조목 가능하다. 그렇지만, 선생님이나 학생이 얼마나 억울하든지 간에 대부분의 피해는 학생에게 돌아가는 구조다. 앞으로 도달할 운동 독립의 목표를 위해서라도 선생님의 언어를 배워야 하는 건 소비자다.

대부분의 선생님들은 동작의 도달 모양새end form를 설명하는 데에 집중하는데, 그 자세를 만들기 위한 과정인 빌딩 블록building block에 대해서는 설명하지 않는다. 요가의 나무 자세를 예로 들어보자.

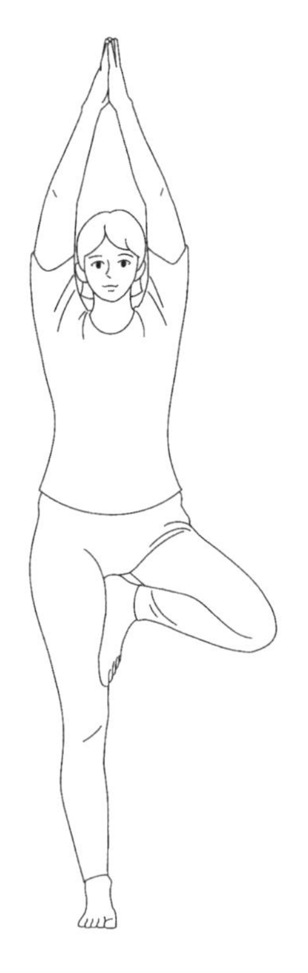

선생님의 지시

① 오른발을 견고하게 바닥에 지지한 뒤

② 왼 다리는 오른 다리 안쪽 허벅지에 밀착하고

③ 균형을 잡은 채 가슴 앞에 손을 합장했다가, 가능하신 분들은 합장을 유지한 채 손을 머리 위로 올려보세요.

여기서 실제로 받아들여야 하는 해석은 다음과 같다.

① 오른발을 견고하게 바닥에 지지하기 위해 발을 삼각대처럼 사용하는 방식으로tripod foot 세팅하여 엄지 발볼에 힘을

주고 발 아치를 유지한 채 발목도 내번되지 않도록 주의한다.

② 왼발을 오른쪽 내전근에 밀착하되, 이 때 왼발의 미는 힘이 내 무게 중심을 이동시키지 않도록 코어를 잠그고 내전근과 둔근을 동시 수축하여 지지하는 다리 및 체간의 균형이 깨지지 않도록 해야 한다.

③ 머리 위로 손을 올리면 갈비뼈가 벌어지는 현상이 발생하므로 코어의 안정성이 도전을 받게 된다. 즉, 코어 힘이 더 필요하다. 그래서 머리 위로 손을 올리는 건 '가능하신 분들만' 하는 더 어려운 자세가 된다.

단순히 선생님이 지시한 목표 자세를 만들어낸 사람과 지시 사항을 자신의 지적 필터를 통해 해석한 사람의 나무 자세가 같을 수 없다. 운동을 가르치는 사람들의 언어를 익히면 소통의 정확도가 높아지며 배움의 질이 상승한다. 운동의 언어를 모를 때는 자세 모양을 흉내내는 데 그친다면, 운동 언어를 알면 어떤 근육을 늘리고 어떤 근육을 단단하게 써야 하는지 파악할 수 있게 될 것이다. 게다가 요즘 세상에 선생님은 물리적인 공간에만 있는 것이 아니다. 인터넷으로 운동 관련 정보를 찾을 때 그 정보들을 표면적인 것 이상으로 해석하는 능력을 갖추면 학습, 연구, 문제 해결을 원없이 할 수 있게 된다. 이 책이 안내하는 운동 지식을 해석하는 방법들이 '몸의 언어'를 공부하는 길잡이가 되어줄 것이다.

2

운동은
왜 필요한가

우리는 오래 달리기 위해 태어났다

동물적인 관점에서 바라보면 우리는 이상하게 생겼다. 인간의 엉덩이는 이상하리만치 크다. 인간과 DNA가 상당 부분 일치하는 침팬지(약 98.8%)나 오랑우탄(약 97%)과 같은 영장류의 엉덩이는 상당히 작고 자글자글하게 쪼그라든 모양새다. 현생 인류의 둔근이 이렇게 크게 발달한 이유는 무엇일까. 가장 먼저 떠오르는 답은 직립 보행이다. 인류의 조상이 직립 보행을 하며 우리의 몸에 수많은 변화가 일어난 건 사실이다. 위아래로 길고 폭이 좁았던 골반은 길이가 짧아지고 옆으로 넓어졌으며, 좌골[4]은 둥근 모양으로 변했다. 그러면서 전반적으로 고관절의 안정성이 확보되었으므로 직립 보행이 완전히 틀린 대답은 아니다.

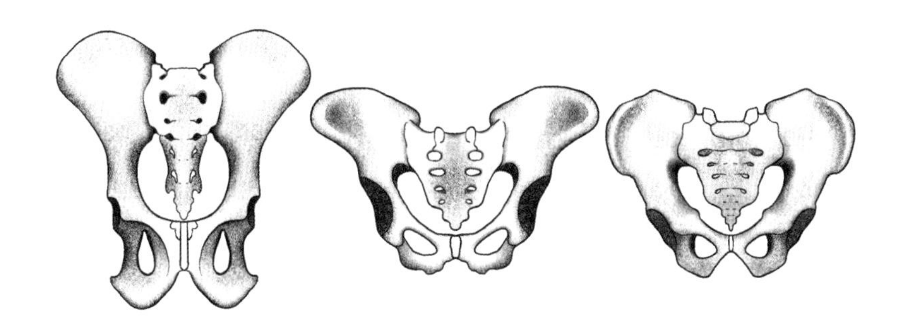

골반뼈 진화 비교. 왼쪽부터 차례대로 침팬지, 오스트랄로피테쿠스 아프리카누스, 현생 인류. 현생 인류로 갈수록 골반의 길이가 줄어들고 좌우 폭은 넓어지는 것을 볼 수 있다. (참고 자료: 『Humankind Emerging』, Bernard Campbell)

그러나 우리가 걸을 때에는 엉덩이 근육(정확히는 대둔근)의 활성도 수준이 상당히 낮다. 걷기와 달리기 상황에서 둔근의 활성도를 측정하는 근전도 실험 시 걸을 때는 대둔근이 낮은 활동성을 보였다. 종아리와 허벅지 옆 주변 작은 근육들을 더 많이 사용한 것이다. 오래 걸으면 종아리가 피로해지는 이유다. 걸을 때 둔근을 그다지 사용하지 않는다면, 둔근은 왜 이렇게까지 커진 걸까.

모든 진화적 이론은 가설이지만, 그 중 유력한 가설로 꼽히는 하버드대 인류진화생물학 교수 대니얼 리버먼Daniel Lieberman의 연구에 따르면 둔근이 발달한 이유는 바로 달리기다. 달리기는 빠른 속도에서 한 다리만 바닥에 닿아 있는 불안정한 자세를 반복적으로 취하는 동작이다. 그래서 대둔근이 바닥에 닿아 있는 다리를 안정화하는 동시에 몸통이 앞으로 쏟아지지 않도록 체간 및 고관절 굴곡을 제어하고, 동시에 공중에서 움직이는 다리를 감속시킨다. 쉽게 말해 한쪽 발이 바닥에 닿을 때마다 몸이 앞으로 넘어지지 않게 해준다. 엉덩이에 손을 댄 채로 100m 정도 뛰어보면 힘껏 바닥을 밀어차주는 둔근의 힘이 느껴질 것이다.

둔근은 달리기에 적합하도록 진화해 온 현생 인류의 수많은 육체적 특징 중 하나다. 달리면서도 머리를 고정할 수 있는 목덜미 인대의 발달, 달리는 동안 심부 체온이 너무 높아지지 않도록 하는 효과적인 체온 조절 시스템, 효과적으로 에너지를 공급할 수 있도록 탄수화물과 지방을 동원하는 대사 시스템, 달릴 때 오는 충격을 줄여주는 탄성 있는 아킬레스건과 발 아치, 길쭉한 다리, 짧은 발가락, 좁은 허리….

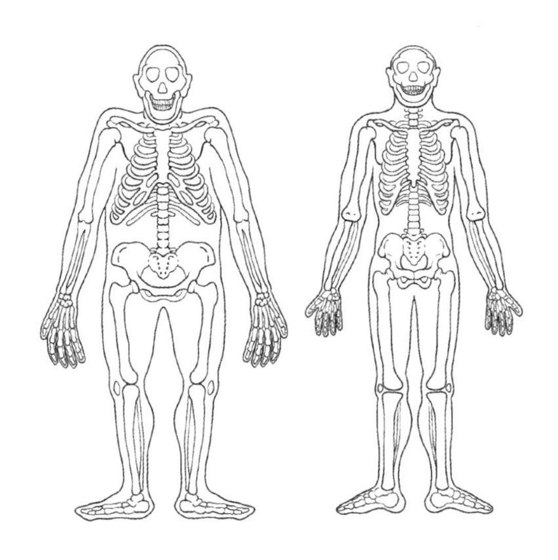

오스트랄로피테쿠스 아파렌시스(왼쪽)와 호모 에렉투스(현생 인류, 오른쪽)의 인체 구조.
(참고 자료: Denis Bramble, Daniel Lieberman, 「Endurance running and the evolution of Homo」, 『Nature』 432, 2004. 11. 18.)

미안하지만, 이 모든 진화적 노력에도 불구하고 대부분의 인간은 다람쥐보다도 느리다. 다람쥐에게 최대 속력으로 달리라고 명령할 순 없기에 다람쥐마다 다르겠지만, 측정된 최대 시속은 19~32킬로미터 정도라고 한다. 그렇지만 인간은 운동 숙련자라고 해도 최대 시속이 24킬로미터를 상회하기 쉽지 않다. 이 속도를 러닝 페이스로 환산하면 킬로미터당 2분 30초에 달한다. 러닝 크루에서 에이스가 최선을 다했을 때 킬로미터당 3~4분대를 기록한다. 러닝을 취미로 하지 않는 대다수는 5~9분대 수준으로 달린다. 러닝을 조금 해본 독자라면 아마 지금쯤 다람쥐를 다른 눈으로 보고 있을 것이다. 물론 달리기로 먹고사는 엘리트 선수, 가령 우사인 볼트 정도가 되면 100미터 달리기 최대 시속이 37.5킬로미터에 달하므로 다람쥐보다 빠를 수야 있다.

설사 우리의 조상들이 우사인 볼트만큼 빨라 다람쥐를 잡아먹는 데 성공했더라도, 한 마리로는 양이 턱없이 부족하다. 조상들이 실제로 사냥했을 법한 덩치 큰 네발 동물과 비교해 보면 아무리 세상에서 가장 빠른 인간이라 해도 그들의 뒤꽁무니만 쫓아가게 될 것이다. 사냥을 시작한 현생 인류는 털도 없으니 다치고 긁히기도 쉽고, 명중률이 높은 사냥 도구도 없었기에 힘으로도 동물들과 상대가 되지 않았다. 이렇게 하찮은 육체의 인간이 어떻게 질 좋은 영양소로 가득한 육식을 할 수 있었을까?

인간은 단거리에서는 다람쥐보다 느리지만, 장거리에서는 빠르기 때문이다. 고작 다람쥐뿐일까. 오래 달리기의 영역에서 인간은 심지어 말보다도 더 빠르다.[5] 이 사실은 믿기지 않지만, 천천히 뜯어보면 어딘가 감동적이다. 인류의 육식은 동물을 속도로 압도하고 죽이는 방식이 아니라, 이미 맹수가 죽여서 먹다 남은 잔반을 찾아 먹는 방법과 동물이 지쳐 나가떨어질 때까지 쫓아가는 방법(persistance hunting)을 통해 가능했다. 그렇기에 인간은 장거리 달리기 능력을 강화하는 방향으로 진화했다. 이는 유타대학교 생물학 교수인 데니스 브램블과 대니얼 리버먼이 세계 3대 과학 저널인 『네이처』에 2004년 11월 커버스토리로 개재한 논문 「Endurance Running and the Evolution of Homo」의 주요 내용이다. 두 학자는 현생 인류는 지치지 않고 오래 달림으로써 사냥에 성공했고, 그렇게 섭취한 단백질은 뇌가 급성장할 여건을 제공했다고 주장한다. 즉, 앞서 언급한 우리 몸에 남은 진화의 역사는 단거리 달리기가 아닌 장거리 달리기를 위한 적응이다.

우리는 오래 달리기 위해 태어났다. 어떤 지식은 우리가 스스로를 바라보는 관점을 뒤바꾼다. 이 지식을 통해 "저도 달릴 수 있을까요?"라 물어오는 수많은 사람들이, 스스로의 몸에 수십만 년에 걸쳐 새겨진 진화의 역사를 믿으며 달리게 되기를 바란다. 빠르게 달리고 헉헉대며 기록을 쫓아가는 것이 아니라, 천천히 오래 달리면서.

잃어버린 원시성과 연결되기

나는 5~12킬로미터 거리를 달리는 건 익숙하지만 그 이상의 장거리 달리기는 정말 싫어한다. 몸이 다치면 일을 할 수 없는 직업인 터라 몸을 극한까지 쓰는 데에 언제나 주의를 기하기 때문에 능력의 한계를 시험하는 것보다는 적당히, 꾸준히를 선호하게 되었다. 그런데 위 사실들을 알고 나니 '누가 내 능력의 한계선을 이렇게 좁게 그었는가' 반추하며 스스로의 패배주의를 돌이켜보고 한 번쯤은 나의 몸이 타고난 제 기능을 경험하도록 해야겠다는 결심을 했다.

인간이 장거리 달리기 능력으로 사냥해 왔다는 가설을 뒷받침하기 위해 학자들이 관찰 연구한 다양한 현대의 원시 부족들이 사냥 시 이동하는 거리가 마침 17~35킬로미터 정도 된다고 하니, 21킬로미터 정도의 하프 마라톤은 첫 장거리 시도로 적절해 보였다. 수많은 러너들이 성공적으로 달려온 42.195킬로미터 마라톤의 고작 절반 거리다. 부상 걱정도 되었지만 나는 일반인이 아니라 트레이너고, 근육도 많고, 부상 예방 운동도 많이 하고, 달리기 경험도 꽤 있다. 남들도 다 하는데, 나라고 못할 것도 없었다.

드디어 하프마라톤 당일. 준비를 위해 한 달 누적 달리기 거리를 200킬로미터까지 끌어올렸더니 대회 2주 전부터 무릎 통증이 조금씩 있었기에 출전을 잠시 고민했다. 그렇지만 핑계를 대고 싶지는 않으니, 중간에 다리가 아파 걷더라도 완주만 하고 오자고 스스로를 독려했다.

하지만 이미 정신적인 패배 상태에 묶여 있었다. 무릎 통증 때문에 예민하고 피로했고, 완주만 하자는 최초의 다짐과는 달리 나는 운동 선생님인데 부끄러운 기록이 나오겠구나 싶어 달리기를 전혀 즐길 수 없었다. 최상의 컨디션으로 출전해도 모자랄 판에 꼭 이번 대회를 뛰어야 했나 싶어서 스스로 화도 났다.

날씨가 좋았다면 한강 경치라도 즐겼으련만, 흐린 구름과 역풍이 부는 하늘 아래 체감 온도가 영하 7도에 달했다. 보통 뛰다 보면 몸이 더워지는데 매서운 날씨 속 느릿느릿 뛰는 나는 체온이 영 오르지 않았다. 내 뒤에는 사람들이 거의 없을 만큼 경주에서 뒤처졌다. 사기를 북돋아 볼까 싶어 이어폰을 꺼내 노래를 듣기 시작했다. 마침 이때 문이 하나 열리는 느낌, 속도와 박자가 다 맞는 느낌이 들고 통증도 사라졌다. 아마 러너스 하이runner's high가 온 것이겠다. 페이스를 올렸고, 힘들지만 괴롭지는 않았다. 아까 나를 지나쳐간 사람들이 걸어서 결승점을 향할 때 그들을 한 명씩 지나치며 일정한 리듬으로 달렸다. 그러다 후반 2킬로미터를 남기고 『It Began In Africa』라는 앨범의 한 트랙이 흘러오는데, 그 순간 현생 인류로서의 나의 존재, 아프리카에서 달리던 나의 근원과 뿌리가 떠오르며 눈물이 났다. '그래, 나는 아프리카에서 달리던 자들의 후손이다….' 마치 어떤 본능이 건드려진 것처럼.

운동을 하다 보면 고생스럽기도 하지만, 갑자기 맞는 옷을 입은 듯 느낌이 자연스러워서 '혹시 내 몸이 원래 이걸 하도록 태어났나?' 싶은 순간이 있다. 몸이 타고난 기능을 발휘할 수 있게 해줘서 편안해지는 순간 말이다. 몸에 새겨진 진화의 역사를 그 의도대로 발현해 주면 몸이 자유를 찾는다.

현대에 적응한 우리의 육체는 지나친 휴면 상태에 놓여 정신과 몸의 연결이 끊어져 있다. 몸이 보내는 신호를 감지하기가 어렵다. 배가 부르다고 몸이 신호를 보내도 계속 먹지는 않는가? 초기 감기 신호가 있어도 '별일 아니겠지' 하고 넘어가지는 않은가? 내가 내 몸 안에서 편안하다고 느끼지 못하는 긴장 상태에 놓이기도 한다. 몸에 갇힌 느낌이 들고, 애쓰지 않아도 천천히, 길게 숨을 쉴 수 있었던 때가 기억나지 않게 된다.

이럴 때, 몸의 문제는 몸으로 해결해야 한다.

소속감과 정체성의 확장

나는 초등학교 때 미국에서 한국으로 돌아왔다. 지금은 유학도 많이 가는 시대라 분위기가 달라졌지만, 당시엔 한국어를 잘 못한다고 왕따를 당했다. 내 기억 속 한국의 초등학생들은 거의 소악마다. 의자에 압정을 올려놓거나, 펜을 훔쳐서 부러뜨렸다. 부모님은 대수롭지 않게 여기는 듯했고, 학교 선생님에게 말했을 때는 정말 그 일을 겪은 게 맞냐는 의심 섞인 질문이 돌아오니 해결 방법이 없어 보였다. 이후 누구에게도 생존의 문제를 의탁하면 안 된다는 생각이 강하게 자리 잡게 되었다.

그래서인지 배움에 있어서도 혼자 하는 게 익숙하다. 사실 온라인에 고급 정보가 산재해 있어 큰 불편함을 느끼지 못한다. 별다른 외부 교류 없이 혼자 업장을 운영한 지 벌써 8년 차인데, 아무리 사람을 대면하는 직업이라고 해도 해소되지 않는 외로움이 있을 수밖에 없다. 그렇지만 내 마음에 들지 않는 곳에 소속되고 싶은 마음은 없다. 비윤리적인 곳, 겉멋 든 곳, 다스려지지 않는 젊음과 미숙한 태도가 만연한 곳, 관행이 지나치다 못해 노화의 기운마저 느껴지는 곳, 운동이라는 다분히 의무적인 행위를 특별한 행위로 과시하는 분위기가 있는 곳…. 나와는 결이 다른 곳이다. 이렇게 거름망이 촘촘한 만큼 스스로 내 정체성의 한 편으로 받아들일 만큼 마음에 드는 곳은 여태 없었다.

그런데 얼마 전 유튜브로 알게 된 한 러닝 클럽에 가입했다. 달리기 수업을 운영할 정도로 이론적 지식은 풍부하기에 남의 자세는 예리하게 평가할 수 있지만 내 자세를 정밀 교정할 기회에 대해서는 갈증이 있었다. 엄격한 평가가 부족하다는 건 동료가 없는 생활의 치명적인 단점이다. 또, 내 달리기 실력이 이제 훈련으로 접근해야 될 수준에 도달한 건 알고 있었지만 혹독한 훈련을 혼자 하자니 핑계를 대고 게을러질 때가 잦았다. 운동 선생님들끼리 하는 이야기처럼, 선생님에게도 선생님이 필요함을 절감하고 있던 것이다.

채널명 「정석근헬스라이프」, 구독자 약 3만 명. 채널명에서부터 느껴지듯이 동네 주민만 아는 맛집 같은 톤 앤 매너를 가지고 있다. 채널 주인인 정석근 감독님이 촬영하고 편집한 영상은 클릭을 유도하기 위한 낚시성 섬네일이 없고, 정보 전달에 충실하다. 백미는 자신만의 철학이 섞인 명언을 덧붙여 구독자에게 해주는 핀잔 같은 조언이다. 사족 없이 진실되어 보이는 모습이 나와 결이 맞을 것 같았다. 트레이너로 일하면서 거의 처음으로 이 사람한테는 한번 배우고 싶다는 생각이 들었는데, 논리보다는 직감에 의한 결정이었다.

그렇게 시작하게 된 나의 러닝 클럽 생활. 정석근 감독님, 김보건 코치님이 러닝 클럽을 지도하신다. 매주 수요일 오전 6시에 트랙에서 만나는데, 매번 비슷한 광경이다. 정석근 감독님은 조깅 웜업을 시작하기 전에 직접 끓인 꿀인삼차를 회원들에게 나눠주며 한 번에 털어넣으라 하시고, 가끔은 '짜장면이 60원일 때 바나나가 750원 정도였는데 그땐 바나나 먹고 뛰는 놈이 어찌나 부러웠는지'와 같은, 아빠한테나 듣던 옛날 이야기를 해주신다. 같이 뛰는 회원들은 중학생부터 60대까지 다양한데, 서로 나이를 크게 신경쓰지 않는 분위기다. 수년간 누군가의 자세와 움직임을 지적하는 선생님의 입장에 서있다가 다시 누군가의 학생이 되는 것은 겸허해지는, 그리고 보살핌 받는 경험이다. 정감 가는 경상도 사투리로 '자세 낮춰', '팔 자꾸 뒤로 치지 마' 같은 지적을 받을 때면 '예!' 라고 군기 잡힌 대답을 하면서도 속으론 큭큭 하며 웃게 된다.

때로는 나의 지난한 역사 밖에 있는 타인이 나를 더 잘 알아본다. 같이 뛰는 분들이 "처음에는 헉헉대던데 마지막에는 잘 뛰시네요", "오늘은 왜 이렇게 힘들어 하세요" 같은 코멘트를 해줄 때, 힘든 내색을 하지 않았는데도 "화이팅"을 외쳐줄 때, 이들이 나의 숨소리와 몸 상태부터 기질까지 알아준다고 느낀다. 러닝 클럽에 참여한 지 몇 개월밖에 되지 않았고, 함께 뛴 것 외에 크게 사교한 것도 없는데 같이 고된 프로그램을 정기적으로 수행하는 것만으로도 동료애와 소속감이 생기는 경험을 하고 있다.

대부분의 회사 야유회에 팀 스포츠가 포함되는 이유는 운동이 소속감을 심어주는 효과적인 수단이기 때문일 것이다. 소속감은 개인이 특정 집단, 조직, 또는 공동체에 속해 있다고 느끼는 감정이며, 나아가 '그룹의 일원인 자신'을 정체성의 일부로서 인식하고 받아들이는 것을 의미하므로, 소속감이 생긴다는 건 나의 정체성이 확장되는 경험이기도 하다. 다른 취미로도 자신만의 소속 집단을 찾아나갈 수 있겠지만, 기왕 시간 쓰는 거 몸이 건강해진다면 일석이조가 아닐까.

운동은 나에게 소속 집단을 찾아주는 것 외에도, 낯선 도시에 적응하는 방법이 되어 주었다. 해외로의 이주가 잦았던 나는 낯선 도시에만 가면 압도당해 운다. 이주란, 화분으로 치면 분갈이를 한 것이다. 낯선 풍경, 사람, 음식, 말, 행정 속에 놓이게 된다. 빨리 적응하지 못하면 분갈이 몸살을 앓듯 감정적으로 힘든 기간이 길어진다. 그런데 당장 적응해서 학교를, 회사를 가야 하는 상황에서 정신을 똑바로 차려야 했기에, 벅찬 감정을 다스리고 빠르게 뿌리를 내리는 방법을 찾았다. 바로 달리기다.

달리기가 도시 풍경 속에 녹아드는 가장 확실한 방법인 이유는 러너는 여행자의 모습을 하고 있지 않기 때문이다. 여행자는 숙소에 자주 들를 여건이 못 되니 이고 지고 다니는 짐이 많고, 새로운 도시의 길이 익숙하지 않으니 지도를 확인하기 위해 핸드폰을 자주 본다. 반면 러너는 가벼운 운동복 차림에, 짐이 없는 자유로운 몸으로 활개 친다. 달리는 곳이 길이 되니 지도를 볼 필요도 없다.

뉴욕시의 한 회사에서 여름 무급 인턴을 할 때였다. 서블렛sublet[6]으로 렉싱턴 에비뉴 63 스트리트에 방을 구했는데, 조금만 가면 센트럴 파크 초입과 뉴욕 현대 미술관MoMA이 있는 곳이었다. 주소는 화려했지만 내 방은 고시원 크기였다. 관짝만 한 방에 어울리지 않는 비싼 월세를 내면서도 월급을 벌지 못하니 마트에서 재고 떨이로 판매하는 프로틴 바, 길거리 할랄 음식, 맥너겟을 주식으로 먹었다. 헬스장을 등록할

금전적 여유가 있었을 리 만무하다. 그렇다고 뉴욕까지 왔는데 방구석에서 시간을 보내는 건 다시 안 올 시간의 낭비인 걸 직감했다고 할까.

달리는 법도 모를 때지만, 시간이 날 때마다 뉴욕의 길거리를 뛰어다녔다. 달릴 때만은 내가 잠깐 뉴욕에 머무르는 빈곤한 6주짜리 여름 인턴이 아닌 - 촌스러운 관광객들과 구분되는 - 자랑스럽고 부유한 뉴욕 시민처럼 느껴졌고, 두 다리로 세계 최고의 도시를 누빈다는 자부심이 차올랐다.

집구석에 앉아있으면 생기지 않았을 뉴요커들과의 예기치 못한 상호 작용은 뉴욕을 음미할 기회를 줬다. 아름다운 브라운 스톤 건물들을 실컷 구경했고, 생기 넘치는 사람들의 재치 있는 농담을 훔쳐들었다. 때로는 느리게, 때로는 빠르게 달리며 눈에 그들의 일상을 가득 담았다. 특별한 순간도 꽤 있었다. 메트로폴리탄 미술관 계단 앞의 보그 화보 촬영 현장, 브라이언트 파크에서 뉴스를 보도하는 CNN 앵커, 랄프로렌 화보에 나올 법하게 차려입은 할아버지가 택시를 잡는 모습, 노을이 지는 재클린 케네디 오나시스 저수지…. 달리는 사람으로서 잠시나마 도시에 녹아들어 외로움을 달랠 수 있었다. 도시에 볼 것이 넘쳤으므로 솔직히 달리기는 뒷전이 될 때도 많았다. 내가 한 건 아주 느린 인터벌 산책 정도였을까. 그렇게 집으로 돌아오면 씻고 잘 시간이었다.

한 도시를 달리면 그 도시의 일원이 된다. 꼭 이민이나 유학 같은 긴 여행이 아니더라도, 낯선 곳에 방문할 때 러닝화와 러닝복을 챙겨다니면 그곳을 경험하는 감도가 달라질 것이다. 달리는 사람은 이방인임이 드러날 시간도 없다. 스쳐 지나가는 당신은 당연히 잠깐 운동하러 나온, 이 도시에 사는 사람으로 보일 것이다. 분주하게 달리는 동안은 나조차도 스스로의 이질감을 의심할 시간이 없다. 그저 새로운 발견에 감탄하게 된다. 아름다운 건물, 거리, 다음에 꼭 가볼 미술관, 이 도시에서 친구가 생기면 가볼 코너 술집, 미래에 대한 기대와 흥분…. 심장이 뛰어서 착각하는 걸까, 착각이면 또 어떨까. 이토록 뉴욕적인 경험은 모두 달리기 덕분이고, 나는 모두에게 달리기를 추천하지 않을 수 없다.

Part 2

나의 운동 독립기

3

누구에게나 시작은 있다

운동을 시작하는 각자의 계기

누구에게나 시작은 있다. 운동을 시작하는 초보자에게 누군가가 시행착오를 최소화하고 운동 독립으로 향할 수 있는 지름길을 알려준다고 한들 그것을 제대로 이해하거나 이행하는 경우는 거의 없다. 자기만의 계기와 방식으로 시작해야 하는 이유다.

'우울한 사건의 극복은 작은 산책으로부터 시작된다.' 언젠가 내 일기장에 적은 구절이다. 누구나 운동을 시작하는 개인적인 계기가 있다. 누군가에게는 슬픔이나 권태가 새로운 시도의 발로가 될 수 있다. 당뇨 같은 만성 질환 관리 때문에 시작한 사람도, 친구나 파트너가 운동을 좋아해서 자연스레 취미 생활을 같이하게 된 경우도 있을 것이다.

그러나 운동 시작의 계기를 요약한 파이 차트가 있다면 거기서 압도적인 비중을 차지하는 것은 외모 관리, 구체적으로는 다이어트가 아닐까 싶다. 그런데 다이어트를 목적으로 운동을 시작한다고 하면 눈치가 보이는 시대이기도 하다. 특히 최근 몇 년간 유행한 바디 포지티비티body positivity[7]의 흐름까지도 인지하고 있다면 살을 빼고 싶어하는 스스로의 욕망 자체가 부끄럽게 느껴지거나, 나의 자아 존중감은 과연 건강한가 스스로 의구심이 들기도 한다.

시대의 심미안이 언제나 가혹한 것도 사실이다. 그러나 사회 속에서 자라온 개인이 스스로를 시대의 심미안을 기준으로 평가하게 되는 건 어찌 보면 자신의 몸을 마냥 긍정하는 것보다 자연스러운 결과가 아닐까. 심지어 아기들도 태어날 때부터 사회적으로 매력적이라 간주되는 사람의 얼굴을 더 자주 쳐다본다는 유명한 연구 결과[8]도 있다. 모두가 아름다울 필요는 없지만, 우리는 본능적으로 유미주의자다. 여건이 되면 아름다운 것을 좇게 되므로 자신의 몸에 특정 조형미를 만들고 싶은 욕구를 표백하라고 하는 것은 인간성을 지우라는 말과 다르지 않다.

다이어트를 목적으로 운동을 시작해도 괜찮다. 시작은 그래도 된다는 말이다.

몸에 대한 복잡한 욕망

나 역시 시작은 비슷했다. 내 최초의 운동으로 돌아가본다.

고등학교 3학년, 팔팔한 신진대사를 가진 청년이라 생각하기 어려울 만큼, 하지만 비만으로 진단받기에는 약간 모자란 정도로 살이 쪘다. 엄마는 어떤 대책이 필요한 듯 단골 헬스장에 나를 데려갔다. 이미 엄마와 사전 논의가 끝난 듯한 트레이너 선생님은 머리를 빡빡 밀었고, 몸은 거대했지만 사람은 착해 보였다. 엄마는 대학 들어가기 전까지 10킬로그램을 빼는 걸 목표로 삼아 달라 부탁하고는 떠났다.

선생님은 런지라는 운동 동작을 알려줬다. 앞 다리 ㄱ자, 뒷 다리 ㄴ자, 무릎이 안으로 들어오지 않게. 나는 그전까지 무언가를 배울 때 우수한 학생이라는 자부심이 있었지만, 머리로 배우는 것과 몸으로 배우는 건 전혀 달랐다. 세트 수를 거듭하며 아무리 선생님이 반복 설명을 해줘도 거울 속 내 다리는 'ㄱㄴ'자가 되지 않았고, 선생님이 알려준 자세로 동작을 하면 유독 다리가 아팠다. 잘하고 싶은 마음이 앞서지만, 선생님의 표정을 보니 못하고 있는 게 확실하다. 운동을 처음 시작한 사람이라면 아마 이와 크게 다르지 않은 경험을 했을 것이다.

드디어 수업이 끝났다. 앞으로 수십 번을 더 이렇게 힘들게 운동해야 한다니. 고생을 해서인지 별로 허기지지도 않다. 그렇지만 집에 가는 길에는 고생한 스스로에 대한 보상 심리 조금, 그리고 이 고생의 원인 제공자, 즉 무절제하게 먹어대서 살이 찐 내 몸뚱아리에 대한 보복감이 치민다. 음식을 먹어서 살이 찐 내 몸을 더 학대하는 가장 편한 방법은 불쾌감이 목 끝까지 찰 만큼 먹는 것뿐이다. 닭꼬치, 떡볶이 같은 길거리 음식을 잔뜩 욱여넣고는 더부룩한 후회 속 잠이 드는 것까지가 나의 최초의 PT 수업에 대한 기억이다.

나의 부정적인 경험에도 불구하고, 다이어트를 계기로 운동에 입문하는 것도 좋다고 생각한다. 계기와 무관하게 자신만의 여정 속에서 다양한 운동을 시도하며 몸과 새로운 관계를 맺게 되기 때문이다. 즐겨 하는 운동 종목에 따라서 추구하는 몸의 이상향도 바뀌어간다.

나 역시 시작은 다이어트를 위한 운동이었지만 점점 헬스에 빠져들며 근육이 크고 선명해지기를 바랐고, 크로스핏을 하면서는 빠르게, 무겁게 경쟁적으로 운동하는 몸을 만들고 싶었다. 수영과 달리기를 하면서는 외관상 보이지 않는 강한 심장을 목표로 운동했다. 몸에 대한 다층적인 욕망이 쌓였다가 탈학습unlearn되기를 반복한 것이다. 배운 것을 반복적으로 덜어내는 것은 일종의 자기 해방 행위다. 주입된 욕구로 자신을 옥죄었다가 다시 풀어주는 과정 속에서 스스로가 무엇을 원하는지 재학습relarn하기 마련이다.

지금 나는 사회 문화적으로 아름다운 몸 혹은 특정 종목에 특화된 몸을 추구하지 않는다. 안 다치고 운동할 수 있는 건강한 상태인지, 잠을 잘 잤는지, 활력이 있는 상태인지를 점검하는 게 우선순위가 되었다. 그리고 이것이 가장 편하다. 최근에 달리기를 꽤나 열심히 하게 되어서 부상을 줄이고 더 잘 달리기 위해 체중을 감량하고 싶어지긴 했지만, 다이어트를 위해 운동을 시작했을 때와는 전혀 다른 성질의 욕구다.

같은 맥락에서 가장 매력적인 몸을 내 일생에 한 번이라도 만들어 보겠다는 취지인 보디프로필의 유행도 부정적으로만 해석할 순 없다. 보디프로필 산업에는 비현실적인 다이어트 스케줄을 유도하고, 외모에 편중된 피트니스 문화를 강화하는 등 어두운 단면이 분명 있다. 사진을 찍은 뒤 탈모, 식이 장애와 같은 부작용을 겪는 사람들도 있다. 그런데, 사진을 찍고 나서도 운동을 꾸준히 하고, 프로필을 준비하며 배운 보디빌딩 중심의 운동에서 벗어나 새로운 운동 종목에 도전하게 되는 경우도 상당수다.

나는 이 유행이 지나가고 난 10년 뒤를 기대한다. 현재 보디프로필을 찍는, 외모를 위한 운동에 관심 많은 20, 30대가 운동 경험을 쌓으면 분명 운동을 새로운 관점에서 볼 것이다. 몸이 본격적으로 고장의 징후를 내비치는 시점인 30, 40, 50대가 되어서도 보디프로필용 몸을 원할까, 통증 없고 기능적인 몸을 원할까? 나는 압도적으로 후자라고 예측한다. 그래서 운동을 시작하는 계기는 뭐가 되었든 상관없다.

마지막으로 모든 인간은 유미주의자인 동시에 복잡한 존재이기에 감지하는 아름다움의 종류가 단편적이지 않다. 문학의 미적 범주만 봐도 그렇다. 숭고미, 우아미, 골계미, 비장미까지. 단편적인 아름다움의 시선으로 봤을 때는 아름답지 않은 것들이 아름답게 느껴지는 순간들이 있다. 마찬가지로 스스로의 몸이 아름답다고 느껴지는 순간은 계속 바뀐다. 기능적으로 작동하는 몸의 움직임에서 유려함을 발견할 수도 있고, 손에 자리 잡은 굳은살이 마음에 들 수도 있다. 아무리 노력해도 바뀌지 않는 몸의 생김새에 체념하고 삶을 받아들이는 데에도 어떤 숭고한 아름다움이 자리하고 있다.

운동을 좋아하게 되었다,
그것도 너무 많이

운동을 시작해서 좋아하는 단계까지 이르게 되었다면, 운동을 평생의 반려 취미로 가져갈 준비의 절반은 한 것이다. 이 단계에서는 여가 시간이 생기면 먼저 운동을 하고 싶어 하고, 혹여 운동을 못하는 사정이 생기면 아쉬워하게 된다. 운동과 건강한 관계를 잘 맺어가고 있는 과정으로 문제 삼을 게 없다. 반면, 위태로운 관계를 맺는다면 운동에 과하게 집착하고 금단 현상을 겪는 등 중독 증세가 나타날 수 있다.

대학을 졸업하고 외국계 사모펀드에 애널리스트로 취직한 나는 오전 7시 출근, 새벽 1~2시 퇴근이 일상인 생활을 했다. 과로는 업계 특성처럼 여겨졌지만, 이런 생활 방식은 지속 불가능했다. 그러나 휴식은 내 권리라고 주장할 수 있을 만큼 변별력이 좋은 사회 초년생도 아니었다. 그저 이게 내 소명이자 삶이라 받아들였고, 옆 건물에서 한 젊은 애널리스트가 과로사했다는 소식이 남 일 같지 않게 느껴졌다.

어느 날 업무상 몇 개월 간 여의도에 파견되었다. 파견지 지근거리에는 국제금융센터IFC가 있었는데, 그곳에 크로스핏 센터가 있었다. 월 26만 원, 사회 초년생이 내기에는 저렴하지 않았지만 대리석 로비를 지나 층고 5미터가 훌쩍 넘어 보이는 곳에서 운동을 한다는 건 그 자체로 흥분되는 일이었고, 월 회비 이상의 가치가 있어 보였다.

고등학생 때부터 운동을 시작했으니 꽤나 경력이 오래되었음에도 불구하고, 크로스핏은 그때까지 내가 해본 운동 중 가장 힘들었다. 워낙 고강도이다 보니 누군가는 운동 중에 토를 하러 화장실에 달려가고, 관절이 망가지는 모습도 종종 볼 수 있었다. 그 과격함이 좋았다. 우리는 무언가에 몰입할 때 스스로의 존재도 잊곤 하는데, 몸을 제대로 혹사시키니 과로로 얻은 번아웃과 분노가 운동하는 동안은 잠시나마 희미해졌다.

운동은 모르핀처럼 쾌감을 주고 고통을 경감시키며, 마리화나처럼 긴장과 스트레스는 완화하고 기분을 개선시킨다. 실제로 체내에서 일어나는 화학 작용이다. 운동을 하면 뇌에서 고통에 대한 보상 작용으로 통증을 경감시키는 체내 모르핀endogenous morphine인 엔돌핀과, 마리화나와 유사한 성분인 엔도카나비노이드 호르몬이 분비된다.

일은 점점 더 힘들어졌고, 그럴수록 운동이 안겨주는 화학적 평안은 더 절실해져 갔다. 크로스핏의 열성 팬이 되며 나의 몸은 강해졌다. 무거운 걸 던지고 뛰는 내 모습을 보면서 한없는 자신감이 솟고, 매일 새롭게 주어지는 그날의 운동 임무WOD, workout of the day를 달성하는 성취감도 엄청났다. 하지만 중독의 특징은 기분의 고점과 저점이 끊임없이 반복되는 것이다. 과로하는 생활은 변함이 없었고, 일이 너무 많으니 불규칙적이고 영양가 없는 식사와 질 낮은 수면에 시달렸다. 현실이 각박해질수록 운동 집착은 더 심해졌다. 운동을 안 한 날이 실패한 하루처럼 느껴지기에 이르러, 야근이라도 해서 운동을 못 하면 분노가 치밀었다.

집착, 의존, 금단, 불안. 이런 증상이 있었음에도, 운동은 술, 담배나 마약, 도박 같은 게 아니니 중독과 연관 짓기가 어려웠다. 어떤 일들은 지난 후에만 알아차릴 수 있다고, 지금 보니 세계보건기구WHO가 제시한 중독의 기준에 들어맞는다. 정신과 전문의이자 학자인 윌리엄 글래서William Glasser는 저서『긍정적 중독(1976)』에서, 사람들이 약물에 중독되는 것과 동일한 방식으로 운동에 중독될 수 있다고 해석했다. 책 제목이 시사하듯, 운동 중독은 결과가 이롭기 때문에 긍정적으로 평가했다.

그렇지만 '복용량이 독성의 여부를 결정한다'는 독성학toxicology의 명언처럼, 모든 것은 과하면 독이 될 수 있다. 운동 자체는 긍정적이지만, 운동이 삶을 지배하면 다른 중독과 마찬가지로 부작용이 나타날 수 있다. 중독이 심해질수록 다른 활동에서 얻는 즐거움은 감소하고, 중독 행위를 수행할 때만 정상 상태로 느껴지는 것이 중독의 대표적 특징이다. 철인 3종 경기에 몰두하느라 피로로 인해 일에 집중하지 못하고, 업무가 많아도 훈련을 위해 매번 정시 퇴근하는 부장이 있다는 친구의 이야기가 떠오른다. 운동 중독자들은 생활의 모든 면이 운동 중심으로 재편되면서 가정과 직장에서 책임을 다하지 못하는 일이 빈번해지며, 부정적인 공적, 사적 평가로 인해 자존감이 낮아진다. 현실을 잊기 위해 운동으로 더 도피하게 되고, 운동을 하지 못하면 금단 증상이 나타나는 악순환에 들어선다.

특히 요즘 한국 피트니스 시장이 폭발적으로 성장하며, 마치 중년의 위기가 오면 할리 데이비슨 오토바이를 사는 것처럼 인생이 힘들다 호소했던 지인들이 하나둘 운동에 빠져드는 게 보인다. 일부는 소셜 네트워크에 운동 계정을 따로 만들기도 한다. 활동량이 적었던 친구들이 운동을 많이 하고, 잘하게 되는 모습은 응원할 만한 일이다. 그러나 직감적으로는 그 모습이 마냥 건강한 것만은 아니라 짐작되기에 안쓰러운 마음이 든다. 그들의 사정을 다 알지는 못하지만 말이다.

운동은 여러 오락거리 중 생산적인 축에 속하니, 사람들은 운동을 하고서 오늘 치의 성과는 이루었다고 착각한다. 그렇지만 가족의 평안이나 금전적 위기, 커리어의 성장 정체와 같은 현실적인 문제는 하나도 해결되지 않았고 잠시 망각의 영역으로 넘어갔을 뿐이다. 마치 일을 하기 싫어 핑계 삼아 식물에 물을 주고, 집안 바닥을 쓸고 닦는 것처럼 말이다.

운동은 분명히 긍정적인 활동이며 높은 삶의 질을 유지하는 수많은 필요조건 중 하나임을 부인할 수 없다. 하지만 핵심적인 문제를 잠시 제쳐두게 해주는 휴식 도구이자 회피성 행위이기도 하다. 건강을 위해 이토록 열심히 노력하고 있으니 내 삶은 발전적인 방향으로 나아가고 있다고 착각하며, 인생에서 진정으로 달라진 건 운동을 열심히 하게 되었다는 것뿐임을 자각하지 못하게 되는 것이다. 물론, 회피가 항상 나쁜 건 아니다. 때로는 지난한 삶을 견디기 위해 필요한 방편이 될 수 있다. 그렇지만 운동량의 양적 증가가 곧 운동 독립을 의미하는 것은 아님을 구분하고 경계할 필요는 있다. 참고로, 그 멋진 크로스핏 센터는 하루아침에 기습 폐업했다. 2015~2017.

다음은 약물 중독의 진단 기준과 에드거 피어스Edgar Pierce의 운동 중독 진단 목록이다. 두 목록이 거의 비슷하지 않은가? 2개 이상에 해당하면 운동 중독이다.

세계보건기구의 국제 질병 분류 체계에 의한 중독 진단 기준

- □ 중독 약물에 대한 강한 욕구
- □ 중독 약물에 대한 자기 통제의 어려움
- □ 유해한 결과에도 불구하고 지속적으로 사용
- □ 사회적 책임, 가정 내 책임 및 여가 활동들보다 약물 사용이 우선순위
- □ 내성 증가 및 자발적 약물 사용 중단의 어려움
- □ 신체적 또는 정신적 금단 증상(불안, 우울)

에드거 피어스의 운동 중독 진단 목록[9]

- □ 하루에 한 번 또는 그 이상 규칙적인 스케줄에 맞춰진 정형화된 운동 형태에 참여한다.
- □ 운동하는 것을 다른 활동보다 우선시한다.
- □ 운동 수행에 대한 내성이 점차적으로 증가한다.
- □ 운동을 중단하면 정신 상태의 혼란과 관련된 금단 증상이 나타난다.
- □ 운동을 재개하면 금단 증상이 경감된다.
- □ 운동에 대해 억제하기 어려운 강렬한 욕망을 느낀다.

4

한계를 받아들이며 성장하기

몸의 제약 속에서 발견한 자유

운동을 좋아하는 회사원에서 운동 스튜디오를 창업하게 되기까지의 이야기다. 크로스핏을 기반으로 운동을 심화 학습한 나는 헬스장에서 데드리프트나 벤치프레스 등 고중량 운동을 했다. 지금은 특별한 운동이 아니지만 당시에는 상업 헬스장에서 웬 키 작은 여자가 데드리프트를 200파운드(약 90.7킬로그램)가량 하고 있으니 가는 곳마다 트레이너들이 "운동하는 분이세요?" 하며 묻는 경우가 많았다. 나쁜 관심은 아니었지만 어딘가 유별난 사람이라는 시선을 받았다.

크로스핏 센터에서는 여성도 높은 무게로 운동하는 것이 일반적이었지만, 다시 돌아가고 싶지는 않았다. 부상 위험이 높은 역도 동작을 수행하는 게 내 몸에 맞지 않았다. 의지로 해결할 수 없는 중대한 결함이 내 발과 발목에 있었기 때문이다. 중학교 때 찾아간 정형외과 선생님의 말을 인용하자면 이렇다. "학생은 왼쪽 발목에는 뼛조각이 있고 오른쪽 발에는 부주상골[10]이 있어요. 나중에 운동하실 거 아니죠? 그럼 수술은 안 해도 돼요."

멋모를 때 수술을 할 걸 그랬다. 내가 이렇게 운동을 좋아할 줄, 나아가 직업으로 삼게 될 줄 누가 알았을까. 노력으로 개선할 수 있는 영역은 모두 개선했지만, 결정적으로 양발 스쿼트 시 가동 범위가 잘 안 나오는 나로서는 역도를 비롯해 발목 가동 범위가 필요한 하체 운동 대부분을 능숙하게 수행하지 못하는 몸의 한계를 받아들일 수 밖에 없었다. 미련을 버리기까지는 참 오래 걸렸다. 트레이너로의 전직을 준비하는 과정에서도 한 번 더 정형외과에 찾아가서 수술 상담을 했는데, 그 선생님의 말도 똑똑히 기억난다. "트레이너라면 다른 좋은 운동법들 많이 알 거 아니에요. 그거 하시면 되지 지금 수술한다고 해서 얻을 건 없어 보여요. 선수는 아니잖아요?"

발목의 가동 범위를 인위적으로 만들어주는 역도화를 신지 않으면 고중량 스쿼트를 할 수 없는, 몸에 제한이 있는 트레이너라는 사실이 나를 사무치게 부끄럽게 했던 그때, 그의 말에서 희망을 봤다. 다른 좋은 운동들…. 몸에 구조적 결함은 있었지만 방법은 있었다. 그때부터 나는 몸의 제한을 우회하는 트레이닝에 집중하며, 통증이나 결함을 피하면서도 자극은 효과적인 운동들을 연구했다. 트레이너로 전직하려면 그런 운동들을 마스터해야 내 몸의 제약에 변명이라도 할 수 있을 것이라고 생각했다.

양다리 운동을 전부 피하지는 않으나, 대부분의 하체 근력 운동 루틴에 발목 가동 범위를 작게 가져가면서도 근육에 부하를 실을 수 있는 한 다리 운동single-leg workout이나 등척성isometric 운동을 비중 있게 포함하도록 발전했다. 이렇게 하니 운동 세션마다 내 몸을 질책하는 일도 사라지고, 고중량 운동을 하면서 이게 과연 내 몸에 좋을까 의심했던 불안한 마음의 소리도 다스려졌다. 내 몸의 제약은 남에게 변명할 필요가 없다. 바꿀 수 없는 걸 바꾸려 하지 않고, 체념과 수용의 과정을 거쳐 그 상태를 즐기는 자유를 찾으면 되었다.

내 몸을 대상으로 '몸의 제한을 받아들이는 트레이닝'을 하면서 다른 사람들에게도 이런 방식이 필요할 것이라는 생각을 하게 되었다. 당초 운동 소비자로서 나의 운동 목표는 강한 몸을 만드는 것이었고, 그런 목표를 어느 정도 이루었기에 트레이너로서 이태원의 1:1 운동 스튜디오 '팀버'를 기획하며 가졌던 비전은 그 맥락에 있었다. 사람들에게 아직 낯설지만 운동 효과가 좋은 크로스핏 스타일의 운동을 소개하고, 거기에 근비대, 보디빌딩 스타일을 결합해 종합적으로 강한 몸을 만들어주자는 것. 이 비전은 몇 개월 안에 전면 수정되었다. 사람들에게 자기 몸의 고유한 특징과 장단점을 있는 그대로 알려주고, 그에 맞춘 운동 방법을 가르쳐 자신감을 심어주며, 멋지고 강한 몸을 만들기보다는 몸에서 자유를 찾고 스스로 편안함을 느낄 수 있도록 돕기로 했다.

회원들은 나의 중요한 케이스 스터디가 되었다. 그들의 몸을 연구하고 최적의 운동 루틴을 만들어내는 과정에서 '정상적인 몸'이 아닌 '비정상의 몸'을 위한 동작 카탈로그를 구축했다. 이를 통해 누구나 자기 몸에 맞는 운동과 움직임을 찾을 수 있다는 확신을 갖게 됐다. 특히 극심한 S자 척추 측만이 있어 대부분의 운동 동작이 제한된 분이 나와 함께 운동하며 자신에게 맞는 운동법을 발견하고 궁극적으로는 운동 독립에 이르렀을 때, 나의 믿음을 확인받고 큰 기쁨을 느꼈던 기억이 있다. '누구나 자신만의 해답이 있다'는 사고방식이 어쩌면 자기 합리화가 아닐까 의심하던 내가 이를 진심으로 체화하는 여정이기도 했다.

트레이너 생활을 하면서 만난 많은 운동 지도자들에게도 저마다의 결함이 있었다. 일자목이 있는 요기니, 고질적인 발목과 무릎 통증이 있는 그룹 운동 코치, 어깨에 불편함이 있는 수영 선수, 요추(아래 허리) 병변이 있는 필라테스 강사 등. 이런 분들이 수업을 들으러 오면, 스스로 운동 선생님인 걸 드러내기를 쑥스러워한다. 물론 꼭 신분을 밝혀야 하는 건 아니지만 말이다. 운동 선생님인 게 드러나면 잘해야 한다는 부담감이 생길 뿐 아니라, 남의 몸에 유익한 운동을 알려주고 바른 자세를 강조하는 선생님으로서 몸에 결함이 있다는 걸 보여주기가 부끄럽기도 할 것이다. 결함의 존재는 운동 선생님에게도 당연하다.

최근에도 이런 생각에 다시금 확신이 드는 순간이 있었다. 스탠퍼드대학교의 신경과학자이자 교수이며 운동 마니아이기도 한 앤드류 후버먼Andrew Huberman이 자신의 팟캐스트에서 운동할 때 스쿼트나 데드리프트를 하지 않고 다른 대체 운동들로 충분히 강도를 내고 있다고 이야기한 것이다. 그의 팟캐스트는 신경과학과 관련된 최신 연구 결과와 건강, 웰빙, 성과 향상 등을 다루며, 건강과 과학 관련 팟캐스트에서 세계 청취자 수 1위를 자주 달성하고, 최고의 건강 및 운동 전문가들이 출연한다. 후버먼은 그 전문가들과 자주 교류하고 여가 시간에 함께 운동할 정도로 피트니스에 대해서도 박학다식한데, 이런 사람이 나와 비슷한 생각을 갖고 있다는 걸 듣고 그렇게 반가울 수가 없었다.

편견과 자격지심

벌써 트레이너로 일한지 8년 차다. 그렇지만 아직도 가끔 공석에서 내가 트레이너라고 말하기가 부끄럽다. 갓 트레이너가 되었을 때는 더 그랬다. 회사를 그만두고 개업을 하고 나서 몇 달이 지나서도 부모님께는 말을 못했다. 부모는 자식 자랑으로 산다는데, 우리 부모님이라면 내가 트레이너가 된 걸 절대로 자랑스러워하지 않을 것 같았기 때문이다. 원망스럽기보다는 안쓰러웠다. '둘째 뭐 하냐'고 사람들이 물을 때마다 길게 부연할 모습을 떠올리니 말이다.

직업에 하늘이 부여한 천함은 없지만 현실이 부여한 천함은 있다. 트레이너는 그다지 귀한 직업으로 여겨지지는 않는 것 같다. 악의가 없는 걸 알지만, 내 친구들조차 "트레이너들 원래 좀 멍청하잖아"라는 말을 한다. 어느 카페 옆 테이블에서는 "물리치료사는 반에서 제일 공부 못하는 애들이나 하는 건데 트레이너 사이에서는 전문가 취급받잖아" 같은 원색적인 대화도 들어봤다.

트레이너(요가, 필라테스 등의 운동 강사를 통칭해서)가 받는 대표적인 문화적 멸시는 다음과 같다. 멍청하다, 몸 좋은 양아치들의 직업이다. 하는 일이라고는 숫자 세는 일밖에 없는데 돈 편하게 번다. 이런 편견이 생긴 이유는 어떤 사람들은 그 편견에 부합하기 때문이겠지만 말이다.

이럴 때면 대학생 때 수강한 서은국 교수님의 심리학 교양 수업 '행복의 뇌과학'에서 배운 편견은 꼭 나쁜 것만이 아니라 현실을 어느 정도 반영하고 있으며, 우리 뇌의 효율적인 정보 저장을 위해 발달한 기전이라는 쓰라린 내용이 기억난다. 그렇지만 편견은 편견일 뿐, 큰 의미를 부여해서는 안 된다는 걸 알고 있다. 한편으론 나도 질 나쁜 트레이너들에게 당한 기억이 있다. 기억의 형태는 주로 소리와 장면이다. "200만 원 주면 네 몸 책임지고 완전히 고쳐줄게"라는 위협적인 음성,

몸이 다 틀어져 있던 나에게 무리한 동작을 시키고는 스스로도 지시에 대해 확신하지 못하던 표정 말이다.

편견과 완전히 상반된 대접을 받기도 한다. 트레이너들은 대부분의 회원들로부터 선생님이라는 호칭으로 불린다. 첫 트레이너 자격증을 이수할 때, 담당 강사가 '트레이너는 배움이 (상대적으로) 짧은데도 선생님이라 불리는 직업이니 여러분이 잘해야 한다'고 언급한 것이 꽤나 감격스러웠다. 트레이너는 결국 몸이라는 영역에서 방대한 지식을 공부해 효과적으로 전달하고, 학생의 발전을 진심으로 위해주는 사람이니 선생님의 정의에 부합하는 것 같긴 하다. 통증 부위에 대한 개선 효과를 본 이들은 트레이너를 의사처럼 여기기도 한다. 물론 의학을 상당히 신뢰하는 사람으로서 나는 '트레이너는 의사가 아니니 몸에 구조적 문제가 있다고 판단되는 경우 반드시 의사를 찾아가야 한다'고 적극 권장을 넘어 거의 면책 조항처럼 언급하는 편이지만, 그들의 마음도 이해한다.

부모님은 환갑이 지나면서 몸이 점점 노쇠해지고 있다. 두 분 모두 운동을 좋아하는 편이다. 아빠는 등산을 매일 두 시간씩 하고, 엄마는 요즘은 줌바나 골프를 즐기지만 왕년에는 헬스를 하루 5시간씩 할 정도로 운동을 사랑해서 지금도 나보다 근육이 많다. 그렇지만 그 시절 어른들이 그렇듯 평생 몸을 아끼고 관리하며 쓰진 않았고, 과거에는 폭력적인 의술이 횡행했는지 엄마는 서른이 채 안 된 나이에 무릎에 통증을 느낀다는 이유로 연골판 양쪽을 다 제거하는 수술을 받았다.

하루는 아빠가 어깨가 아파서 팔이 안 올라간다길래 어깨 재활식으로 이완과 강화를 하는 법을 알려드렸더니 '너 낳아놓고 나서 오늘이 제일 보람 있다'고 하시는데, 내가 잘못 들은 줄 알았다. 부모님이 자랑스러워할 만한 것들은 트레이너라는 직업을 택하면서 쓸모없어진 과거의 성과들이라 생각했는데 말이다. 내가 가진 지식들은 엄마가 무릎을 다치고 수술해서 집에만 있으며 답답해할 때, 그 상태에서도 할 수 있는 안전한 운동을 알려드릴 때도 빛이 났다. 어쩌면 그동안의 부끄러움은 나만의 자격지심이었을지도 모른다.

트레이너에 대한 이유 있는 불신

나는 트레이너로 전직하고 나서 바로 창업했지만, 그 외에도 피트니스 산업에 진입할 수 있는 다른 선택지들이 있다. 대표적으로 헬스장에 취직하는 것이다. 그런데 참 박봉이다. 내가 시장 조사를 했던 2017년 당시 트레이너 급여는 기본급 100~150만 원 + 인센티브 구조가 가장 흔했는데, 인센티브는 PT 수익을 헬스장과 5:5 로 나누는 조건이었다. 즉, 소비자가 지불하는 회당 6~8만 원의 PT 세션에서 트레이너가 가져가는 금액은 3~4만 원 정도라는 의미다. 경력이 쌓일수록 헬스장과의 수익 배분 구조가 트레이너에게 더 유리하게 조정될 수는 있다.

그래도 웬만큼 벌이가 괜찮은 것 아닌가 싶지만, 예를 들어 월급 400만 원이 되려면 기본급 100만 원을 제한 300만 원을 인센티브로 채워야 하는데, 그러려면 회당 6만 원의 PT, 5:5 배분을 가정하면 월 100시간 정도를 PT 수업에 할애해야 한다. 필라테스와 요가 강사들의 급여도 마찬가지다. 요가와 필라테스 강사들의 헬스장 내 그룹 수업의 시급은 몇 년째 3만 원이다. 대부분 프리랜서로 계약되어 있기에 4대 보험도 없다.

직장인도 9시부터 6시까지 일해서 월급 400만 원 벌기 힘든데 생떼 쓰는 거라 볼 수도 있다. 그렇지만 PT 수업을 위한 준비 시간, 헬스장 회원을 위한 무급 OT 시간, 회원 관리 시간, 헬스장 청소 시간 등을 제하고 순수 100여 시간을 회원 PT에만 쏟으려면 밀도 있는 노동 시간이 상당히 길어진다. 상업 헬스장에서는 한 명의 트레이너가 많으면 하루에 10명의 고객까지도 받는다. 개인 회원 수업 횟수는 자신의 상여뿐만 아니라 헬스장 수익과도 직결되기 때문에 양쪽의 이해가 충돌하지 않지만, 50%의 마진을 사납해야 하는 헬스장 트레이너들의 현실에는 번아웃이 짙게 드리울 수 밖에 없다.

'노력에 비해서는 그래도 많이 버는 거 아닌가?' 트레이너 자신이 운동하는 것도 아니고, 지시만 내리는데 힘들 게 뭐가 있을까 싶을 것이다. 나 또한 운동 소비자였을 때는 그렇게 생각했다. 그렇지만 한 시간을 한 사람에게 온전히 집중하기란 상당한 정신력과 체력을 요하는 일이었다. 처음 스튜디오 개업을 준비할 때는 숫자상으로 하루에 5~8개 수업을 해도 직장을 다닐 때보다 노동 시간이 적으니 거뜬하리라 생각하고 계산기를 두들겼다. 몇 달 지나지 않아, 나처럼 체력 좋은 사람도 정신을 쏟아부어 하루에 5개 정도의 수업을 하면 귀가 후 온몸이 녹초가 된다는 걸 알 수 있었다. 혼자 발표하는 미팅을 수 시간 한 느낌이었다고 할까. 매 수업 단위로 바로바로 평가받는 직업이라, 한순간의 실수로 클라이언트가 나에 대한 신뢰를 저버릴 수 있으므로 그 시간 동안 최대의 집중력을 발휘해야 한다. 트레이너들의 수업이 꽤나 높은 강도의 정신적 노동인 이유다.

좋은 운동 서비스 알아보기

이 모든 이야기는 트레이너들의 권익을 주장하기 위함이 아니라, 운동 서비스의 퀄리티에 대해 말하기 위해 썼다. 트레이너의 과로는 어김없이 서비스 퀄리티 저하로 나타난다. 같은 노동자로서 과로하는 그들이 안쓰럽지만, 냉정한 소비자 입장에서는 값어치 못하는 서비스일 뿐이다. 퍼스널 트레이닝에서의 질 낮은 서비스라 함은 말 그대로 하나도 개인화personalized되지 않은 프로그램일 것이다. "오늘은 등 할게요" 라며 롱 풀 로우, 랫 풀 다운, 덤벨 로우 같은 운동을 반복적으로 수행시키고, 그 다음 회원이 오면 지친 표정으로 똑같은 프로그램을 기계적으로 가르치는 건 헬스장의 흔한 광경이다.

번아웃의 대표적인 이유는 합당한 보상을 받지 못한다는 감각이다. 들이는 품에 비해 받는 금액은 현저히 적으니, 박봉인 걸 알면서도 업에 뛰어들었다 한들 곧 매너리즘에 젖게 된다. 시급 3만 원은 완벽한 맞춤 프로그램을 준비하고 디테일에 온 신경을 집중하며 회원을 지도하기에는 너무 적은 금액이다. 선생님 입장에서는 딱 그 금액만큼 능력치를 발휘하게 되고, 큰 악의 없이도 회원에 대한 성의가 서서히 줄어든다.

반면, 1:1 PT 수업을 선택하는 클라이언트들은 대부분 가르치기 까다로운 사람들이다. 맞춤 운동이 필요한 몸이기에 굳이 비싼 개인 PT 수업을 신청하는 것이다. 단순 폼롤링을 하다가도 뼈에 금이 갈 수 있는 시니어 회원도 있고, 젊은 고객들도 몸이 온전치 못한 경우 조심스러운 마음에 PT를 선호한다. 혹은 내 몸에 맞는 운동 방법을 제대로 배우기 위해 거금을 들이기로 결심한다. 트레이너는 이런 개개인의 체형적 특징, 부상 이력, 운동 능력 등을 종합적으로 고려한 운동 프로그램을 준비해야 한다. 그렇지만 트레이너가 쉴 틈 없이 여러 클라이언트를 상대해야 한다면 개별 프로그램의 완성도는 떨어지고, 심사숙고 없이 즉흥적으로 프로그램을 구성하게 된다("음…. 지난주에 하체 하셨으니까 오늘은 등 할게요!"). 그런 질적 저하를 숨기기 위해 '확실히 운동한 느낌'을 주는 고강도 운동 동작의 비중을 늘린다. 모두가 피해자이고, 모두가 가해자인 비극이다.

내가 다른 헬스장에 취업하지 않고 바로 개업한 이유는 그런 예정된 비극을 피하기 위해서였다. 집중력이 필요한 일의 속성상 과로가 업무 성과에 얼마나 중대한 부정적 영향을 줄 수 있는지 금세 깨달았다. 단기적으로는 수업의 퀄리티를 타협하고 수업 개수를 많이 진행하는 것이 금전적인 득이 될 수 있겠지만, 질 낮은 서비스를 제공받은 고객들은 이후 재등록을 안 할 것이니 회원이 점점 줄어들다 폐업하는 파국을 맞이할 게 아닌가.

게다가 수익보다 더 중요한 건 질 낮은 서비스를 제공한 스스로를 견딜 수 있을 것인지다. 자신이 남기는 모든 발자취에 엄격한 품질 관리 기준을 스스로 적용해 온 사람들은 그러지 못하리라 생각한다. 특히나 트레이너로의 전직은 여태까지 쌓아온 커리어까지 건 도박이었기에 보통 수준의 서비스를 제공하고 싶은 생각은 없었다. 가끔 스케줄상 불가피하게 변경될 때도 있지만, 품질 관리를 위해 나는 하루 총 수업 수를 5개 수준으로 제한하여 운영하고 있다. 개인적인 노력도 했다. 술도 거의 끊다시피 했고, 잠은 특별한 일이 없으면 10시 반쯤 잔다. 그래도 운영이 잘 되어서라기보다는 그래야만 잘 운영할 수 있어서다. 역시 품질 관리 차원에서 그룹 수업 수강 인원도 스튜디오 규모에 비해 적은 6명으로 제한했다. 대신 금액이 저렴하지 않다. 저가의 운동 서비스가 넘치는 레드오션에서 이래도 괜찮을까 걱정하지 않은 건 아니지만, 좋은 서비스는 비쌀 수밖에 없다. 좋은 걸 제공하려면 그만큼 품이 많이 들기 때문이다.

나의 결정에 힘을 실어준 일화가 있다. 팀버 모듈러 인테리어를 진행해 준 감각 좋은, 그리고 몸값이 높은 디자이너 친구가 있다. 인테리어와 관련한 전권을 줬는데, 다른 업체에서 부르는 값보다 몇 배씩은 더 비싼 숙련공들과만 일하고 질 좋은 수입 자재들만 사용하길래 내 통장을 축내는 그녀에게 불만이 많았다. 내 볼멘소리에 지친 그녀는 어느 날 나를 서촌 인근의 한 인기 많은 카페에 데려가더니 내 뇌리에 이런 말을 꽂았다. “모르는 사람이 오면 여기 바닥이나 페인트칠 상태

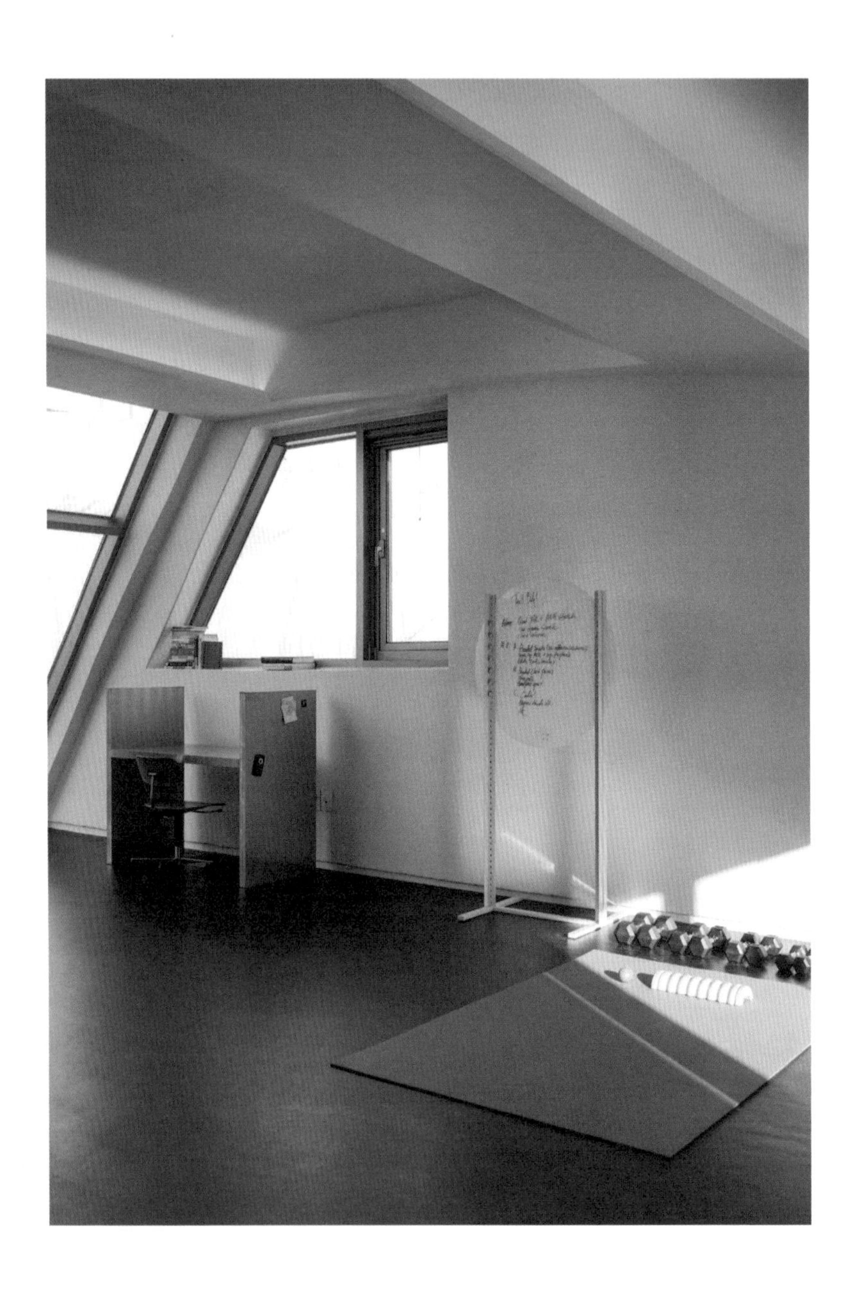

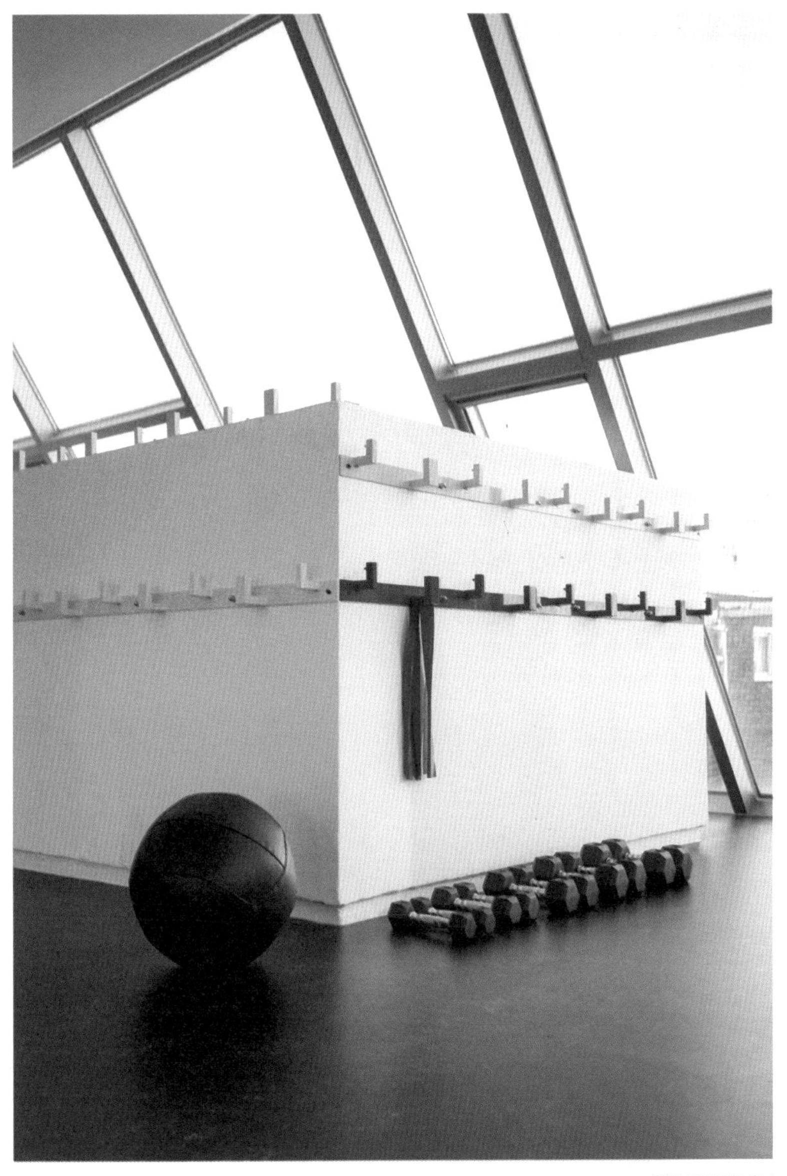

팀버 모듈러 내부

안 봐. 너 들어왔을 때 여기 바닥 봤어? 못 봤지. 그런데 나처럼 아는 사람이 오면 불쾌해. 손님에 대한 존중이 하나도 없는 거야."

소품종 소량 생산의 비싸고 특수한 곳을 찾아다니라는 말을 하는 게 아니다. 눈 뜨고 코 베이지 말라는 조언에 가깝다. 보는 눈이 없는 사람은 어떤 게 좋은 건지 나쁜 건지조차 모른다. 나는 운동 시장의 소비자들이 별로이거나 보통인 서비스를 좋다고 믿고 시간과 돈을 투자하지 않았으면 한다. 스스로 보는 눈을 길러, 어딜 가서 운동을 배우든 그 센터나 선생님이 나의 시간과 돈을 투자할 만한 자격이 있는지, 거기서 배우는 운동이 과연 나에게 좋은지 분간하는 눈을 갖추게 되기를 바란다. 탁월함을 발견하는 눈 말이다. 애석하게도, 누구나 선한 마음으로 고객을 대하는 건 아니니까.

Part 3

내 몸 파악하기

5

일반적인 특징: 내 몸에 맞는 운동 전략

운동을 잘한다는 건

누구나 운동을 잘하는 친구가 한 명쯤 있을 것이다. '운동을 잘하는' 그 친구는 누구인가? 그가 운동을 잘한다고 생각한 이유는 무엇인가? 무거운 무게를 드는 근육질 몸을 가지고 있어서, 마라톤을 3시간대에 완주해서, 질투나는 골프 스코어를 갖고 있어서일 수 있겠다.

이처럼 수행력은 대표적인 운동 성과 지표 중 하나다. 일반적으로는 무거운 무게를 들거나 빠른 사람이, 스코어를 잘 내는 사람이 운동을 잘한다고 평가한다. 그러나 지표상 훌륭한 성과를 내더라도 부상을 겪으며 잘 수행한 것과 부상 없이 잘 수행한 것에는 상당한 질적 차이가 있다. 단 한 번 마라톤에서 우수한 성과를 낸 뒤 인대 파열로 더 이상 달리기를 즐기기 어려워진 사람과 꾸준히 중간 정도 성적을 내며 수십 년간 달리기를 즐기는 사람 중 누가 더 질 높은 운동 생활을 영위하고 있는지는 명확하다. 운동을 잘한다는 것은 절대적 수행력(무게, 기록 등)에 한정되지 않고, 수행력을 점진적으로 높여가면서도 내 몸에 맞게 수행하는, 두 가지 큰 줄기가 양립하는 개념이다. 물론 엘리트 선수나 엘리트 선수급 퍼포먼스를 추구하는 사람에게는 부상을 감수할 만한 이유가 있을 수도 있지만, 대다수의 평범한 사람은 부상을 감수하면서까지 운동할 필요는 없을 것이다.

취미 운동인 시절, 평가의 기준이 무엇이어야 하는지 몰랐기에 자기 평가를 할 때마다 혼란스러웠다. 운동 경력이 얼마 되지 않는 남성이 '꽤 운동을 잘하는 여성인 나'와 비슷한 무게로 운동하는 것에 질투 혹은 스트레스를 느끼고는 내 몸의 역량 이상의 무게에 도전했으며, 나보다 10킬로그램쯤 마른 여성 코치가 코치이면서도 회원인 나와 비슷한 무게로 운동하는 것이 이해되지 않아 얕잡아봤다.

체급 또는 성별이 다른 이들의 수행력과 나의 수행력을 일대일로 비교하는 건 어리석은 일이었다. 아래 표에는 체급별로 데드리프트를 할 때 몇 킬로그램을 들어야 입문자beginner, 초급자novice, 중급자intermediate, 상급자advanced, 엘리트elite 수준인지 구분되어 있다. 한창 중

몸무게	입문자	초급자	중급자	상급자	엘리트
40	24	40	62	89	118
45	27	45	68	95	126
50	31	49	73	102	133
55	34	53	78	107	140
60	37	57	83	113	146
65	40	61	87	118	152
70	43	64	91	123	157
75	45	67	95	127	163
80	48	71	99	132	168
85	51	74	102	136	172
90	53	77	106	140	177
95	55	79	109	144	181
100	58	82	112	147	185
105	60	85	116	151	189
110	62	87	119	154	193
115	64	90	121	158	197
120	66	92	124	161	200

여성 기준 체급별 데드리프트 등급표

량 운동을 즐겨할 당시 나의 체중이 60킬로그램이었고, 내가 들었던 최대 무게(1RM)가 100킬로그램이었으니 상급자 수준에 가까웠다. 나보다 훨씬 마른 그 여자 코치는 110킬로그램쯤 들었는데, 몸무게가 50킬로그램이라 가정하면 그녀는 상급자를 넘어 엘리트 수준을 향해 가는 중이었던 것이다.

반면, 남성 기준 표를 보면 체중인 78킬로그램인 남자가 데드리프

몸무게	입문자	초급자	중급자	상급자	엘리트
50	44	65	93	125	160
55	51	74	103	137	174
60	58	83	114	149	187
65	66	92	124	160	200
70	73	100	133	171	212
75	79	108	142	182	224
80	86	116	151	192	235
85	93	123	160	201	245
90	99	131	168	211	256
95	105	138	176	220	266
100	111	145	184	228	275
105	117	151	192	237	284
110	123	158	199	245	293
115	129	164	206	253	302
120	134	171	213	261	311
125	140	177	220	268	319
130	145	183	227	276	327
135	150	188	233	283	335
140	155	194	240	290	342

남성 기준 체급별 데드리프트 등급표 (출처: strengthlevel.com)

트를 108킬로그램으로 수행하면 초급자 수준의 중량을 다루었다고 간주된다. 내가 질투했던 그 초보자 남성은 단지 자신의 수준에 맞는 무게를 들고 있었던 것이다. 성별, 체급, 나이별 차이를 고려한 입체적 기준을 가지고 나와 남을 해석할 줄 알았다면 스트레스에 시달리며 트레이닝할 필요도 없었을 것이고, 남의 능력을 속단하며 오만하게 굴 일도 없었을 것이다.

결국 운동을 잘한다는 건 스스로에게 맞춰 하는 것이다. 절대적인 수행력에 압도될 필요 없다. 그렇다면, 가장 먼저 스스로를 파악해야 한다. 신체적 특징을 파악하는 기준은 성별이나 체급 외에도 다양하다. 여러 갈래의 기준들을 이해할 때 스스로에게 기대하는 운동 수행 수준 또한 합리적으로 조정할 수 있다.

대부분의 경우, 우리를 가장 많이 비판하는 건 우리 자신이다. 자신을 평가하는 기준이 잘못 설정되어 있다면 자기 평가가 왜곡되고, 이는 자아를 자만하거나 불안하게 만든다. 두 경향이 동시에 나타나기도 한다. 스스로를 정당하게 관찰하고, 수행 능력을 파악하기 위해 내 몸을 잘 알아야 한다.

내 몸 이해하는 법

그렇다면 내 몸을 잘 파악하려면 어떻게 해야 할까? 어떤 특성들이 일반적이고 고유한지는 각자의 판단에 맡겨야 하지만, 몸을 이해할 때

다음과 같은 생각 과정을 거치면 편리하다. 먼저 내 몸의 일반적인 특징과 운동에서의 강점과 약점을 파악한다. 여기서 일반적인 특징은 키나 몸무게와 같은 대표적인 신체 프로필을 의미한다. 다음으로, 내 몸의 고유한 특성들을 보다 세부적으로 분석한다. 예를 들어 내 다리의 길이와 비율, 골반 모양, 몸의 가동 범위 등이다. 일반적으로 특성이 고유할수록 더 깊은 탐구와 이해가 필요하다. 이후 신체적 특징을 넘어 성격적 특성이나 라이프스타일(직장, 가족, 친구 관계 등)까지 종합적으로 바라보면 내 몸의 현재 상태를 더 선명하게 파악할 수 있다. 이를 바탕으로 자신을 위한 운동 전략을 잘 그릴 수 있을 것이다.

- **일반적인 특성**: 키, 몸무게, 팔다리 길이 등
- **고유한 특성**: 대퇴 길이, 몸통 길이, 각종 자세 유형(편평등·굽은등, 거북목·일자목, 라운드 숄더, 익상 견갑, 요추 전만·후만, 골반 전방 경사·후방 경사, 평발·요족 등), 우세한 운동 스타일(근력, 파워, 지구력) 등
- **성격 및 라이프스타일**: 성장 마인드셋, 고통 역치, 출퇴근 시간, 식습관 등

사회적 아름다움의 시선에서 바라본다면 뚱뚱한 것보다는 마른 것이, 키가 작은 것보다는 길고 늘씬한 것이, '숏다리'보다는 '롱다리'가, 또 넓은 어깨, 좁은 허리 등이 통상 '더 낫다'고 여겨진다. 그런데, 곰곰이 생각해 보면 한 특징이 항상 절대적으로 유리한 것은 아니다. 모든 특징은 상황에 따라 장점이 될 수도, 단점이 될 수도 있다. 키가 작으면

이코노미 좌석에서도 레그룸이 충분하듯, 운동 상황에서도 신체적 특징이 강점과 약점이 되는 건 철저히 상황 의존적이다.

키와 몸무게라는 일반적인 신체적 특징을 중심으로 내 몸 이해하기의 첫 단추를 꿰어보자. 단, 모든 서술에 일반론의 한계가 존재할 수 있음에 유의하기 바란다.

키

근육 만들기

키 큰 사람은 고층 건물과 같다. 골격이 길고 크기 때문에 잘 트레이닝했을 경우, 절대적으로 많은 골격근량을 보유할 수 있다.

그러나 큰 건물 내부를 인테리어하려면 더 많은 소파와 테이블, 의자가 필요하듯이 큰 근육들을 발달시켜 프레임 가득 채워넣으려면 추가적인 노력이 필요하다. 이두 컬 운동을 같은 강도로 해도 키가 작은 사람은 팔뚝이 금방 성장하는 반면, 키가 큰 사람은 비슷한 성과를 내려면 더더욱 노력해야 한다. 일단 각 동작마다 최대 수축에 도달하기 위한 가동 범위를 더 길게 움직여야 하고, 근육의 길이도 더 길쭉하므로 근육이 발달했을 때 두껍기보다는 길게 분산되어 보이는 효과가 있다. 즉, 같은 양의 근육을 증량해도 시각 효과가 다르게 나타난다. 보디빌딩계의 레전드였던 아널드 슈워제네거가 보디빌더로서 대단하다고 평가받는 이유 중 하나는 큰 키(188센티미터)에도 불구하고 근육을 알

알이 채웠기 때문이기도 하다.

키가 작은 사람이 리프팅에 상대적 강점을 가지기도 한다. 뼈와 인대는 키와 체중에 비례해서 강도 자체가 늘지는 않기 때문에 키가 큰 사람은 관절이 취약할 수 있고, 뼈가 길어 중심을 잡기 어려울 수 있다. 어떤 동작은 애당초 키 큰 사람에게 불리하다. 스쿼트가 그러한데, 키 큰 사람들은 주로 다리도 길고, 비율상 대퇴골이 경골 및 비골에 비해 긴 경우가 많기에 허리에 부담되지 않는 중량 스쿼트 자세를 잡기 힘들 수 있다.[11]

또, 단신은 체중 대비 근력이 높다. 신체의 근육량이 체중 대비 얼마인지 따져보았을 때, 작은 체구를 가진 이는 체중에 비해 근육량이 높을 수 있어, 자기 체중을 이용한 운동에서 유리한 점이 있다. 암벽 등반에서 작은 체구의 클라이머가 더 쉽게 벽을 오르거나, 체조에서 작은 체구의 선수가 높은 난이도의 동작을 수행할 수 있는 것도 같은 원리다.

그러나 키가 큰 사람이 근력과 근비대에 있어 처음부터 끝까지 불리하기만 한 것은 아니다. 키 작은 사람이 체중 대비 근육량이나 힘, 파워 면에서 좋은 성과를 낼 수 있다고 한들, 근육의 절대량, 힘, 파워 면에서 숙련도가 비슷한 키 큰 사람과 비교하면 소위 '피지컬'에 밀릴 수 있다. 즉 키 큰 사람은 넓은 골격의 캔버스를 단시간에 근육으로 채우기는 어렵지만, 한번 채우기 시작하면 월등히 많이 채울 수 있으며, 이렇게 근육량이 많아지면 일반적으로 고중량을 다룰 수 있게 되므로, 꼭 역도나 보디빌딩에서 불리하다고만 할 수는 없다.

점프, 리치, 파워

당연한 말이지만, 일반적으로 키 큰 사람은 키가 작은 사람보다 몸통과 팔다리가 길다. 그래서 키 큰 사람은 팔다리를 시원시원하게 움직여야 힘의 출력이 높은 스포츠 종목들에 유리한 편이다. 특히 수직 점프vertical jump를 높이 하는 운동에 경쟁력이 있는 건 익히 알려져 있다. 농구대에 높은 점프와 스로우를 통해 공을 집어넣어야 하는 농구의 경우 특히 장신이 유리한데, 2023-2024 시즌 NBA 선수의 평균 키는 무려 2미터에 육박했다(약 199.4센티미터).

키 큰 사람은 수평 당기기에도 강점을 지닌다. 힘이 동일하다는 가정 하에, 로잉 종목에서 팔이 길면 한 스트로크에서 낼 수 있는 힘의 출력이 높다. 로잉 선수들이 대체로 장신인 이유다. 올림픽 로잉 종목에 참여하는 선수들은 여성은 180~185센티미터, 남성은 190~195센티미터 정도다. 긴 팔 스트로크에서 나오는 힘이 중요한 수영, 공을 높은 곳에서 아래로 쳐내야 하는 배구 종목 선수들의 평균 신장이 크다는 것도 익히 알려져 있다.

근육 만들기의 관점에서는 단신과 장신에 나름의 장단점이 있었던 것과는 달리 점프와 리치는 팔다리 길이로부터 오는 확실한 이점이므로 모든 다른 조건이 동일할 때 키 작은 사람이 확실히 불리하다. 그렇지만, 키가 작다고 플라이오메트릭plyometric[12] 훈련이나 당기기 운동을 못할 건 없으니 좌절하지 않았으면 좋겠다. 기록과 무관하게 즐기거나, 그 스포츠를 즐길 수 있는 다른 방식을 고민해 보자. 같은 스포츠에서도 포지션을 바꾸거나, 키 작은 친구들과 동호회를 결성하면 되지 않을까? 농구 동호회명 숏 후퍼스short hoopers.

무게 중심center of gravity

아무리 독자들을 위로한들, 나 또한 단신 당사자로서 장신들을 부러워할 만한 상황이 더 많다고 느끼는 건 사실이다. 일상에서는 말할 것도 없다. 학다리 친구들을 보면 옷을 입는 재미가 훨씬 커 보였고, 기대했던 공연에서 타인의 뒤통수에 가려 가수가 잘 보이지 않는 경험을 할 때는 서러웠다. 키 큰 사람의 장점은 운동 환경에서도 많았다. 장신을 위해 설계된 헬스장 기구들은 아무리 조절해 봐도 내 몸에 맞지 않았고, 팔다리 움직임이 큰 운동들, 가령 박스 점프나 로잉, 스키에르그 skierg[13]는 아무리 열심히 해도 운동 목표를 달성하려면 더 힘들게 움직여야 했다. 능숙해져도 키 큰 사람이 시원시원하게 할 때만큼 멋이 나진 않았다. 물론 키 큰 사람은 나름의 고충이 있을 텐데, 비행기 이코노미 좌석에 타면 레그룸이 적어 불편하다거나, 헬스장에서 다 쓴 플레이트를 정리할 때 바닥으로 많이 내려가야 하는 것 등이 아닐까. 이 글은 어디까지나 단신인 내가 쓰는 것이니 그들의 고충을 진실로 알 길은 없지만 말이다.

그러나 때때로 불편함이 있다고 해서 내가 스스로의 단신성을 매순간 인지하고 불만을 가지고 살지는 않는다. 작은 키가 불편함이 있을 때만 인지되는 것과 마찬가지로, 단신성이 빛나는 순간에는 장점을 인지하게 된다. 처음은 버피 동작을 배웠을 때였다. 버피는 바닥에 납작 엎드렸다가 완전히 서기를 반복하는 움직임이 큰 동작인데, 특히 다리의 절대 길이가 짧을수록 적게 움직여도 되어 단신이 유리하다. 7분 내에 최대한 많은 수의 버피를 기록해야 했던 2012년 크로스핏 게임 12.1에서는 키가 1인치(2.54센티미터) 감소할 때마다 퍼포먼스가 1.5% 증가했다는 분석도 있다. 버피는 느리게 하면 개당 6~8초, 평균은 4~5초, 정말 빠르면 3초 정도 걸리는데, 나는 애쓰면 2초 후반대에도 할 수 있다는 것에 꽤나 신나 했던 기억이 난다.

민첩성, 속도, 균형, 회전, 착지. 키 작은 사람은 낮은 무게 중심 덕에 빠르게 방향을 전환하거나 몸의 위치를 바꿀 때 더 안정적이고 빠르게 움직이며, 회전 관성을 적게 받고, 균형을 쉽게 잡을 수 있다. 2012 런던 올림픽 체조 남자 도마 종목 금메달리스트인 양학선 선수의 키는 160센티미터로 꽤 단신이다. 이처럼 키가 작은 사람도 자신만의 장점을 살려 다양한 스포츠와 활동에서 두각을 나타낼 수 있다.

펜싱은 체급이 없는 유일한 투기 종목으로 겨루는 선수들의 체형이 각양각색이다. 특히 남현희 선수의 경기는 시각적으로 인상적이었는데, 남 선수의 키가 154센티미터인 반면 상대 선수들은 대부분 키 170센티미터가 넘고, 심지어 키 180센티미터의 선수와도 겨루기 때문이다. 한국 여자 펜싱 최초의 올림픽 메달리스트(2008년 베이징올림픽 여자 플뢰레 개인전 은메달), 국제대회 획득 메달 수 99개, 역대 아시안게임 한국 최다 금메달 기록(6개·박태환, 구본길과 공동)이라는 겹겹의 타이틀을 거머쥐기 위해서는 자신의 신체적 특징을 적극 활용했을 것이다. 실제로 그녀는 작은 키를 보완하기 위해 발 속도에 승부를 걸었다고 한 인터뷰에서 말한 바 있다.

"키가 상대방 어깨 정도밖에 안 오니 툭하면 상대 어깨에 얼굴을 부딪혔어요. (중략) 안 부딪히면서 이기려면 속도로 승부를 걸 수밖에 없었어요. 발이 안 보일 정도로 스피드를 냈죠. 모두가 '기술 펜싱'을 쳐다볼 때 '발 펜싱'을 한 거죠."[14]

키 큰 사람과 키 작은 사람에게는 일반적인 유불리가 있기 마련이지만, 각 개인들은 거기에 자기 특유의 장단점과 전략을 결합한다. 이를 이해하면 어떤 스포츠에서든 장신과 단신이 섞여 각자의 장점을 발휘하며 공존하는 모습이 보이기 시작한다.

체중

세상에서 제일 센 사람은 뚱뚱하다

통통 나온 배를 숨기기 위해 교복 치마 아래 배에 힘을 주느라 생겼던 변비와 그로 인한 답답함이 청춘의 어떤 광기로 이어졌던 때가 있었다. 긴 터널을 지나온 지금도 살집 있는 몸을 결벽적으로 긍정하기는 어렵다. '결벽적으로 긍정'한다 함은 살집 있는 상태를 진심으로 가장 선호한다는 뜻인데, 나는 살이 빠지면 내심 기분이 좋기 때문이다. 그러면 살이 빠지는 걸 좋아하는 나는 여전히 무언가에 종속된 사람인가?

이런 환원주의적reductionist사고가 엄습하려 할 때, 연극의 입문 수업에서 접했던 악인에 대한 정의가 떠오른다. 악인을 일관되게 악하게 그리는 건 초보 극작가가 가장 자주 하는 실수로 악인에게도 때때로 선한 순간이 있는 게 당연하며 그것이 바로 입체적인 한 인간의 모습이라는 것. 그래서 나는 가끔 살이 빠지면 좋아하지만, 동시에 체중으로부터 상당히 자유롭다고도 느낀다.

우선 만성적으로 살을 빼야겠다는 강박적 욕구가 있는 것이 아니다. 지방 흡입 수술 견적을 검색하고, 한 팝스타가 효과를 봤다고 알려진 다이어트 약을 '직구'해서 먹으며 적극적으로 살이 찐 상태를 벗어나려고 했던 과거에 비해 현재는 그런 능동성이 없기 때문이다. 몸이 잘 움직이는 것에 감사하며, 체중이 꽤 나가지만 그로 인해 무게를 많이 들 수 있다는 장점을 인지하고 있다. 그 와중에 이따금 살이 빠지면 좋아하기도 하고, 평소보다 살이 찌면 '주말이라 많이 먹어서 좀 쪘네, 주중에 몸이 알아서 돌아와주겠지' 하며 조급함 없이 생각하게 된 지금이 내 기준에서는 '가장 현실적인 의미에서 가장 이상적인' 몸과의 관계라 할 수 있겠다.

누군가에게 자신의 몸을 당장 사랑하라 말하는 것은 복잡한 과정을 일축한, 꽤 오만한 지시다. 사랑에 대한 이해, 자아에 대한 탐구와 같이 몸과의 관계도 평생 엎치락뒤치락하는 것이 자연스럽고 보편적인 과정이다. 그 과정을 제대로 거치기 위해서는 살집 있는 몸으로 인해 겪는 부정적인 경험(정)과 함께 그를 긍정하는 수많은 경험(반)도 하며 몸에 대한 복잡한 이해를 얻는(합) 과정에 놓여야 하는데, 긍정하는 경험을 압도적으로 적은 비중으로 겪는 것이 몸에 대한 복합적이고 풍부한 관점을 가지는 걸 가로막는다.

그런데 운동의 관점을 도입하면 체급이 높은 사람도 신체에 대한 긍정적인 경험에 노출될 수 있다. 살집이 있어야 힘도 좋은데, 운동의 세계에서는 대체로 힘이 센 게 긍정되기 때문이다. 세상에서 가장 힘이 센 사람은 마른 사람이 아니라 몸집이 산만 한 거구일 수밖에 없다. 이들은 복근이 보이는 선명하고 늘씬한 몸과는 거리가 멀다. 스트롱맨strongman 종목의 선수들을 한번 살펴보자. 일반적인 '운동하는 사람'의 관념과는 거리가 먼 외모지만 이들은 상상 이상의 힘을 발휘한다. 데드리프트를 400킬로그램쯤 하고, 스쿼트는 300킬로그램을 넘는 무게로 수행하는 이들의 괴물 같은 파워에는 무조건 묵직한 질량이 뒷받침되어야 한다. 2024년 스트롱맨 대회World's Strongest Man 출전 선수 트레이 미첼Trey Mitchell의 공식 프로필을 보면 키 180센티미터에 몸무게가 168킬로그램에 육박한다. 데드리프트 기록은 397킬로그램, 바벨 스쿼트는 340킬로그램(6회, 2019년), 통나무에 원판을 끼워 숄더 프레스하는 로그 프레스log press기록은 209킬로그램에 달한다.

물론 스트롱맨 종목은 극단의 예시이고, 이 선수들은 지방층 아래 엄청난 근육량을 보유하고 있다. 또, 과도한 체지방률은 대사 질환을 초래하기 때문에 주의할 필요가 있고, 높은 무게가 운동의 전부도 아니다. 그러나 이런 모든 단서 조항들을 차치하고, '세상에서 제일 강하다'는 타이틀은 마른 몸으로는 사실상 불가능하다. 이런 점이 몸집이 큰 이들에게는 자부심이 되기도 한다. 강한 사람의 몸은 살집도 있고, 감량을 위한 식단을 하지 않으며, 강해지기 위해 많이 먹고 많이 움직이려고 노력한다. 뚱뚱한 사람은 세다.

『맛있는 녀석들』이라는 맛집 프로그램에서 파생된 웹 예능 『오늘부터 운동뚱』에서의 활약으로 '민경장군'이라 불린 개그우먼 김민경도 운동 초보자라고는 믿을 수 없는 역량으로 여러 운동인들의 감탄을 자아낸 바 있다. 타고난 힘과 더불어, 운동 시작 2년 만에 레그프레스 390킬로그램을 4회씩이나 할 수 있었던 것도 그녀의 무거운 체중 덕이다. 그런데 중량이나 운동 능력이 인상적이었던 걸 떠나, 나는 그녀가 프로그램을 거치며 운동인으로서의 자부심을 갖춰나가는 모습이 가장 보기 좋았다. 몸이 뚱뚱해서 부끄러운 것이 아닌, 헬스부터 주짓수, 킥복싱까지 잘하는 당당한 '운동뚱'으로 선 모습이.

참고로, 비만 비하와 과체중에 대한 경계 및 관리는 전혀 다르다. 암 환자를 비난하는 것이 무례한 것처럼, 비만 비하도 무례하다. 그러나 암을 치료하기 위한 노력이 중단되어서는 안 되는 것처럼, 건강을 위해 과체중을 관리하려는 노력도 지속되어야 한다. 비만인에 대한 배려의 태도와 비만 치료는 양립 가능하다.

마른 사람은 날렵하다

반대로, 마른 사람이 '나는 무거운 것을 못 드는구나'라고 생각할 필요가 있을까?

절대적인 무게보다는 체중 대비 파워라는 내실을 따지면 어떨까. 자기 몸 전체를 들어올리는 체조 선수들의 온갖 동작을 떠올려보자. 앞서 다룬 키 작은 이들의 장점과 비슷하게, 마른 사람도 체중 대비 근력 비율이 높은 편이다. 마를수록 장거리 달리기나 수영과 같이 저항이 적어야 유리한 운동과 몸무게가 가벼울수록 유리한 종목들에 강점을 지닌다. 체중이 적기 때문에 가볍고 빠르게 움직일 수 있기도 하다.

특히 마른 사람이 가진 대사적 장점은 지구력에 유리하게 작용한다. 우선 체중이 가벼우면 운동 시 필요한 에너지와 산소의 양이 적어 산소 사용의 효율성이 높다. 반면 체중이 많이 나가는 사람은 동일한 운동을 할 때 더 많은 에너지를 소모해야 하므로 더 많은 산소가 필요할 것이다. 또, 마른 사람이 일반적으로 모세 혈관 밀도가 높아 근육에 산소와 영양소를 더 효과적으로 공급할 수 있는 반면, 과체중인은 지방 조직이 혈액 순환을 방해할 수 있어 산소와 영양소의 전달이 비효율적이다.

자연스레 심박수도 체중과 유의미한 상관관계를 가진다. 일반적으로 체중은 성별, 나이와 함께 심박수에 영향을 미치는 요인이다. 높은 체중은 안정 시 심박수Resting Heart Rate (일반적으로 낮을수록 건강한 심장으로 본다)는 높이고[15] 최대 심박수Maximum Heart Rate(일반적으로 높을수록 건강한 심장으로 본다)는 낮추며[16], 이에 따라 과체중인은 운동할 때 금방 숨이 차 헉헉댈 수 있다. 운동 후 심박이 빠르게 회복되지 않는 양상을 보이기도 한다.[17]

그러므로 장거리 달리기나 자전거 타기 같은 유산소 운동에서 일반적으로 마른 사람들이 유리하다. 달리기 거리가 길어질수록 낮은 체질량 지수(BMI)[18]가 더 중요해지는 현상에 대해 러닝 전문 매거진 『러너스 월드Runner's World』에서 소개한 한 연구[19]는 남성 800미터 달리기 선수의 최적 BMI가 20에서 21 사이인 반면, 남성 1만 미터 및 마라톤 선수의 경우 최적 BMI가 19에서 20 사이로 떨어지는 것을 발견했다고 한다. 물론 BMI는 근육량이나 체지방률을 고려하지 않기 때문에 낡은 건강 지표로 간주되기도 하니, 일반적으로 몸무게가 가벼운 사람이 빠르게 달릴 수 있는 여러 이유가 있다는 정도로 이해하면 될 것이다.

또 다른 이점은 체중이 가벼우면 관절과 인대에 가해지는 부담, 특히 무릎과 발목 등 체중이 많이 실리는 관절에 가해지는 부담이 적다는 점이다. 일상에서 관절 충격이 큰 운동을 할 때 부상 위험도가 줄어든다. 반면 체중이 증가하면 무릎에 가해지는 압력이 증가하고 이는 만성 통증과 골관절염을 포함한 다양한 합병증을 초래할 수 있다. 정형외과에서 무릎이 아픈 과체중인에게 가장 먼저 권유하는 치료는 체중 감량일 만큼 체중과 하지의 건강은 명확한 상관관계를 보인다. 한 연구에 따르면, 건강한 체중(BMI 18.5~25)을 가진 사람들의 3.7%가 무릎 골관절염을 겪는 반면, 2등급 비만(BMI 35~39.9)인은 무려 19.5%가 무릎 골관절염을 겪는다고 한다.[20] 특히 달리기와 같은 뛰는 동작에서는 무릎에 하중이 (연구마다 다르지만) 4배에서 최대 8배까지 더 전달된다고 하니, 가벼운 사람은 기본적으로 무릎 건강이 어느 정도 방어된다고 할 수 있다.

그러나 낮은 체중이 안전을 담보하는 건 절대 아니다. 신체 조성을 고려할 필요가 있으며, 반드시 건강한 근육량이 뒷받침되어야 한다. 특히 심각한 저체중의 경우 중대한 근손실을 동반할 가능성이 있으며, 근육을 잃으면 부상 위험에 노출될 뿐 아니라 퍼포먼스 관점에서도 속도가 제한될 수 있다. 체지방률이 특정 임계치 아래로 떨어지면 건강에 해롭고, 회복 능력이 저하될 수 있다는 점도 고려해야 할 것이다.

6

고유한 특징:
자세 변형부터
몸 사용 패턴까지

내 몸의 고유한 특징이란 다른 사람들이 한눈에 알아챌 수 있는 직접적인 신체적 특징보다는 세분화된 특징이다. 그러나 얼굴 생김새나 몸의 점의 위치, 지문과 같이 한 사람에게 완벽히 고유한 것은 아니다. 즉, 키나 몸무게보다는 작은 범주의 신체 특성들을 중심으로, 과거 부상 이력, 몸 사용 패턴 등을 포함한다.

신체 고유성의 구성 요소

- **신체 특성**: 골반 모양 및 대퇴골과의 관계, 허벅지와 정강이의 길이·비율, 몸통과 아래 허리의 길이·비율, 손가락 길이, 타고난 결합 조직(관절, 인대, 건, 연골 등)의 힘 등
- **병변 및 신체 변형**: 거북목·일자목, 라운드 숄더·상완골 전방 활주, '허리 디스크'·'목 디스크'[21], 외반슬·내반슬, 평발·요족 등
- **과거 부상 이력**: 각종 인대 부상, 골절, 파열 등
- **몸 사용 패턴**: 빠른 반응·느린 반응, 파워형·지구력형, 고유 수용성 감각 발달 여부 등
- **정신적 특성**: 꾸준함, 끈기 등

이처럼, 고유한 신체적 특징의 범주는 넓고 다양하며, 심지어 성격적인 면이나 정신력과 같은 무형의 요소도 포함된다. 예를 들어, 아무리 운동을 잘하고 장점만을 타고난 사람이라도 끈기가 부족해 간헐적

으로만 운동하면 눈에 띄는 발전을 기대하기 어려운 반면, 끈기 있는 성격의 사람은 꾸준하게 운동을 이어나가 발전이 누적될 수 있다. 이 모든 요소들을 고려해서 몸을 판단하는 방대한 지식을 빠짐없이 담을 수는 없겠지만, 스스로 몸을 탐사하는 하나의 방식을 소개하고자 한다.

당신은 생각보다 자신의 몸을 잘 알고 있다

"네가 뭘 알고 있는지 설명할 순 없지만, 느끼고 있지. 평생 동안 느껴왔을 거야." - 영화 「매트릭스」 중 모피어스의 말

우리는 스스로 생각하는 것보다 이미 자신의 몸에 대해 풍부한 사전 지식을 갖추고 있다. 운동 실력과 무관하게 대부분의 사람들이 어느 정도의 나이가 되면(나의 경험 데이터로는 서른 살쯤부터) 스스로의 몸에 대한 이해도가 꽤 높아지는 걸 발견했는데, 서서히 몸이 아프기 시작하기 때문인 것 같다. 통증은 사람을 숙려하게 만든다. 멀쩡했던 몸이 갑작스레 다치면 당혹감이 지나간 뒤, 내 몸이 그렇게 된 원인을 찾기 위해 과거를 추적해 본다. 그 과정에서 의사를 찾아가고, 주위 사람들에게 자문도 구하고, 검색도 하면서 지식의 저변을 확장해 나간다.

운동 수업 등록을 원하는 모든 사람에게 의무적으로 작성하게 하는 사전 운동 설문지에는 '몸이 안 좋은 곳이 있다면 말씀 부탁드립니다'

라는 항목이 있다. 구체성의 정도는 다르지만 대부분의 답변자들은 자신이 겪고 있는 문제의 영역을 매우 정확하고 깊이 있게 이해하고 있다. 전문가가 아닌 이상 정확한 진단은 어려울 수 있지만 누구나 자신의 몸의 불편이나 이상을 감각한 적은 있고, 우리에게는 인터넷이라는 강력한 도구가 있으며 유튜브에 자가 테스트 및 해결법을 검색해 본 사람도 있을 것이다. 피트니스의 유행과 함께 '골반 전방 경사, 회전근개, 라운드 숄더'와 같은 체형 지칭 용어들이 널리 알려지면서 검색을 하지 않아도 상식 선에서 특수한 체형 관련 문제들의 개념을 파악하고 있는 이들도 상당수다. 트레이너로서 운동 초보부터 고수까지 다양한 분들을 만났지만, 초보자라고 해서 자신의 몸에 대한 이해도가 부족하지 않았다. 수십 년간 관찰해 온 내 몸은 내가 잘 알기 때문이다. 이런 맥락을 고려했을 때, 트레이너들은 회원들이 하는 말을 절대적인 신뢰를 바탕으로 대해야 한다고 생각한다. 향후 소통을 통해 새로운 발견에 대한 논의나 기존 가설의 수정이 이루어질 수는 있겠지만, 회원들의 의견을 단순히 잘 몰라서 하는 말로 치부해서는 안 될 것이다.

특히 부상이 있었던 혹은 현재 부상을 치료 중인 사람들은 몸에 대해 더 깊이 생각하는 지난한 시간을 겪게 된다. 이 과정은 인과 관계를 추적하고, 앞으로 부상을 안 당하려면 어떻게 해야 하는지 프로토콜을 정립하는 등 차갑고 이성적이기도 하지만, 차도 없음에 대한 답답함, 스스로를 부상에 놓이게 한 자신에 대한 원망과 후회, 부상 때문에 생긴 움직임 제약으로 인한 좌절과 우울, 앞으로 더 나아질 거라는 희망 등 다양한 감정이 교차하는 경험이다. 결국에는 그런 자신의 몸과 함

몸이 안 좋으신 곳이 있다면 말씀 부탁드립니다

1. 일자목을 가지고 있습니다.
2. 도수치료와 운동을 하면서 고관절 및 둔근을 잘 사용하지 못한다는 피드백을 받았습니다.
이런 문제 때문에 바벨 스쿼트를 하면서 크지 않지만 무릎 쪽이 아픈 경험을 했었습니다.
3. 유연성 평발입니다.

목 어깨 답답. 잘 때 허리가 답답하여 딱딱한 바닥에서 자는 것을 선호합니다. 목 어깨는 항상 안좋아서 누가 위로 쑥 잡아 당겨줘야 그 순간만은 시원한 느낌입니다.

5~6년전 허리 측만증 진단받아 왼쪽으로 허리가 휘어져 있어 허리통증이 있으며, 최근 살이 쪄서 무릎이 아픕니다.

어깨가 뭉쳐 있고, 긴장. 오래 서있으면 허리가 아파요. 손목, 발목이 좀 약한 편이에요. 일자목 딱히 없음

지금은 딱히 좋지 않은 곳은 없는 것 같습니다.

발목과 오른쪽 어깨 회전근개가 약합니다 척추 전만/측만이 있습니다.

발 아치가 많이 무너져 있습니다.

어깨가 만성적으로 굳어 있습니다.

척추 측만, 허리 요통(디스크 증상 있음), 라운드 숄더, 일자 목, 일자 허리, 무지외반증 두달 전쯤 등산 다녀오고 무릎 시림 경험, 이후 무릎 사용 조심하는 중입니다.

코어근육이 부족한데 지나치게 유연하여 늘 허리를 휘게 하는 방식으로 몸을 지탱해왔고 한 달 전부터 허리가 자주 그리고 꽤 아파서 정형외과에서 체외 충격파 치료를 받고 있습니다.

설문지에 수집된 문의자들의 답변. 답변 수준이 꽤 상세하다. 몸이 안 좋은 곳이 없다고 작성한 사람들도 따로 연락해서 정말 없으시냐고 물어보면, 그동안 인지해 왔던 몇 가지 불편함을 떠올리고 꽤나 상세히 답변하는 경우가 대다수다.

께 살아가는 법을 배운다.

부상 경험자들을 보면 그 사람의 전 과정이 떠올라 안쓰러운 마음이 들면서도 고통 속에서 배움이 깊어졌으리라고 믿는다. 그래서 나는 소위 여러 '전문가'들보다 부상 경험이 있는 사람들이 더 특정적인 통찰을 갖고 있다고 느낀다. 실제로 팀버 모듈러에는 나보다 더 풍부한, 또 오랜 기간의 진지한 운동 경력을 지닌 회원이 있다. 운동을 평생 사랑해온 사람 특유의 분위기를 풍기는 그녀에게 깊은 내적 동질감을 느끼기도 했다. 그녀는 몇 해 전 올림픽 역도 동작을 수행하던 중 부상을 당한 적이 있는데, 그 이후 몸을 사용하는 법을 한층 더 깊이 고민해 왔다. 단순히 운동을 좋아하고, 다쳐본 적 없는 해맑은 사람이 알 수 없는 심연이 있달까.

몸에 대해 스스로 고민해 본 사람이라면 자신이 어떤 특성과 문제를 가지고 있는지 어느 정도는 사전 지식과 직감을 가지고 있다. 그래서 프레임워크가 주어진다면 스스로에게 어떤 질문을 던지고 어떤 답을 해야 하는지도 꽤나 높은 수준에서 판별할 수 있을 것이다. 물론 자가 진단으로는 몸 상태를 100% 정확하게 판별하기 어렵다는 현실적인 면도 고려해야 한다. 몸에 대해 집중적으로 공부한 의사들조차도 특정 증상에 대해 틀리거나 서로 엇갈리는 진단을 내리는 일이 비일비재한데, 일반인인 우리는 어떻겠는가? 비교적 정확한 진단을 받고 싶거나 불편함이 심각하다고 판단되면 반드시 전문 병원에 방문해야 할 것이다.

진단에 필요한 선행 지식

내 몸의 고유한 특징을 발견하는 법을 이야기하기 전에, 몸에 관한 복잡한 지식을 받아들일 때 필요한 선행 지식을 소개한다. 이 선행 지식들은 기존의 지식과 충돌하거나 직관에 반하기도 한다. 그러나 몸의 복잡성을 고려하면, 얼핏 서로 대립한다고 여겨지는 특성이 모두 완연한 진실로서 존재함을 받아들일 수 있을 것이다.

❶ 문제의 원인이 발생하는 지점과 실제로 그 영향이 드러나는 지점은 서로 다를 수 있다.

지진의 진원과 진앙이 다른 것처럼, 몸에서도 문제의 원인이 발생한 지점과 실제로 문제가 드러나는 지점은 다를 수 있다. 예를 들어, 라운드숄더와 거북목이 있는 '자세가 안 좋은' 사람이 그런 자세를 갖게 된 진짜 원인은 목과 어깨가 아니라 뻣뻣한 흉추 또는 잘못된 호흡 습관일 수 있다. 근육 간 상호 작용에 관한 연구에서도 한 근육이 다른 근육에 영향을 주었다는 인과 관계는 불명확한 반면, 적어도 뚜렷한 상관관계가 발견되는 경우가 많다. 심지어 종아리 근육의 뻣뻣함과 목 근육의 뻣뻣함의 상관관계를 주장하는 근막경선myofascial meridian과 같은 개념도 있다.[22] 이와 같은 이유로, 정형외과 의사들은 통증 부위를 직접적으로 치료하지만 피트니스 관점에서는 그 주변 부위의 기능을 먼저 살펴본다. 즉, 특정한 통증 부위를 다룰 때는 연관된 여러 연결 고리를 검토하고 전체적으로 함께 개선하는 접근이 필요하다.

❷ 우리의 몸은 하나로 연결되어 있기에 거의 대부분의 경우 하나의 자세 이상은 거기에서 끝나지 않고 다른 자세 이상으로 연결된다.

하나의 체형 문제는 독립적이지 않고 다른 부위들과 영향을 주고받는다. 이처럼 상호 영향이 긴밀한 관계에서 문제의 선후 혹은 인과관계를 명확히 구분하기란 현실적으로 어렵다. 즉, 무엇이 진원이고 진앙인지 구분하기 어렵다. 그러므로 동시에 여러 부위를 살펴야 한다. 게다가 한 곳에만 문제가 발생했다고 해도, 다른 부위들이 영향을 받는 것은 시간 문제다. 다루고자 하는 체형 문제와 관련된 모든 부위를 전체적인 관점에서 살펴보아야 한다.

❸ A이면 B이다의 명제 속에 스스로를 가두지 말자

우리가 일반적으로 접하는 체형에 대한 자료들은 편의상 'A라는 특징을 가지면 B 체형에 해당합니다'와 같은 방식으로 기술되어 있기 마련이다. 그러나 이는 일반적인 경향성을 묘사할 뿐 나에게 100% 맞는 진단이 아닐 수 있다. 이를 숙지하고 비판적으로 검토할 필요가 있다. 몇 가지 사실만으로 혹은 단일 정보원의 조언만으로 내 체형을 특정 유형으로 단정짓는 걸 경계해야 한다는 의미다.
또, 인생의 한 시점에서의 몸의 상태가 불변한다는 생각도 버려야 한다. 체형의 특징들은 시간과 상황에 따라 변할 수도 있다. 유동적인 사고를 가져야 하는 이유다. 가령 평소에 골반 후방 경사 타입이라고 스스로를 단정 지은 사람이 스쿼트를 할 때는 유독 전방 경사로 골반과 허리를 눌러 사용할 수도 있고, 평소 정상적인 발 아치가 있다고 생각하는 사람이 특정 움직임을 수행할 때 아치가 무너지는 유연성 평발에 해당할 수도 있다. 정확한 진단은 여러 전문가들로부터 받고, 스스로도 공부를 계속하며 개별 전문가들의 논리가 타당한지 스스로 검토할 줄 알아야 한다.

❹ 체형의 문제는 꼭 체형에서 시작하지 않을 수도 있다

무형의 요소도 체형에 지대한 영향을 미칠 수 있다. 호흡 방식, 스트레스, 트라우마, 내과적 문제들이 대표적이다. 거북목, 일자목, 라운드 숄더, 흉추 말림과 같은 상체부의 신체적 변형들은 성격과 무관하지 않다. 원리를 추적해 보자. 평소 불안도가 높고 긴장을 많이 하는 성격이라면 목과 가슴을 보조 호흡근으로 과하게 사용하게 된다. 평소 횡격막과 복부의 긴장으로 깊은 호흡이 잘 되지 않는 경우에도 보조 호흡근을 사용하게 되어 목과 가슴의 근피로도가 높아질 수 있다. 일반적으로 체형 교정 영역에서는 근육과 일부 신경만을 다루는 경우가 대다수이나, 몸은 복잡한 정신적, 육체적 복합체라는 점을 항상 고려해야 한다.

허리 재활의 세계적 권위자인 스튜어트 맥길Stuart McGill 박사에게 찾아오는 사람들은 대부분 복수의 전문가들을 찾아다니며 허리 재활 방법을 강구했으나 해결이 안 되었던 사람들이라고 한다. 맥길 박사의 팀은 환자에 따라 전문적인 재활 프로그램을 제공하기도 하지만, 일반인이 들으면 비웃을 만한 처방을 내리기도 한다. 바로 '가짜 허리 수술'이다. 실제로 입원한 환자에게 가운 입은 의사가 수술 방법을 설명하고, 진지한 분위기 속에서 수술을 흉내내며 실제 수술 상황을 재현한다. 가짜 수술을 받고 낫는 환자들에게는 '나는 수술이 필요하고, 수술을 받았으니 나을 것'이라는 정신적 믿음이 필요했던 것이다. 과학이 극단으로 가면 믿음과 정신의 영역으로 넘어가기도 하며, 오히려 이를 인정하는 것이 진정한 과학자의 태도인 것 같다는 생각도 드는 일화였다.

❺ 짧고 굳었다고 반드시 강한 근육은 아니다.

사람들은 흔히 자신의 몸 중 타이트한 부위가 곧 강하고 뭉친 근육이라 생각한다. 그래서 그 부위를 풀어야 한다고 생각하기 쉽다. 역설적으로, 근육은 약하기 때문에 굳기도 하며, 상부 승모근과 장요근이 그런 '약하고 굳은' 근육의 대표 주자다. 디스크 탈출이 일어날 수 있는 목과 아래

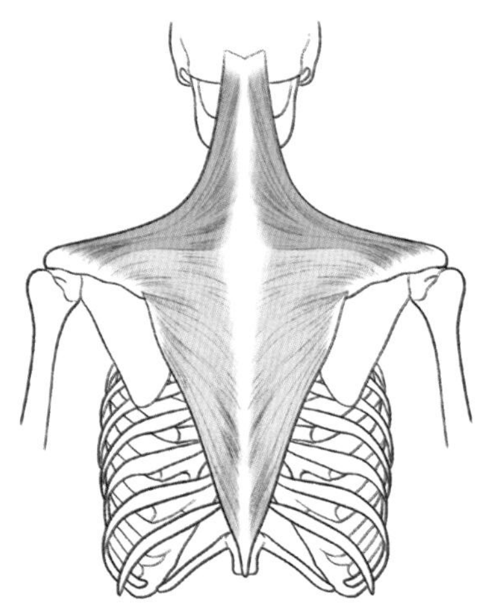

승모근의 상부는 경추를 보호한다.

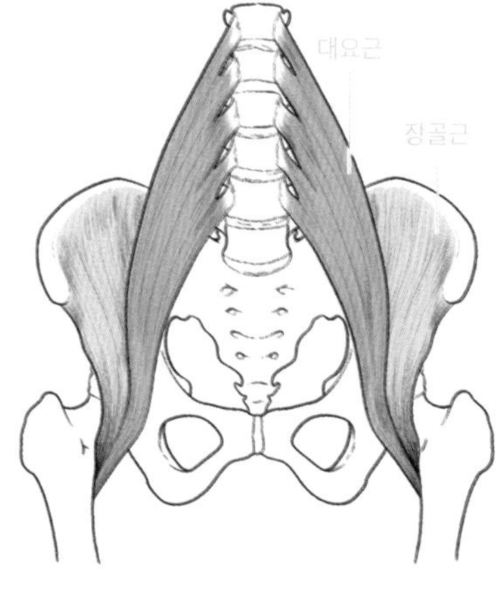

장요근은 대요근과 장골근을 이르는 말이다.
대요근은 아래허리부터 대퇴골까지 이어져 있다.

허리는 우리 몸에서 가장 중대한 손상을 초래할 수 있는 부위다. 이 주변을 필사적으로 보호하기 위해 경추를 보호하는 상부 승모근, 아래 허리를 보호하는 장요근은 근육 자체의 힘이 약하더라도 근육을 지배하는 신경들이 근육을 꽉 잡고 굳게 만든다.

근육의 뻣뻣함은 과사용, 스트레스, 약함, 신경적 문제 등 다양한 원인으로 발생할 수 있으며 심지어 마그네슘 부족이 영향을 미친다고 주장하는 연구도 있다.[23] 그래서 뻣뻣한 근육을 다룰 때 스트레칭이나 폼롤링과 같은 일반적인 이완법이 능사가 아닐 수 있다. 근육을 활성화하고 강화하는 접근도 고려해야 한다. 항상 답은 이완과 강화, 다양한 움직임의 조화에 있다.

7

고유한 특징: 진단편

내 몸 실사를 위해 파악해야 할 요소

본격적으로 내 몸의 고유한 특성을 파악해 보자. 이 책에서 추천하는 방법은 내 몸에 대한 작은 실사due diligence를 진행한다고 생각하는 것이다. 실사란 기업의 인수 합병M&A 과정에서 매수자가 대상 회사의 적정 가치를 산출하고, 제시된 인수 가격이 합당한지 가늠하기 위해 정보의 옥석을 가리며 결정을 내리는 과정이다. 파악해야 할 정보의 양이 방대하니 어디서부터 시작해야 할지, 어떤 유효한 질문을 던질지 일목요연하게 정리하게 되는데, 그 질문지를 DDQDue Diligence Questionnaire라고 부른다. 질의응답의 형식은 복잡한 정보 넝쿨 속에서 믿음직한 정보 파악의 틀이 되어준다.

몸에 대해 어떤 질문들을 던지며 시작해야 할지 개념을 잡을 수 있도록, 내가 사용하는 약식의 틀을 소개하고자 한다. 큰 틀은 다음과 같지만, 결국 질문의 가지를 분기하며 각자에게 맞는 여러 후속 질문들을 이어가야 할 것이다.

한편, 질문을 던졌다는 건 누군가가 답을 해야 된다는 의미다. 앞으로 소개할 질문지에 어떻게 답변을 작성할지는 여러분의 몫이다. 그렇지만 독자들을 물가에 내던져 놓고 '자, 이제 수영해 봐'라고 하지는 않을 것이다. 각 질문들에 대해 어떤 답변들이 가능할지 함께 탐구해 보고자 한다. 이후 스스로의 운동 여정을 떠나면 여기에 수많은 질문과 답변이 새로이 추가될 것이다. 갑작스레 숙제를 안겨주는 것 같지만,

운동 독립을 결심한 순간 내 몸 탐구라는 숙제는 예정된 것이었으니 즐거운 마음으로 탐구에 나서기 바라며 내 몸에 던져야 할 질문들을 소개한다.

가장 먼저 던져야 할 질문들의 카테고리와 종류는 다음과 같다.

카테고리	질문
자세(posture)	- 도드라지는 자세 변형이 있는가? - 있다면, 그런 자세 변형에 따른 운동 시의 주의 사항은 무엇인가? - 해당 자세 변형을 교정하기 위한 방법은 무엇이 있는가?
가동성(mobility)	- 관절이 여러 방향과 각도로 잘 움직일 수 있는가? - 내가 만들고자 하는 움직임을 통증 없이 만들 수 있는가? - 통증이 있다면, 어떻게 개선할 수 있는가?
안정성(stability)	- 신체가 특정 자세를 안정적으로 유지할 수 있는가? 즉, 정적·동적인 환경에서 관절이 올바른 정렬과 쓰임새를 유지할 수 있도록 주변 조직(근육, 인대, 힘줄)이 관절을 지지하는가? - 안정성 문제로 유발되는 통증이 있는가? - 통증이 있다면, 어떻게 개선할 수 있는가?
의학적 문제(medical)	- 병변이 있는가? - 있다면, 운동을 해도 되는가? - 운동을 해도 된다면, 어떤 주의사항이 있으며, 어떤 범위 안에서 운동해야 하는가?

자세

신체의 각 부분이 어떻게 정렬되어 있는지를 살펴보는 가장 기초적 단계이다. 애석하게도 현대인들은 대부분 자세 변형을 겪고 있다. 나쁜 자세는 다양한 조합과 스타일로 나타나지만, 일반적으로 무엇이 바른 자세인지에 대해서는 합의가 이루어져 있다. 바른 자세란 무엇인지 파악하는 것이 나쁜 자세를 읽어내기 위한 선행 조건이라고 할 수 있다.

• **좋은 자세(측면)**: 귀, 어깨, 엉덩이, 무릎 및 발목이 가상의 수직선상에 있도록 정렬되어 있으며, 자연스러운 척추 만곡이 경추(목), 흉추(등), 요추(아래 허리)에서 각각 유지되고 있는 상태다. 즉 목과 아래 허리는

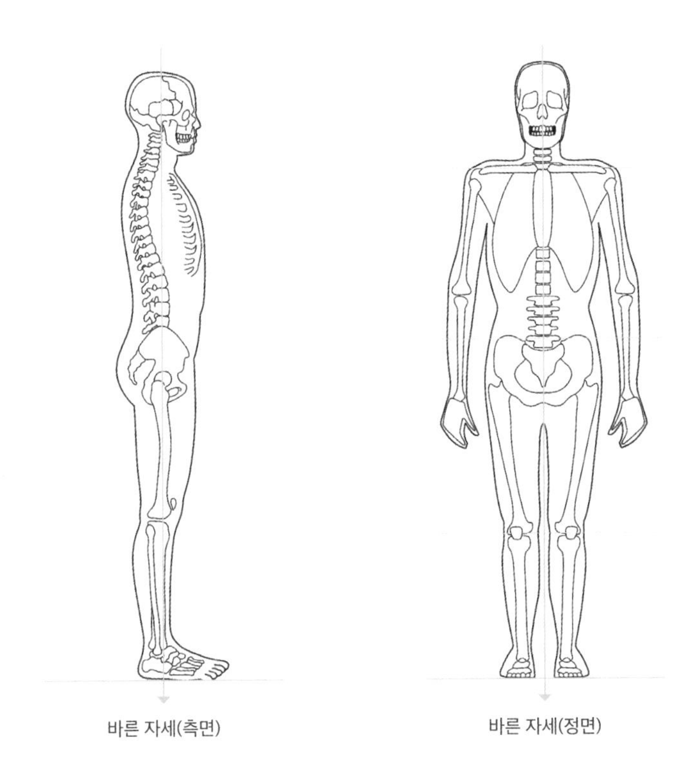

바른 자세(측면) 바른 자세(정면)

오목하게 들어간 C 커브를, 상부 등은 뒤로 약간 말린 모양을 형성하며 세 곡선이 균형 잡힌 정렬로 유지되어야 한다.

• **좋은 자세(정면)**: 양 어깨, 골반, 무릎의 높이가 동일하고 편측으로 회전되어 있지 않으며, 머리 또한 한쪽으로 기울거나 회전되지 않은 상태여야 한다.

가동성

가동성은 신체의 관절이 정상 범위에서 얼마나 잘 움직일 수 있는지를 의미한다. 관절의 실제 움직임 범위인 가동 범위range of motion, ROM를 포함해 주변부 근육의 유연성과 근력, 움직임을 올바른 리듬으로 만들 수 있는 신경적 협응력 등 다양한 요소를 포괄한다. 이 책에서는 가동성의 개념 중 특히 관절이 움직일 수 있는 가동 범위를 강조하여, 가동성과 같은 의미로 혼용하여 사용하겠다.

각 관절의 가동 범위가 제대로 나오지 않는 경우, 움직임이 제한되어 의도된 운동 동작 구현이 불가하거나, 억지로 특정 자세를 만들어내려 하면서 의도하지 않은 신체 부위를 활성화시키며 불필요하거나 부적절한 자극을 몸에 줄 수 있다. 이를 보상 작용compensation이라고 한다. 특정 근육이나 관절이 본래 수행해야 할 기능을 제대로 수행하지 못해 다른 근육이나 관절이 그 기능을 대신하는 현상이다. 자극이 타깃 근육에 집중되지 않고 주변으로 분산되는 효과부터, 부상에 취약한 자세를 만드는 것까지 다양한 부정적 결과를 동반한다. 어깨 움직임이 상완골 전방 활주, 라운드 숄더 등의 이유로 제한된 사람이 후면 삼각근이나 광배근을 타깃하는 등 운동을 할 때 억지로 가동 범위를 만들다 상부 승모근에 불필요한 자극을 주는 경우가 대표적인 예시다.

안정성

관절의 움직임이나 위치를 제어하는 능력이다. 신체가 특정 자세를 유지하거나 움직임 중에 균형을 유지하게 해준다. 주로 근육의 힘, 조절 능력 및 신경계의 기능에 의해 결정된다. 여기에는 동적인 환경에서 관절이 올바른 정렬과 쓰임새를 유지할 수 있도록 주변 조직(근육, 인대, 힘줄)이 관절을 지지하여 불필요한 움직임을 방지하는 관절 안정성joint stability이 포함된다.

많은 운동인들이 안정성 요소를 중요하게 생각하지 않는데, 그런 모습을 보면 마치 친구에게 파생 상품 투자는 위험하다고 알려주었지만 귓등으로도 안 들을 때 같은 기분이 든다. 안정성을 고려하지 않고 계속 무거운 무게를 다루거나 위험성이 높은 동작을 수행하는 것은 부실 시공된 건물에 무게를 적재하거나 지진을 일으키는 것과 같다. 결과는 뻔하다. 안정성은 부상을 예방하며 효과적인 운동을 수행하기 위해 필수적이다.

의학적 문제

신체의 기능에 영향을 미치는 질병, 부상 또는 기타 의학적 상태로, 피트니스 현장에서는 추간판 탈출, 각종 관절염 및 골절, 인대, 힘줄 및 근육 손상 등 정형외과적 문제들을 주로 마주치게 된다. 의학적 문제는 정도에 따라 다르겠지만, 일반적으로 근력, 근지구력, 스피드와 같은 운동 능력, 가동 범위, 안정성 및 일상적인 자세에 지대한 영향을 미친다. 개인의 운동 심리에도 영향을 미쳐 자신감에 부정적인 영향을 주고 위축되게 만들 수 있다. 중대한 의학적 문제가 있는 경우 운동이나 스트레칭을 하지 말고 회복에 집중하거나, 의사의 승인이 있을 때 해당 부상에서의 움직임 금기 사항을 숙지하고 운동하는 것이 절대적으로 중요하다.

가상의 회원 실사하기

앞서 소개한 질문지를 적용해 가상 인물의 자세 평가를 해보자. 이 과정을 따라가며 자신의 몸에 대한 평가를 해보면 좋겠다.

한 사람이 걸어들어온다. 오늘 처음 그룹 수업에 참여하는 회원이다. 수업 시작 전까지 15분밖에 없다. 이 사람을 빠르게 파악해야 한다! 실전 실사를 진행할 시간이다.

의학적 문제

가장 먼저 파악해야 하는 것은 의학적 문제다. 첫 번째 질문, 병변이 있는가? 운동을 시작하는 사람이 어떤 정형외과적 문제를 갖고 있는지 파악하는 것은 기본 중의 기본이다. 트레이너로서 회원을 받을 때는 물론, 스스로 운동을 시작하려는 사람도 마찬가지다. 의학적 문제는 타고난

약함이나 병변일 수도 있고, 부상을 일으킨 사건으로 인한 것일 수도 있다. 현장에서 마주치는 회원들은 허리 디스크(추간판 탈출), 척추 분리증, 연골 연화증, 발목 인대 부상과 같이 진단을 통해 확인한 명확한 문제를 갖고 있기도 하고, 손목 불편감, 원인 모를 무릎 통증, 근육 부족이 원인으로 추정되는 허리 통증 등 진단명 없는 문제에 시달리기도 한다.

그렇다면 두 번째 질문, 운동을 해도 되는가? 중대한 병변이 아니거나, 부상 부위가 꽤 아물어서 운동을 시작할 수 있는 상태, 즉 많은 회원들이 '일상에서는 문제를 못 느끼지만 특정 동작이나 활동을 많이 한 날 가끔 통증을 조금 느끼는 편'이라고 묘사하는 그 상태에서는 대부분의 의사들도 운동을 하라고 권유한다. 나 또한 그때는 운동을 하는 것이 적절한 시기라 판단한다. 그러나 운동이 손상을 다시 악화시킬 가능성과, 손상을 개선할 수 있는 방안들을 고려하며 운동해야 한다. 적절한 동작을 선별하고, 운동의 가동 범위를 제한하는 등 통증을 유발할 만한 요소를 피하고 효과적인 프로그램을 구성해야 할 것이다.

참고로, 대부분의 사람들은 확정적으로 드러나는 병변 이외에 다른 문제들을 동반해서 가지고 있을 확률이 높다.(선행 지식 ①) 부상 부위는 단지 문제가 기표된 지점이고, 다른 부위에도 아직 발현되지 않은 문제들이 도사리고 있을 것이다.

자세 평가

그 다음에는 회원의 자세를 살핀다. 한 사람이 서 있는 모습에서도 얻어낼 수 있는 정보가 상당히 많다. 이는 대부분 자세 변형posture deformity 관련 정보에 해당한다.

도드라지는 자세 변형이 있는가? 답변할 때는 항상 주관식보다 객관식이 쉽다. 자세 변형이 어떤 양태로 나타나는지에 대한 보기와 상세한 설명은 이 장의 부록에 실었다. 부록을 참고해 자신이 어떤 유형에 해당하는지 대략적으로 파악해 보자. 여기에서는 이를 염두에 두고, 가상의 인물을 케이스 스터디해 본다. 가상의 인물은 현장에서 가장 흔하게 마주하는 사람을 가정했다. 이 사람의 서있는 자세를 발부터 시작해 머리까지 찬찬히 살펴볼 것이다.

우선 발 변형이 보인다. 경미한 무지외반증이다. 선천적인 변형인지, 여태 좁은 신발을 많이 신어서 생긴 것인지는 아직 모른다. 또, 발 아치를 보니 바닥으로 과하게 눌려(과회내) 마치 평발처럼 보인다. 발목 회내는 즉각적인 큐cue(동작 수행과 관련된 피드백을 말한다)로도 약간의 개선을 도모할 수 있기에 언급하고 넘어간다.

"발목을 세워내 보세요. 그러시면 아치가 생기죠. 어느 정도의 아치 눌림은 운동 중 자연스러운 움직임이에요. 그런데 완전히 눌러 쓰게 되면 발목, 무릎, 골반이 모두 영향을 받으며 불안정성이 증폭될 수 있어요. 완전히 확확 눌러쓰기보다는 발을 삼각대처럼 지지하고tripod foot, 중립 발목에 가까운 자세를 유지하려고 해보세요."

무릎으로 시선을 옮기니 무릎이 180도 이상 펴지는 경미한 무릎 과신전back knee이 관찰되고, 골반은 후방 경사 타입인 것 같다(골반 후방 경사는 무릎 과신전에 영향을 준다). '무릎이 아프다고 하셨었지….' 합리적으로 추정하면, 이렇게 하지下肢에 변형이 다양하게 나타나고 있으니, 이 회원의 무

릎 부상은 여러 변형이 상호 작용하며 만든 결과일 것이다.(선행 지식 ②)
상지上肢로 넘어가보자. 골반이 후방 경사 타입이라 걱정했지만 아래 허리는 보기에는 정상적으로 전만되어 있다. 과연 문제가 없을까? 아직 판단은 이르다. 허리는 골반과 가장 밀접한 관련이 있는 부위로, 골반 경사로부터 영향을 많이 받는다. 어느 정도는 앞서 관찰된 후방 경사의 영향 아래 있으리라 짐작해야 한다. 또, 골반 후방 경사가 있더라도 골반을 앞으로 밀고 있다면 마치 요추 전만이 있는 것처럼 보일 수도 있다.
골반 후방 경사마저 습관적인 자세 문제인지, 그렇게 몸이 굳어버린 건지 속단하기는 이르다. 움직임 평가를 하면서 종합적으로 판단해야 한다. 전자의 경우, 후방 경사 자세가 습관이 되었거나 코어 힘이 많이 부족하면 꼭 골반 주변부 근육이 타이트하지 않아도 후방 경사 자세가 만들어질 수 있다. 이에 대해 집중적인 교정이 필요할 수도 있고, 단순히 자신의 무너진 자세에 대한 큐만 필요할 수도 있다.(선행 지식 ③) 후자의 경우에는 상당한 움직임 제한을 유발할지도 모른다.
그 외에 이 회원이 가진 납작한 등('편평등'), 어깨 말림('라운드 숄더'), 일자목과 같은 상지 변형은 그나마 순조롭게 확인할 수 있다.

가동 범위 평가

그다음은 움직임 평가다. 여기서 보고자 하는 것은 주로 움직임에 어떤 제약이 있는지다. 특히 가동 범위를 확인하는데, 움직임 평가는 자세 평가보다 조금 더 어렵다. 움직임에서 복잡한 패턴의 문제를 읽어야 하기 때문이다. 그래서 가능하다면 피트니스 전문가에게 자세 평가를 요청하거나, 자세 평가 영상을 자주 보고 학습하며 평가 능력치를 기르는 것이 필요할 것이다.
이런 방식이 불가할 경우 평가 방식을 단순화해서 수행하면 된다. 부록으로 실은 관절 가동 범위 평가 차트를 참고해 관절별로 개별 테스트를 해서 가동 범위를 하나하나 점검하는 방법도 있다. 그러나, 결국 움직임은 하나의 관절로만 일어나지 않기에 가능하다면 여러 관절을 복합적으로 사용하는 운동, 즉 스쿼트나 오버헤드 프레스 등을 포함시켜 여러 관절의 동시 사용 패턴(즉, 몸의 협응력)을 유기적으로 관찰하는 것이 좋다. 한두 가지 테스트로 정확한 지도를 그리기는 어렵지만, 밑그림 정도는 그릴 수 있다.

안정성 평가

병변, 자세 문제, 가동 범위 문제가 없는 상태에서 특정 동작 시 통증이나 불편한 느낌을 받는다면 관절의 안정성 문제로 간주하게 된다. 안정성 문제는 여러 요인이 복합적으로 작용해 발생한다. 운동 시 개입하는 근육 간 힘이 불균형하거나 복합적으로 근육을 동시 동원하는 능력이 부족할 때 등이다. 이외에 관절을 고정하는 역할을 하는 인대의 구조적 변형 및 손상, 외상으로 인한 직접적인 손상 역시 관절의 안정성을 떨어뜨릴 수 있다.
안정성은 운동 초보뿐만 아니라 운동 중고급자에게도 항상 난제다. 운동의 난이도가 올라가고 도전적일수록 요구되는 안정성은 배로 커지기 때문이다. 안정성을 평가하는 방법은 비교적 정확도가 높은 기술적 방법도 있지만(포스 플레이트, 모션 캡쳐 시스템 등 움직임과 힘의 균형을 측정하는 도구가 있다), 대부분은 기능적 움직임(한 다리 운동 등)에서의 관찰 또는 주관적 안정감에 대한 자기 피드백으로 느낄 수 있다. 안정성을 섬세하게 평가하기 위해서는 평가하는 사람의 역량, 즉 풍부하고 다층적인 지식이 중요하다.

움직임을 종합적으로 평가하기

서 있는 자세에 대한 대략적인 평가가 끝났다면, 가동 범위와 안정성 평가를 종합적으로 수행해 보자. 가령 무릎이 안 좋은 사람을 평가한다면 하체를 먼저 살펴봐야 할 것이다. 하체 가동 범위와 안정성은 주로 스쿼트를 통해 확인한다. 다만 양다리 운동에서는 잘 드러나지 않는 불안정성의 징후가 얼마든지 존재하므로, 향후 한 다리 운동single-leg workout으로 평가를 보강하는 것도 꼭 필요하다.

"스쿼트 한번 해보세요. 움직임 패턴을 보려는 거라, 정확한 스쿼트를 하려는 부담은 우선 버리시고 원래 하시던 대로의 스쿼트를 한번 해보세요."

아니, 스쿼트 자세도 안 알려주고 스쿼트를 해보라 하다니, 좀 그렇지 않나? 물론 스쿼트 자세를 배우고 동작을 수행하면 움직임의 퀄리티가 개선되며 지적할 문제 사항이 줄기도 한다. 그렇지만 처음 오는 회원에게 스스로 스쿼트 자세를 설정하게 하면 그 사람이 몸을 쓰는 왜곡된 패턴이 보다 극명하게 보이는 경우가 많다.(스쿼트 자세가 너무 이상할 경우에는 약식으로라도 자세를 안내한 뒤 다시 평가한다.)

열 개 정도 스쿼트를 해보니, 상체는 앞으로 기울이고 엉덩이는 뒤로 쭉 빼는 소위 '필라테스식 스쿼트'를 하고 있다. 보통은 가동 범위 문제로 여겨지지만 발목 가동 범위 때문인지, 대퇴골의 길이로 인한 적응인지, 발의 위치와 간격을 적절하게 맞추지 않아서 생긴 움직임 제약인지 모르니 아직 판단은 이르다. 게다가 이처럼 가동 범위 문제로 보이는 것들도 반드시 가동 범위만의 문제가 아니라 단순히 근력 부족이 원인일 수 있다.

하나의 자세가 틀리게 만들어지는 데에는 수많은 변인이 존재하므로, 개별 요인을 통제하고 문제를 하나씩 검증하는 시간이 필요하다. '복잡한 과정 같은데, 트레이너에게 외주 주면 안 되나요?' 하는 생각이 들겠지만, 지금은 트레이너가 옆에서 봐주는 상황이더라도 언젠가는 반드시 문제를 스스로 해결해야 하는 환경에 처할 것이다. 혼자서 문제를 조사하게 되었을 때 사고 과정은 다음과 같아야 한다.

우선 문제되는 자세를 검색한다. '스쿼트할 때 엉덩이가 뒤로 빠지는 이유'를 검색창에 입력하고, 여러 정보원들로부터 자신에게 적용될 것 같은 잠재 원인들을 선별하여 목록화한다. 그다음, 선별된 추정 원인을 개별적으로 조합하여 검색해 본다. '스쿼트+발목 가동 범위', '스쿼트+대퇴 길이', '스쿼트+발 너비' 등. 그중 신뢰할 만한 출처를 골라 집중적으로 탐구한다. 만약 스쿼트 하나 가지고는 잘 모르겠다면 비슷한 문제가 발생하는 다른 동작에서 동일한 프로세스를 거치고, 직전 리서치 결과와 교집합을 찾아나가면 된다. 운동이라고 해서 다른 문제 해결 과정과 다르지 않다.

귀찮은가? 문제를 해결할 의사가 있다면, 귀찮더라도 문제 자체를 최대한 구체적으로 파악해야 한다. 무엇이 문제인지 알아야 해결도 할 수 있으니 말이다. 귀찮다고 문제 파악 없이 매번 애매모호함 속에서 운동하고, 불편감을 흘려보내는 데서 그친다면 자신의 문제를 외면하는 것이다. 이는 운동하기로 결심한 사람으로서 자기 몸에 대한 배임과 같다. 혼자서 스쿼트를 하면서 자세가 불안정하고 어긋나는 걸 느끼면서도, 허리가 조금 아파서 어딘가 잘못하고 있다고 의심은 하면서도 문제를 밝히기는 귀찮아하고 '나는 스쿼트랑 안 맞다'거나 '스쿼트가 제일 싫다'고 단정 짓는 일 말이다.

어떤 방식으로든 문제의 원인을 발견했다면, 자신의 체형적인 문제를 해결하거나, 해결이 불가하다면 대체 동작을 찾아야 한다.

가령, 스쿼트 시 엉덩이가 뒤로 자꾸 빠졌던 사람의 문제가 발목도 아니고, 스쿼트 발 너비도 아니라 대퇴골의 길이였다고 해 보자. 대퇴골이 긴 사람은 스쿼트를 어려워하는 것으로 알려져 있다. 대퇴골이 길면 무게 중심이 뒤쪽에 실리게 되고, 균형을 잡기 위해 엉덩이를 뒤로 빼고 상체를 앞으로 기울인 자세를 만들어낸다. 이러한 자세는 무릎과 허리에 스트레스를 줄 수 있으며, 발목 가동 범위의 한계를 초과하게 만들 수 있다.

그렇다면 어떻게 해야 할까? 대퇴골을 자를 수는 없는 노릇이니 안

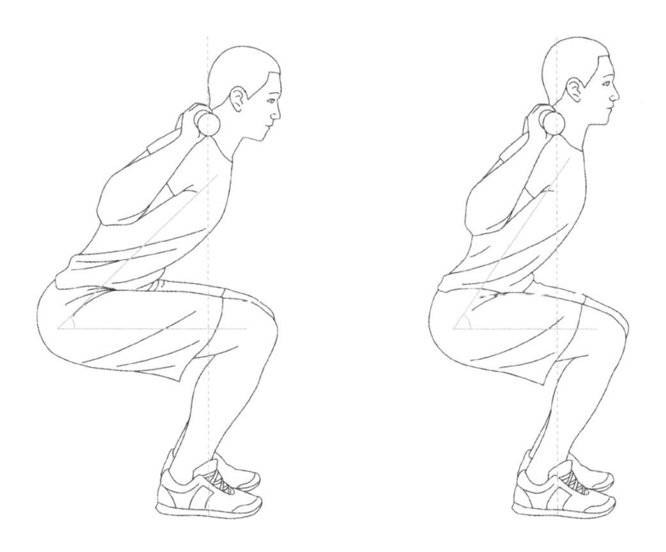

대퇴골 길이에 따른 스쿼트 자세 차이. 대퇴골이 긴 경우 상체가 앞으로 더 기울어지게 된다.

전한 대체 운동을 찾아야 한다. '긴 대퇴골+스쿼트+대체 운동squat + long femur + alternatives'과 같은 방식으로 검색할 수 있겠다. 참고로, 인터넷상의 대부분의 정보가 영문으로 되어 있다는 점을 고려하면 영어로 검색할 때 양질의 정보를 발견할 가능성이 더 높다. 발견한 여러 가지 대안들을 나열해 놓고 시도하며 자신에게 맞는 답으로 선택지를 좁혀나간다.

- 스쿼트 시 발목 가동 범위를 높여줄 수 있는 장치(역도화 등)를 사용한다. 경골의 길이를 길게 만들어주는 효과가 있어 무게 중심 이동 부담이 줄어든다.
- 한 다리 스쿼트 위주로 연습한다. (불가리안 스플릿 스쿼트 등)
- 맨몸 운동보다 안정성이 높은 다양한 하체 기구를 활용하여 수행을

보강한다.

- 바벨 스쿼트 대신 비교적 셋업이 편안한 스쿼트를 선택한다. (고블렛 스쿼트 등)
- 반복 횟수가 적어 관절 부담이 덜한 등척성isometric 운동을 적극 활용한다.

이런 식으로 자신만의 방법을 찾으면, 특정 동작을 잘 못하는 사람이 아닌, 기본 동작에 변주를 주거나 자기 몸에 잘 맞는 운동을 찾아낸 참 운동인이 된다. 더불어 어딘가 찜찜한 기분이 아닌 발견의 즐거움과 확신에 찬 움직임 속에서 운동할 수 있게 된다.

노련한 평가가 필요한 정보들은 검색으로 발견하기 어려울 수 있다. 스쿼트 시 무릎이 계속 흔들리는 불안정성과 더불어 스쿼트 하단부에서 흔히 보이는 엉덩이가 숭덩 가라앉는 벗 윙크butt wink[24](동적 요추 후만)까지 있다고 치자. 일차적으로는 앞서 해왔듯이 검색을 통해 정보를 얻을 수 있다. 스쿼트 시 무릎 흔들림, 스쿼트 시 벗 윙크 등을 검색하면 그 문제에 충실한 정보들이 나타난다.

그러나 진짜 통찰은 파편적으로 학습한 정보를 종합하며 오게 된다. 대퇴골의 길이가 길다는 체형적 특징, 벗 윙크와 무릎 흔들림, 과거 무릎 통증 이력을 모두 고려한 채 다시 움직임을 살펴보면 보일 것이다. 무릎 주변부 근섬유부터 활성화하며 강하게 동원하는 패턴이. 이 사람은 허벅지 윗쪽 근육의 활성화에 대한 인지(마인드 머슬 커넥션[25])가 적고, 무릎 주변부만 혹사하는 패턴과 거기에 일조하는 신체 구조

(긴 대퇴는 보통 무릎 위주의 사용을 유도한다)까지 가지고 있으니 동작 변형을 넘어 인지적 큐가 필요한 상황이다.

이렇게 자세, 가동 범위, 안정성에 대한 분석에 더해 확연히 눈에 띄지 않는 '근육을 신경적으로 동원하는 법을 모른다'는 식의 진단까지 나아가는 과정은 꽤 복잡하게 들릴 것이다. 그렇지만, 몸은 평생 사용하는 것이다. 몸을 이해하는 경험치도 평생 쌓는 과정이라 생각하고 길게 보자. 오래 학습하자. 몸이 읽힐 때까지.

> "애석하게도, 매트릭스가 무엇인지 설명을 듣고 깨달을 수는 없다. 직접 경험해야 알 수 있다Unfortunately, No One Can Be Told What The Matrix Is. You Have To See It For Yourself." - 영화 「매트릭스」 중 모피어스의 말

부록 1

자세 변형 점검하기

이 자료는 모든 자세 변형을 다루지는 않지만 중요하고 빈번한 변형 위주로 작성했다. 신뢰할 수 있는 자료와 팀버 모듈러만의 통찰을 바탕으로 작성되었지만, 이 책의 유의 사항을 함께 참고하기를 바란다.

목

거북목 forward head posture

머리와 목이 어깨선을 넘어 몸통 전방으로 쭉 거북이처럼 빠진 자세. 겉으로 봤을 때 목을 빼고 있는 자세다.

거북목은 목의 상태라기보다는 머리의 위치 관점에서 이야기한다. 즉 몸통을 기준으로 머리의 위치가 얼마나 앞으로 밀렸는지가 판단 기준이다. 예전에는 어깨 중앙을 기준점으로 삼았지만, 최근에는 어깨가 굽

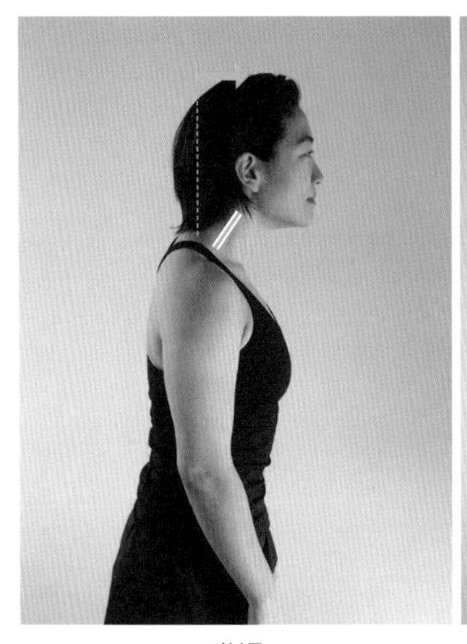

거북목

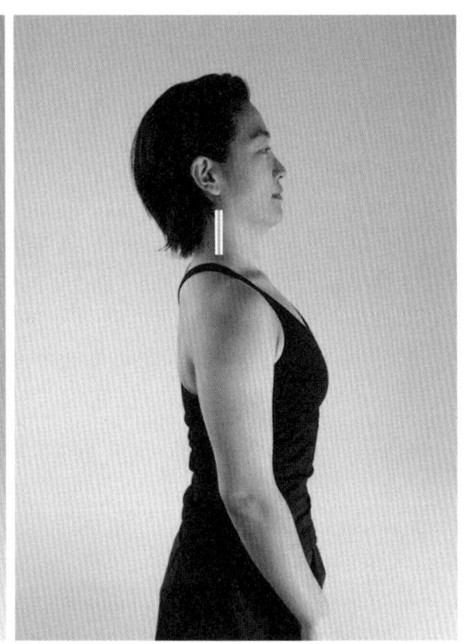

일자목

은 사람들이 많아 목 뒤에서 가장 튀어나온 뼈인 경추 7번을 기준으로 귀까지 선을 그어 수직선과의 각도를 측정하기도 한다. 주로 라운드 숄더 및 흉추 후만과 함께 나타난다.

일자목

일자목은 옆에서 봤을 때 목이 일직선 형태를 하고 있다. 마치 군인들이 경직된 자세를 유지하며 목까지 빳빳하게 세운 것과 같다 하여 영어로는 '군대 목military neck'이라고 불린다.

일자목은 꽤 심각한 자세 변형으로, 목의 자연스러운 C커브가 사라지며 실제로 경추의 변형이 있는 상태다. 만성적인 뻣뻣함이 느껴지는 것을 넘어 더 악화될 경우 '목디스크(경추 추간판 탈출증)'에 매우 취약한 역 C자 목으로 발전할 수 있다.

일자목과 거북목이 동시에 나타날 수 있다. 일자목인 사람이 고개를 앞으로 쭉 내밀고 다니는 경우가 그러하다. 일자목은 경추 곡선의 실종을, 거북목은 머리와 몸통의 어긋난 위치 관계를 지칭하기 때문에 두 가지가 양립할 수 있는 것이다.

어깨

라운드 숄더rounded shoulders

말 그대로 어깨가 과도하게 앞으로 말린 상태를 의미하며, 많은 사람들이 이 신체 변형에 대해 알고 있을 정도로 임상적으로 자주 보고되는 증상이다. 하지만 라운드 숄더의 명확한 진단 기준은 아직 정해지지 않았다. 내가 사용하는 판단 방법은 힘을 빼고 서있는 상태에서 손과 팔의 방향을 관찰하는 것이다. 엄지손가락(엄지손톱)이 서로 마주보고 있을수록 말린 어깨, 정면을 바라볼수록 이상적 정렬로 간주한다. 라운드 숄더에는 어깨 골두와 견갑의 전방 경사, 흉추 후만이 동반된다.

익상 견갑winged scapula

견갑골이 등에서 돌출되어 마치 조류의 날개처럼 보이는 상태. 정확히 설명하자면 흉부thorax에 비해 견갑골 내측면medial border이 후방(및 내측)

으로 과장되게 이동한 상태, 또는 견갑골의 과도한 전방 경사로 견갑골 하각inferior angle이 흉부로부터 후방으로 밀려 이동한 상태를 지칭한다. 익상 견갑을 개선하기 위해서는 전거근과 중하부 승모근을 강화하는 운동, 날개뼈 상각 주변부 근육 이완, 호흡 패턴 개선 등이 필요하다.

상완골 전방 활주humeral anterior glide syndrome

상완골 전방 활주는 상완 골두(위팔뼈의 머리)가 정상 위치에서 벗어나 견봉보다 앞쪽으로 돌출된 상태를 지칭한다. 주로 팔의 가동 범위를 많이 가져가는 동작에서 상완 골두가 앞쪽으로 쭉 밀리는 모양이 눈에 띄고, 후면 운동을 할 때에도 골두가 후방으로 밀리지 않으니 운동 자극을 전면 삼각근에서 많이 느끼며, '뚝뚝' 소리가 나는 경우가 많다. 라운드 숄더와 흔히 헷갈려 하는 상지 변형이며, 라운드 숄더보다 더 지엽적인 신체 변형인 만큼 특정적인 이완 및 운동 동작들로 개선해야 한다. 특히 후방 관절낭, 외회전근(소원근, 극하근), 가슴 근육의 이완, 회전근개 기능 강화(특히 견갑하근)가 중요하다.

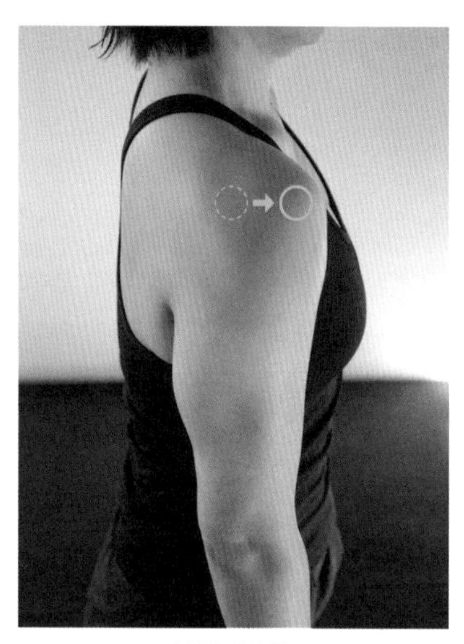
상완골 전방 활주

상완골 전방 활주는 대중적으로

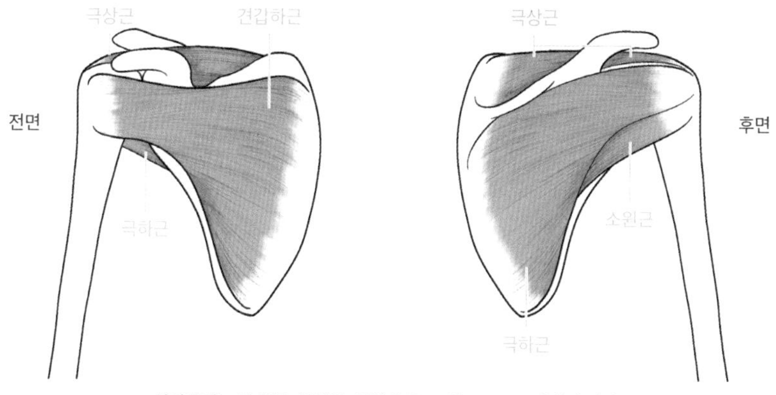

회전근개는 극상근, 극하근, 견갑하근, 소원근으로 구성되어 있다.

는 덜 알려진 자세 변형이지만, 운동 수행에 큰 영향을 미치기 때문에 강조하고 싶다. 개인적인 경험을 덧붙이자면, 나는 오랫동안 어깨가 라운드 숄더라고 생각했지만 사실은 상완골 전방 활주였다는 것을 깨닫고 교정하며 크게 후회했던 적이 있다. 어깨 자체가 말려 있는 라운드 숄더와 상완 골두만 앞으로 밀려나온 상완골 전방 활주를 구분하면 자세 및 수행 능력의 개선이 더 수월하게 이루어질 것이다.

등·아래 허리

흉추 후만thoracic kyphosis

쉽게 말해 등이 과하게 동그랗게 말린 자세 변형. 흉추는 목과 아래 허리를 제외한 가슴 쪽 척추를 의미한다. 의학적으로 흉추부의 만곡이

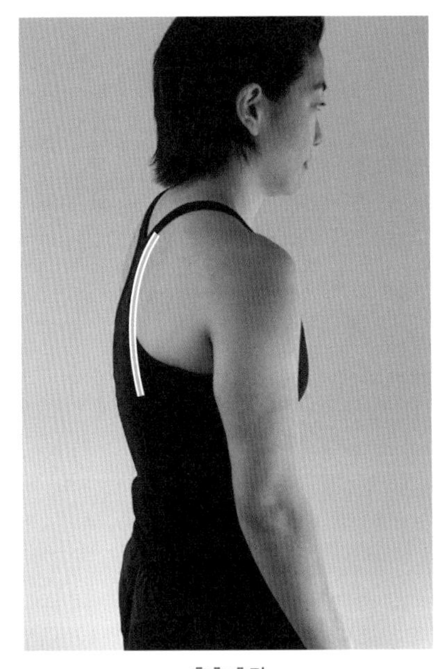

흉추 후만

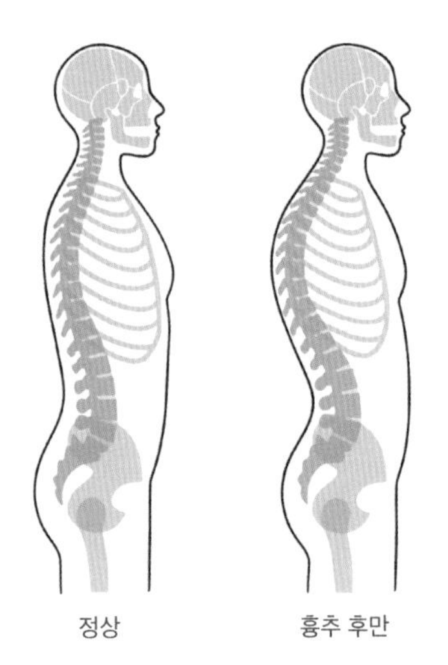

정상　　　　흉추 후만

비정상적으로 큰 상태로, 정상 흉추가 20~45도의 후만을 가진다면, 45도를 넘어설 때 흉추 후만증으로 진단한다.

그러나 의학적 흉추 후만의 정의까지 가지 않아도 조금만 움직여 보면 쉽게 알 수 있을 것이다. 특히 단순히 습관성 자세가 아니라, 힘을 줘도 등 말림이 안 펴지는 뻣뻣한 상태라면 흉추 신전 능력의 부족을 개선해야 한다는 문제의식을 가질 필요가 있다. 그런 흉추는 대부분의 상체 운동에서 올바른 자세를 만들지 못하도록 상당한 제약을 초래하며 대부분의 경우 라운드 숄더, 거북목을 일으킨다. 더욱이, 척추는 하나로 연결되어 있기 때문에 흉추 후만각이 크면 그림처럼 요추의 굴곡도 과장시키며 운동시 아래 허리 통증에도 큰 영향을 주는 것으로 관찰된다.

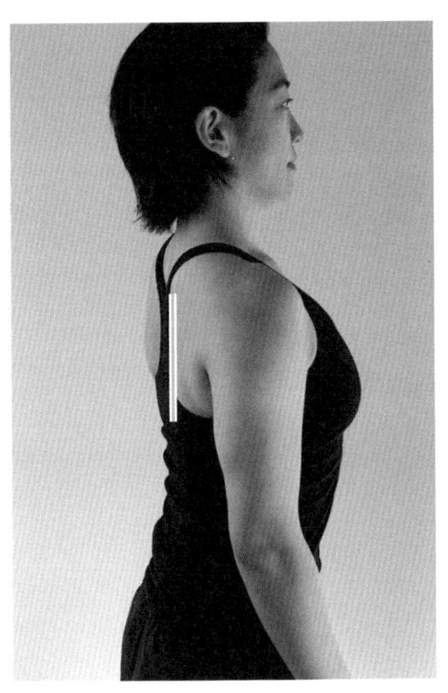

편평등

편평등flat back syndrome

척추의 정상적인 곡선이 소실되어 등이 편평해진 상태. 정상적인 척추는 목과 허리가 전만(앞으로 굽은 곡선), 흉추는 후만(뒤로 굽은 곡선)이며 이러한 곡선이 척추에 가해지는 부하를 분산시키고 신체 균형 유지에 도움을 준다. 그러나 편평등이 발생하면 척추가 일자로 변형되어 충격에 취약해지며, 경추에도 영향을 주어 일자목을 악화시키거나 익상견갑을 동반하기도 한다.

척추 측만scoliosis

척추가 정면에서 봤을 때 옆으로 휘어진 상태. 단, 실제로는 단순히 2차원적인 기형이 아니라 추체 자체의 회전 변형과 동반되는 3차원적인 기형 상태이다. 흉추에서 일어날 수도, 요추에서 일어날 수도, 두 영역 모두에서 일어날 수도 있다.

전방 경사anterior pelvic tilt

골반이 앞으로 기울어진 상태. 전방 경사와 후방 경사는 골반의 앞쪽에 툭 튀어나온 뼈(ASIS, 전상장골극)와 뒤쪽 뼈(PSIS, 후상장골극)의 관계를 기준으로 판별한다. 전방 경사에서는 전상장골극이 후상장골극보다 아래에 위치한다. 정상적인 척추는 일반적으로 골반이 약간 전방 경사(13±6°)되어 있고, 요추가 전만되어 있어야 한다.[26] 골반 전방 경사는 꼭 자세 변형이 아니더라도 일상 생활에서나 움직일 때 취하게 되는 자세다.

골반의 경사각과 요추 커브는 서로 지대한 영향을 주지만 꼭 동시에 일

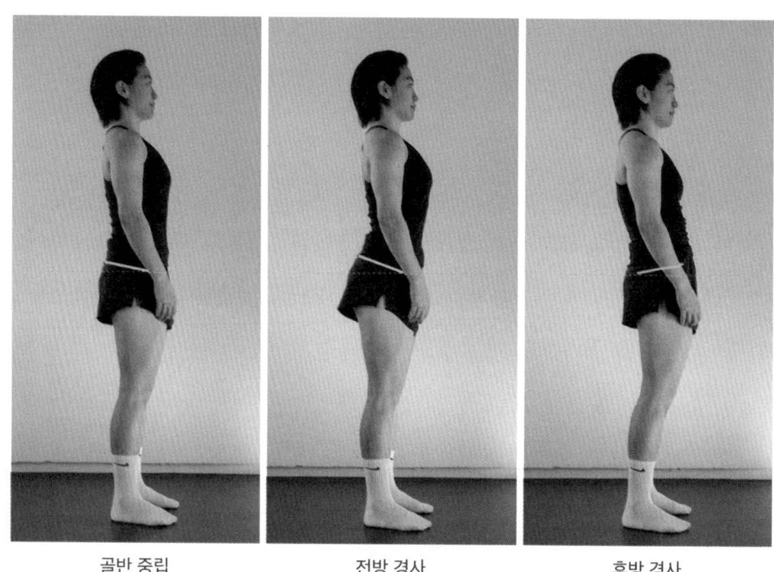

골반 중립　　전방 경사　　후방 경사

어나는 것은 아니다. 『백년운동』 저자 정선근 교수의 설명을 빌리자면, 요추 전만을 만드는 방식은 골반을 전방으로 돌리는 것과('오리궁둥이법') 흉추를 신전하거나 견갑골을 모으는 방식('당당한 가슴법')이 있다. 골반을 돌려 요추 전만을 만드는 경우 요추 전만은 생기지만 천골(엉치뼈)의 경사각이 커지며 상체 무게가 허리 앞으로 떨어지게 되어 척추에 부담이 될 수 있으니 지양하는 것이 좋다.

정 교수는 '과한 요추 전만'이라는 말의 모호함도 지적하는데, 중요한 내용이라 함께 소개한다. 요추 전만 각도의 측정은 1번 요추의 윗부분과 1번 천추의 윗부분 사이의 각도로 측정하는데, 정상 각도의 범위는 30~80도 사이인 데 반해, 의학적으로 진단하는 과전만 각도는 60도 이상이다. 즉 정상과 비정상 기준 사이에 상당한 교집합이 있는데, 이런 점에서 과전만이라는 개념 자체가 모호하다는 것이다. 정 교수에 따르면 병적인 과전만hyperlordosis은 고도 비만 혹은 뇌성마비와 같은 신경근육 질환과 함께 발생하여, 기립 자세로 걷기 위한 방어 기전으로 허리 전만이 발생한 경우다. 그래서 일반인은 허리 전만을 특별히 교정하려 할 필요는 없다. 한 척추체가 인접한 척추체에 비해 앞으로 이동해 통증을 유발하는 척추 전방 전위증에 취약한 사람의 경우는 '오리궁둥이법'에 과하게 의존하고 있지는 않은지 점검할 필요가 있다.

후방 경사posterior pelvic tilt

전방 경사의 반대로, 골반이 뒤로 기울어진 상태. 이 상태에서는 골반의 전상장골극이 후상장골극보다 위에 위치한다. 전방 경사가 허리에 나쁜

지에 관해서는 뚜렷한 합의가 없는 반면, 후방 경사는 대부분의 전문가들이 교정해야 할 자세 변형으로 규정하고 있다. 허리의 커브를 감소시켜 허리 디스크에 강한 탈출 압력을 줄 수 있기 때문이다.

고관절 회전pelvic rotation **또는 편측 높임**hike

골반이 한쪽으로 높아지거나 회전된 상태. 선천적이지 않은 이상, 주로 근육 길이로 인해 나타나는 자세 변형이므로 비교적 쉽게 교정이 가능하다.

다리

외반슬knee valgus

무릎이 안쪽으로 모여 다리가 X자를 이루는 상태. 흔히 'X자 다리'라고 부른다.

내반슬knee varus

무릎이 바깥쪽으로 벌어져 다리가 O자를 이루는 상태. 흔히 'O자 다리'라고 부른다.

무릎 과신전knee hyperextension

무릎이 정상적인 범위(통상 180도)를 넘어 과도하게 뒤로 젖혀지는 상태. 백 니라고도 부른다. 선천적으로 관절이 유연해서 발생하거나 골반 등 인근 관절의 자세 변형으로 인한 적응, 근력 부족, 관절염이나 류마티스와 같은 병변 등의 이유로 발생할 수 있다. 인대나 연골에 손상을 초래할 수 있는 자세 변형이다. 개선을 위해서는 주변부 근육을 강화해야 하며, 가동 범위가 좋다고 해서 끝까지 쓰지 않는 의식적 연습이 필요하다.

발

평발 flat feet

발바닥의 안쪽 아치arch가 소실되어 발바닥 안쪽이 납작하게 되는 변형. 평발이 있으면 운동 시 하지 안정성이 떨어진다. 발의 충격 흡수 능력을 감소시켜 발목, 무릎 및 고관절과 아래 허리까지도 상당히 영향을 미치는 자세 변형이다.
아치의 유연성에 따라 강직성 평발과 유연성 평발로 나뉜다. 강직성 평발은 움직임과 무관하게 항상 아치가 없으며, 유연성 평발은 체중을 실을 때만 아치가 사라진다. 평발을 갖고 있는 경우 운동할 때 발바닥을 삼각대처럼, 즉 엄지발가락 쪽의 발볼과 새끼발가락 쪽의 발볼, 뒤꿈치까지 세 지점에 고루 힘을 싣는다고 인지하고 아치를 만들어내며 운동하고, 밸런스 훈련을 자주 할 필요가 있다.

요족high arches

발등이 정상보다 높이 올라오는 상태. 발바닥의 아치가 높아서 옆에서 보면 발바닥이 위로 볼록하게 올라가 있다. 아치가 높아 체중이 발바닥에 골고루 분산되지 못하고 발뒤꿈치와 발 앞쪽에 쏠려 지간 신경종, 아킬레스건 손상, 갈퀴족지 변형 등이 발생할 수 있다. 발바닥 면적이 좁아 걸을 때 발목을 쉽게 접질리며, 발목 인대 파열, 만성 발목 불안정증, 발목 연골 손상에 취약해질 수 있다. 종아리와 정강이 근육을 자주 풀어주고 평발과 마찬가지로 밸런스 훈련을 병행해야 한다.

무지외반증hallux valgus

엄지발가락이 둘째발가락 쪽으로 심하게 휘어져서 엄지발가락 관절이 돌출된 상태. 앞이 좁고 굽이 높은 신발을 자주 신을 경우 잘 발생하는 질환이다.

부록 2

가동 범위 평가 차트[27]

<table>
<tr><th colspan="2">등</th></tr>
<tr><td colspan="2">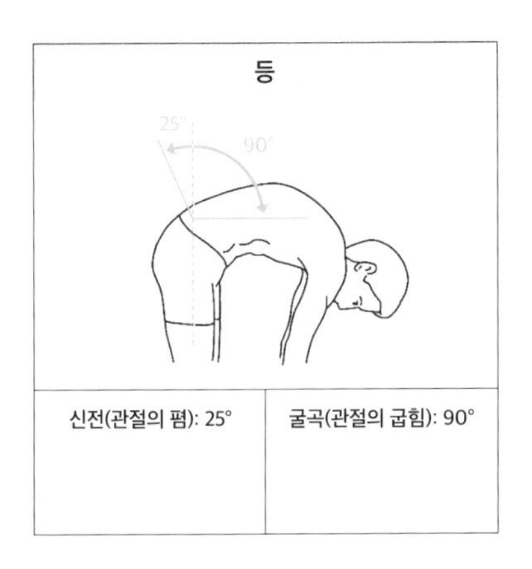
</td></tr>
<tr><td>신전(관절의 폄): 25°</td><td>굴곡(관절의 굽힘): 90°</td></tr>
</table>

<table>
<tr><th colspan="2">몸통 측면 굴곡</th></tr>
<tr><td colspan="2">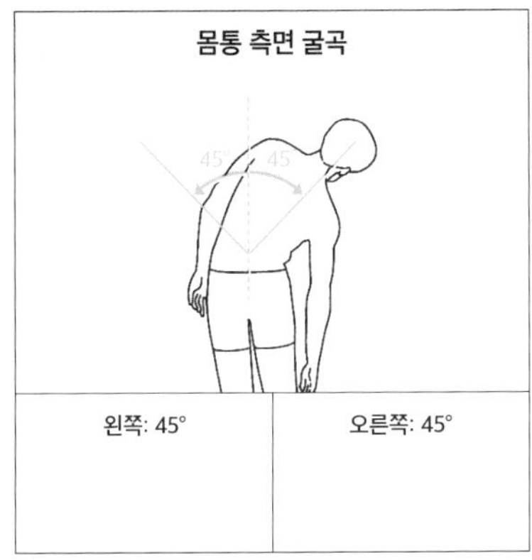
</td></tr>
<tr><td>왼쪽: 45°</td><td>오른쪽: 45°</td></tr>
</table>

<table>
<tr><th colspan="4">목</th></tr>
<tr><td colspan="4">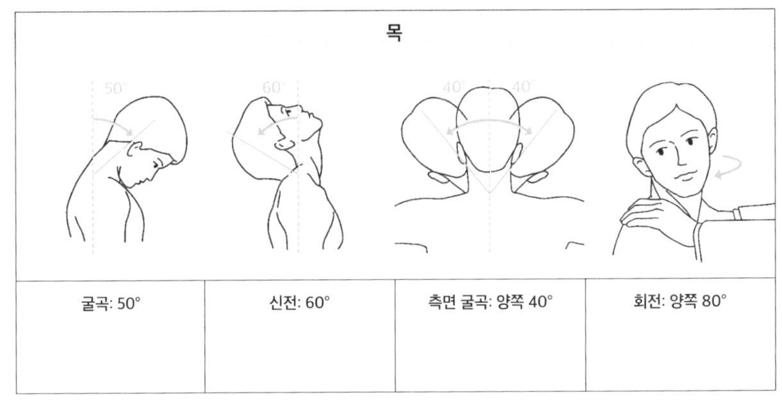
</td></tr>
<tr><td>굴곡: 50°</td><td>신전: 60°</td><td>측면 굴곡: 양쪽 40°</td><td>회전: 양쪽 80°</td></tr>
</table>

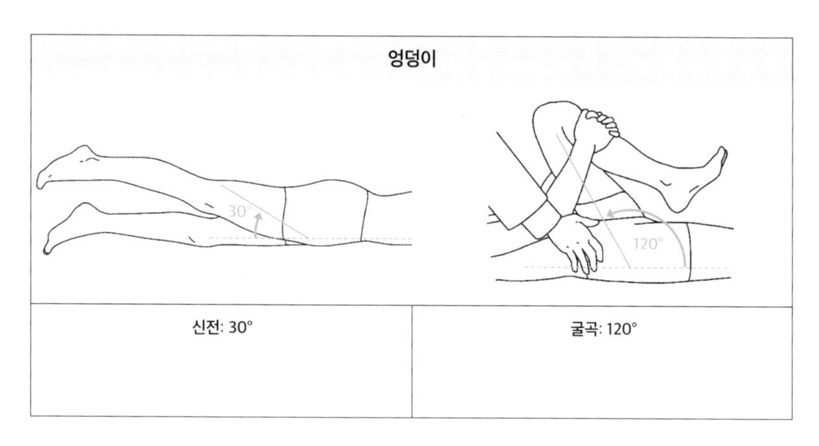

신전: 30°	굴곡: 120°

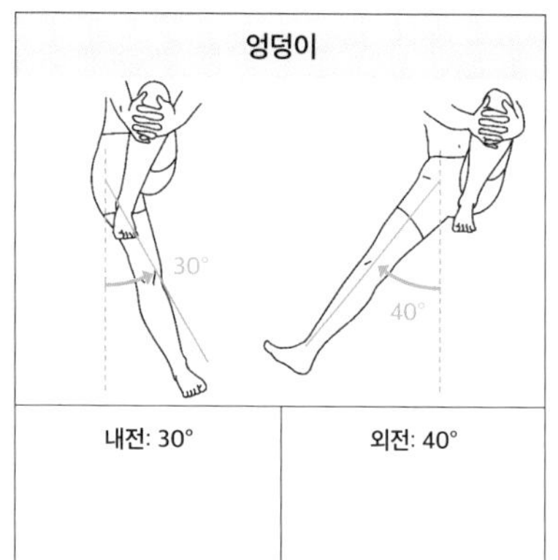

내전: 30°	외전: 40°

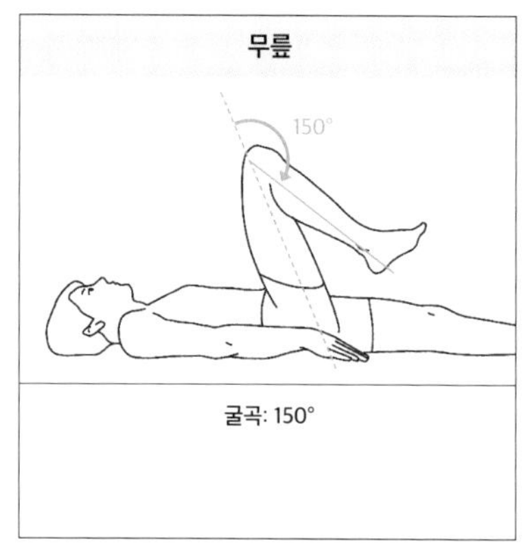

굴곡: 150°

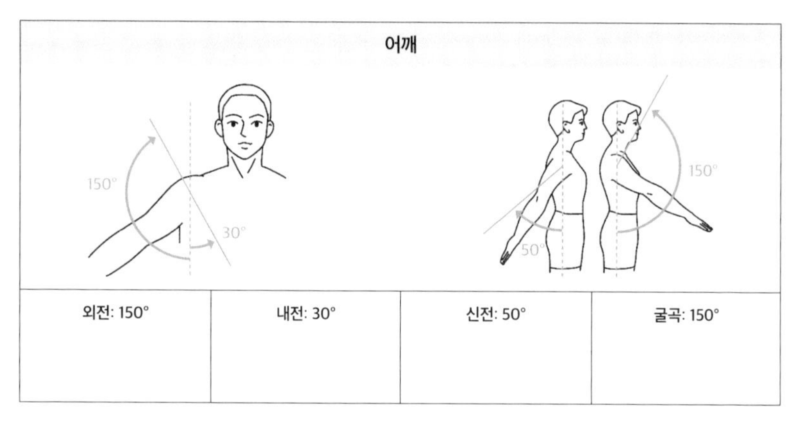

외전: 150°	내전: 30°	신전: 50°	굴곡: 150°

팔꿈치

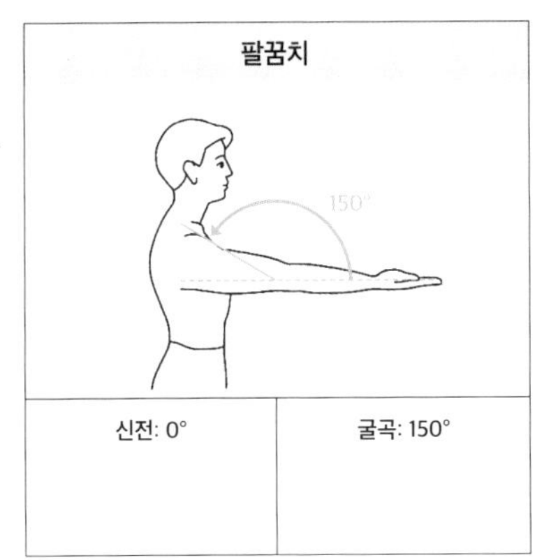

신전: 0°	굴곡: 150°

전완

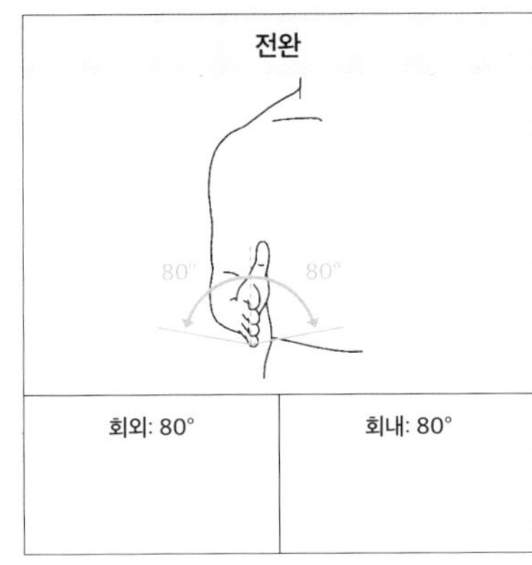

회외: 80°	회내: 80°

발목

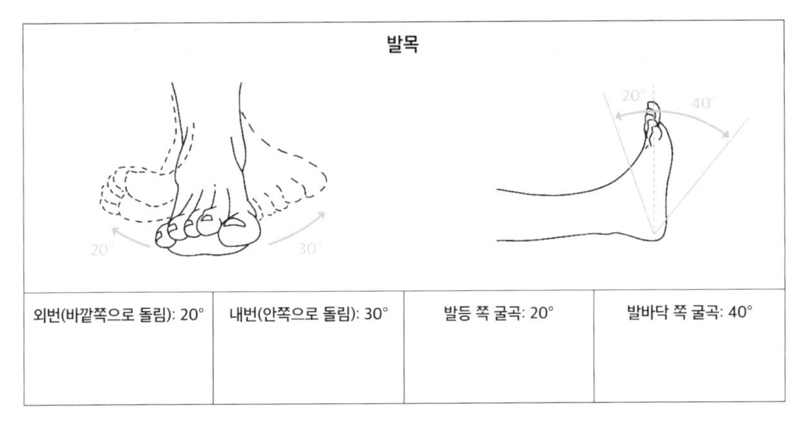

외번(바깥쪽으로 돌림): 20°	내번(안쪽으로 돌림): 30°	발등 쪽 굴곡: 20°	발바닥 쪽 굴곡: 40°

손목

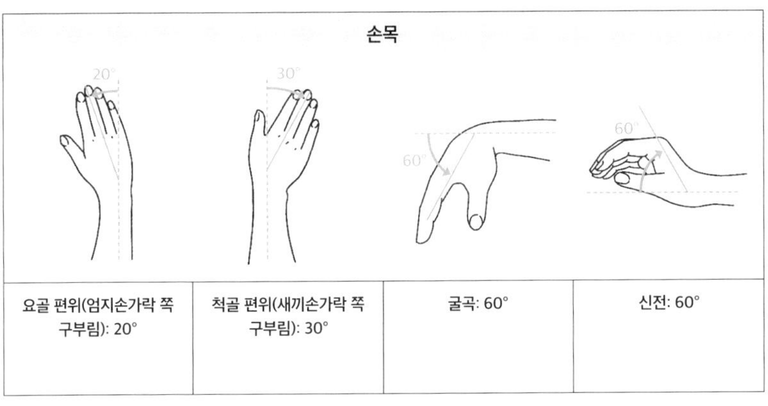

요골 편위(엄지손가락 쪽 구부림): 20°	척골 편위(새끼손가락 쪽 구부림): 30°	굴곡: 60°	신전: 60°

Part 4

운동 리터러시

8

교양 해부학

몸에 관한 시행착오를 줄이기 위해

'지금 알았던 걸 그때도 알았더라면'. 인간이라면 자신만의 후회 목록이 있고, 그 목록은 끊임없이 갱신된다. 나는 취미로 운동을 하던 운동인에서 트레이너가 되기 위해 준비할 때 '진작에 해부학 공부할 걸, 그럼 근육을 사용하는 방식이 완전히 달랐을 텐데'라는 후회를 했던 기억이 난다.

물론 실수를 저지르면서 얻는 배움도 있다. 그러나 어떤 종류의 배움인가에 따라 미리 시행착오를 줄일 수 있는 정도와 필요성이 다를 것이다. 사랑 같은 영역은 미리 공부한다고 해도 적용할 수 있는 부분이 적겠지만, 운동은 비교적 단순하고 정답의 변주가 많지 않다. 게다가 우리가 하루 중 가장 높은 빈도로, 가장 강도 높게 사용하는 건 바로 몸이다. 태어날 때부터 죽을 때까지 지겹도록 몸을 사용한다. 미리 공부하지 않아 저지른 실수로 몸이 망가진다면, 그 몸으로 매 순간 살아가야 하는 건 우리 자신이다. 가장 많이 투자해야 하는 대상이 몸인 이유다.

그런데 우리는 몸에 대해 그만큼 고민하거나 충분히 투자하지 않는 것 같다. 어머니로부터 무상으로 받았다는 이유로, 몸에 대한 탐구와 조사 과정을 너무 쉽게 생략해버린 것 아닐까? 집, 자동차, 고가의 가전제품 등 고관여 상품을 구매할 때만큼도 고심하지 않는 것 같다. 나 역시 몸을 탐구하는 것을 직업으로 삼는 계기가 없었다면 깊이 파고들어 연구할 생각을 하지 못했을 것이다. 그러나 직접 탐구해 보니, 이건 누구나 알아야 할 것 같다는 깨달음이 있었기에 책까지 쓰고 있다.

물론 몸에 대한 투자에는 금전, 시간, 마음의 여유가 필요하다. 계급적 속성이 있다는 점을 부인할 수 없다. 그러나 운동이 가진 민주적인 속성에도 주목하고 싶다. 돈만 있으면 즉시 구입할 수 있는 재화와는 달리, 건강하려면 결국 시간과 노력을 어느 정도는 들여야 한다. 금전적으로 부유한 자도 맛있는 음식을 먹기만 하고, 귀찮다고 움직이지 않으면 건강이 악화될 것이다. 누구나 자기 자리에서 건강을 위한 노력을 실천해야 건강할 수 있다. 인간으로 사는 건 참 피곤한 노릇이지만 말이다.

내 몸의 특징을 살펴보며 몸에 대한 탐구를 시작했다면, 이제 운동을 할 차례다. 운동하면서 겪을 시행착오를 줄이기 위해 운동 리터러시가 필요하다. 신체 구조, 특히 근육에 대한 기본적인 이해를 갖추고, 운동 동작들이 어떤 방식으로 근육을 동원하는지 공부하는 것이다. 운동의 목적과 원리를 읽어낼 수 있는 문해력을 갖추면 몸을 잘못 사용해 얻는 후회를 줄일 수 있다.

운동 리터러시의 첫걸음

나는 요리를 못하는 사람으로 오래 지냈다. 요리를 못했던 이유를 떠올려 보면, 필요한 재료를 제대로 갖추지 않고 집에 있는 것으로 대체하고, 레시피의 정량 대신 감에 의존해 양념을 하며, 불 조절을 신경 쓰지 않았기 때문이다. 요리 초보자가 그럴듯한 요리를 하려면 레시피의 재료와 정량, 조리 방식을 따라야 한다. 이를 반복해서 숙련된 요리인이 된다면 그때 변주를 줄 수 있다.

운동도 마찬가지다. 풀업 동작을 제대로 해보고 싶어서 하는 법을 검색했거나, 트레이너에게 배운다고 가정해 보자. 다음과 같은 레시피가 주어질 것이다.

"이 운동은 광배근을 주로 사용합니다. 등 전체 근육들과 팔의 이두근을 같이 발달시킬 수 있는 상체 운동입니다. 우선 바를 잡고 가슴을 열고 날개뼈를 살짝 상방 회전해서 매달려주세요. 코어 근육은 잠그시고요. 그 다음엔 날개뼈를 하방 회전하며 팔꿈치를 아래로 눌러준다는 느낌으로 등 주변부 근육을 활성화하고, 그대로 멈추지 말고 쭉 올라가세요. 다 올라갔을 때 어깨가 말리지 않게 조심하세요"

"일단 해볼게요." 운동 초보자가 가장 많이 하는 대답이다. 안 된다. 레시피대로 정확히 수행할 수는 없더라도, 어느 정도는 이해해야 한다. 그러나 복잡한 용어가 한둘이 아니니, 무엇부터 공부해야 하는지 헷갈릴 것이다. 어떤 근육을(재료) 어떤 비중으로 사용하여(양) 어떤 방식으로 움직일지(조리법), 수많은 정보가 뒤섞여 있다. 모든 요리는 재료를 구비하고, 레시피에 적힌 정량으로 분류하는 것부터 시작된다. 그래서 운동 리터러시의 첫걸음 또한 동작에 개입되는 근육을 파악하는 것이어야 한다.

결국 각 근육의 해부학을 공부해야 한다. 해부학이라는 단어가 얼마나 거대하게 느껴지는지 알고 있다. 개수부터 압도적인데, 우리 몸에는 무려 640여 개의 골격근이 있다. 그 세부를 모두 파악하는 것은 의사가 아니고서야 과한 지식일 것이다. 동맥과 신경 관련 정보 또한 근육을 공부할 때 자주 언급되는 요소이지만, 그 재료는 운동광, 즉 요리로 치면 파인 다이닝 요리사들을 위한 특수 식자재일 것이다. 우리가 첫걸음으로 공부해야 하는 건 교양 해부학 수준이다. 내가 하는 운동에 관련된 주요 근육들, 운동 동작을 설명할 때 흔히 들어봤을 법한 근육들을 기본 소양으로 익히라는 의미다. 알아야 할 근육들을 선별하면 다음과 같다.

- 가슴(대흉근, 소흉근)
- 등(승모근, 광배근, 능형근, 대원근, 소원근)
- 어깨(전면, 측면, 후면 삼각근, 회전근개 근육들)
- 몸통(복직근, 내복사근, 외복사근, 복횡근, 늑간근)
- 앞허벅지(대퇴 사두-대퇴 직근, 중간광근, 내측광근, 외측광근)
- 뒷허벅지(대퇴 이두근, 반건양근, 반막양근)
- 엉덩이(대둔근, 중둔근)[28]
- 종아리(비복근, 가자미근)
- 횡격막

다만, 이 책의 목적은 이미 시중에 나와 있는 자료를 반복하는 데에 있지 않다. 그래서 일반적으로 기능 해부학 책을 구입하면 나열되는 정보들, 즉 근육별 기시와 정지(뼈에 붙은 근육의 시작점과 끝점), 근육의 기능, 어떤 신경에 의해 지배되는지 등을 전문 용어로 기술하지는 않겠다. 그러한 정보를 약식으로 소개하고, 해설할 것이다. 시중에 나와 있는 해부학 자료를 이 책과 함께 보면 더 좋을 것이다. 꼭 책을 사지 않아도 궁금할 때마다 '근육명+해부'로 검색하면 고해상도의 이미지와 상세한 설명을 읽을 수 있으니, 편한 정보원을 선택하면 된다.

근육의 위치, 시작과 끝 파악하기

교양 해부학 공부의 첫 단계는 각 근육이 어떤 뼈에 붙어있는지 대략적으로 파악하는 것이다. 실험실에서 흔히 보는 생기 없는 스켈레톤 모형을 상상해 보자. 거기에 하나씩 구성 요소들을 붙여 본다. 심장, 뇌, 내장, 혈관, 지방, 피부…. 이렇게 잔뜩 붙여도 아직 이 스켈레톤은 움직일 수 없다. 근육이 없기 때문이다. 물론 심장도 근육이고(심장근), 내장에도 근육이 있지만(내장근), 우리가 주로 근육이라 했을 때 지칭하는 건 골격근이며, 이름에서 알 수 있듯이 주로 뼈에 붙는다.[29] 골격근은 운동 관점에서는 뼈에 붙어 조이고 풀리고를 반복하며 움직임을 만들어내며, 그 외에 내분비 기관으로서 기능하고, 혈당을 조절하는 등 다양한 역할이 있다. 만약 근육이 하나의 뼈에만 붙어 있다면 뼈가 움직일 수 없을 것이므로, 결국 근육은 각기 다른 뼈를 부착점으로 삼아야만 움직임을 만들어 낼 수 있을 것이다. 그래서 근육은 일반적으로 최소 두 개 이상의 뼈에 부착된다.

이 때 근육이 붙은 시작점과 끝점을 기시origin와 정지insertion라 지칭한다. 어디가 시작이고 끝이냐는 분류마다 조금씩 다르게 보지만, 일반적으로 몸통에 가까운 쪽(근위부)을 기시, 먼 쪽(원위부)을 정지로 분류한다. 일반적으로 몸통에 가까운 쪽은 고정되어 있거나 움직임이 작고, 몸통에서 멀수록 움직임이 커지기 때문이다. 정리하자면 일반적으로 기시는 근육이 시작되는 지점으로, 근육이 수축할 때 거의 움직이지 않는 부분이다. 정지는 근육이 끝나는 지점으로, 근육이 수축하며 함께 이동한다. 우리는 교양 해부학을 공부하고자 하는 것이니, 부착되는 뼈의 명칭까지 구체적으로 외울 필요는 없다. 손으로 대략 '여기서부터 여기까지 이 근육이 있어요' 수준으로 짚을 수 있으면 성공이다.

근육의 시작과 끝점을 대략 아는 것만으로도 몸의 움직임을 이해하는 스펙트럼이 확장된다. 시작점과 끝점을 가깝게 만들면 우리가 일반적으로 운동 동작이라 일컫는 움직임이 되고(단축성 수축)[30] 멀어지게 하면 스트레칭[31]이 되기 때문이다. 물론 아주 단순화한 설명이지만, 근육의 시작과 끝을 파악하면 그 근육의 운동과 스트레칭 방법을 짐작할 수 있게 되는 것이다.

특히 해부학 공부가 가장 재밌는 순간은 근육 부착 지점이 상식을 깨뜨리는 경우다. 대표적으로 가슴 근육이 그렇다. 가슴 근육은 말 그대로 가슴에만 있을 것 같다. 그런데 대흉근은 윗팔뼈에 붙는다. 그래서 가슴 근육 운동할 때의 모든 동작은 팔의 움직임을 필요로 하며, 가슴 근육을 스트레치하기 위해서는 팔을 몸통에서 멀리 보내는 방식을 취하게 되는 것이다. 근육이 여러 뼈에 부착되며 움직임을 만들어내야 한다는 사실을 상기해 보면, 상체의 큰 근육들이 팔에 부착되는 건 자연스럽다. 대표적인 등 근육인 광배근도 같은 원리로 정지점이 윗팔뼈에 붙어 있다. 예시로 대흉근의 기시와 정지를 살펴보면 다음과 같다.

대흉근(큰가슴근육)

- **기시**: 쇄골 안쪽 1/2 부위, 흉골 전면, 제2~7 늑골
- **정지**: 상완골(위팔뼈) 이두근구(상완골 앞쪽에 위치한 홈)의 외측 능선

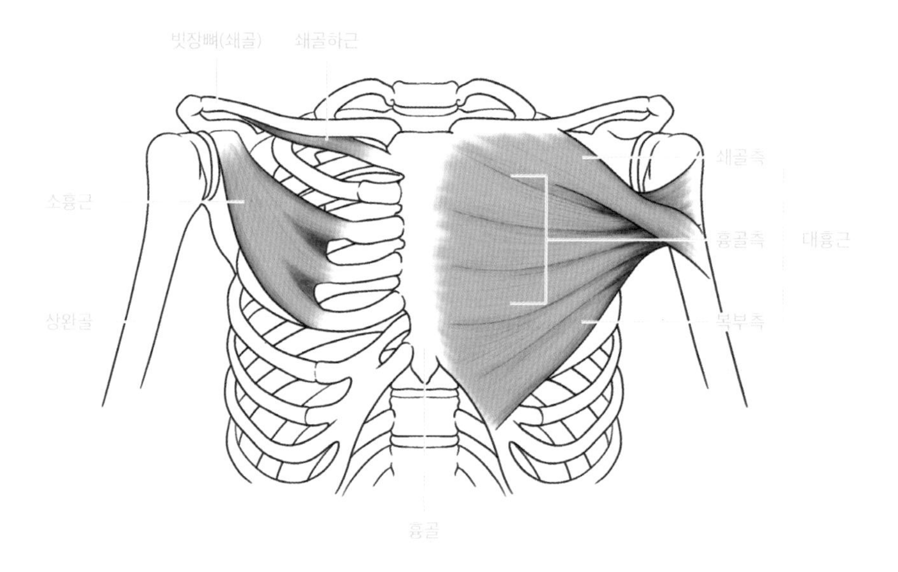

또, 근육의 시작점과 끝점을 알고 있으면 운동시 그 근육을 구체적으로 연상하며 집중도를 높여 운동할 수 있다. 마인드 머슬 커넥션이라

고 불리는 이 현상의 효과와 관련된 연구는 많지는 않지만, 경험적으로는 정말 중요하다는 걸 운동인이라면 공감할 수 있을 것이다. 몸이 덩어리로 존재할 때에 비해, 구체적인 구획으로 존재할 때는 특정 근육에서 느낄 수 있는 자극이 커진다. 푸시업을 할 때 주의 집중이 근육 활성화에 미치는 영향을 평가한 연구가 있다.[32] 참가자를 대흉근에 집중해 운동한 그룹, 삼두근에 집중해 운동한 그룹, 별도의 지시 없이 운동한 그룹으로 나눴다. 연구 결과, 집중한 근육에 근육 활동이 증가했고, 특히 대흉근에 집중했을 때 이런 현상이 도드라졌다. 흥미로운 사실은 특정 근육에 집중해도 다른 근육의 활동은 감소하지 않았다는 점이다. 마인드 머슬 커넥션의 실재 여부와 관계 없이, 타깃 근육에 집중해서 잃을 건 없다. 자극을 잘 받으면 좋고, 아니더라도 나쁜 점은 없다.

미는 근육과 당기는 근육

근육의 위치나 부착 지점을 대략적으로 이해했다면, 기능을 파악하는 게 다음 순서다. 근육의 끝 지점끼리 가까워지면 운동, 멀어지면 스트레칭이라는 설명은 근육이 다방향으로 움직일 수 있다는 사실을 고려하지 않은 단순한 버전이다. 한 근육의 움직임 또는 기능을 입체적으로 묘사하는 교과서적인 설명은 보통 다음과 같은 언어로 제시되며, 전문어로 범벅되어 있어 두통을 유발한다.

- **대흉근의 기능**[33]: 상완골의 내전, 내회전, 수평 내전, 견봉 쇄골 관절acrimioclavicular joint 및 흉쇄 관절sternoclavicular joint에서 견갑 하강, 팔의 굴곡 및 신전 보조, 흡기 시 흉곽을 상승시키는 데에 보조 호흡근으로서 보조

운동을 가르치는 강사나 정말 자세히 알고 싶은 사람들에게는 이렇게 상세한 정보가 도움이 될 수 있지만, 운동을 갓 배우기 시작한 사람에게 눈높이를 벗어난 난해한 학습 내용은 사기를 크게 저하시킬 수 있다. 그래서 우선 하나의 근육이 여러 방향으로 움직임을 만들며, 그 근육에 대한 구체적이고 양적인 지식이 세세하게 존재한다는 사실을 염두에 둔 채, 더 단순한 기능 구분으로 공부를 시작하는 것을 추천한다. 일부 지식만을 배우는 단계에 있음을 인지하고, 앞으로 배울 수 있는 지식의 상한이 어디까지인지 가늠하고 배우는 것과 모르고 배우는 건 천지 차이다.

일단 미는 근육과 당기는 근육을 구분하는 데에서 출발하는 걸 권하고 싶다. 단, 이 분류는 해당 근육을 단축성 수축했을 때 사용되는 주 기능일 뿐, 해당 근육이 여러 역할을 수행할 수 있다는 점도 염두에 두어야 한다. 나중에 상세하게 공부하고 싶다면 더 구체적인 언어로 표현된 기능 목록을 찬찬히 살펴보며 숙고하는 과정이 필요하다.

참고로, 이 이분법은 상체 근육에 적용하는 것이 더 적합하다. 하체 운동들은 대부분 복합 다관절 운동이거나 큼직한 근육들이 함께 쓰이는 운동들이 대부분이며 둔근 같은 하체 대근육은 밀기, 당기기 모두에 비중 있게 개입할 수 있기 때문이다.

밀기와 당기기 운동의 종류와 그 역할을 하는 근육을 구분하는 방법은 쉽다. 밀 때 더 힘들면 미는 운동이고, 당길 때 더 힘들면 당기는 운동이다. 미는 운동에서의 주동근이 미는 근육이고, 당기는 운동에서의 주동근이 당기는 근육이라 생각하면 될 것이다.

밀기 근육은 수축했을 때 사지를 몸에서 밀어내거나 관절을 펴는 동작을 한다. 가슴, 어깨(전면 삼각근), 삼두근, 대퇴 사두근이 여기에 포함된다. 일반적으로 밀기 운동에는 푸시업, 벤치프레스, 스쿼트 등이 있다. 당기기 근육은 사지를 몸으로 당기거나 관절을 구부리는 동작을 수행한다. 당기기 근육에는 등 근육, 이두근, 어깨(후면 삼각근, 측면 삼각근), 햄스트링 등이 있다. 풀업, 로우, 데드리프트 등이 대표적인 당기기 운동이다.

		밀기	당기기
역할		사지를 몸에서 밀어내거나 관절을 펴는 동작을 수행	사지를 몸으로 당기거나 관절을 구부리는 동작을 수행
근육	상체	가슴, 어깨(전면 삼각근), 삼두근	등근육, 어깨(후면 삼각근, 측면 삼각근), 이두근
	하체	대퇴 사두근	햄스트링
운동 종류	상체	푸시업, 벤치프레스, 딥스 등	풀업, 로우, 슈러그 등
	하체	스쿼트, 런지, 레그 프레스, 레그 익스텐션, 카프 레이즈, 스텝업 등	데드리프트, 브릿지 및 힙 스러스트, 레그 컬, 케틀벨 스윙 등

운동 동작의 주인공, 악역, 조연

풍성한 서사의 특징을 생각해 보자. 주인공protagoist이 존재하고, 그에게 시련과 어려움을 안겨주는 사연 있는 악역 또는 적대자antagonist가 있으며, 이야기의 재미를 더해주는 감초 같은 조연supporting role이 등장한다. 이들이 다채롭게 얽히고 상호 작용하며 만들어내는 서사와 갈등이 흔히 말하는 좋은 이야기를 이룬다.

운동 동작도 비슷하다. '이 운동은 어디 운동이에요?'라는 질문은 동작의 주인공을 묻는 질문이다. 벤치프레스[34]는 가슴이 주인공으로 알려진 운동이다. 그러나 운동 초보에게 동작의 주인공만 알려주면 혼란스러울 수 있다. "저는 왜 가슴이 아니라 어깨랑 등에 자극이 들어와요?" 주인공이 아닌 부위에 자극을 느끼면 운동을 잘한 것인가 의심하게 된다. 이같은 궁금증은 한 동작에 여러 근육들이 동시에 개입한다는 걸 알려주면 손쉽게 해결된다. 어떤 근육이 어떤 배역을 수행하는지는 다음과 같은 구분과 비유를 통해 이해하면 될 것이다.

- **주동근**: 주인공
- **길항근**: 따지자면 악역, 그러나 근육이 악할 리는 없으니 상대역 정도로 이해하자.
- **협력근**: 조연
- **안정근**: 동작이 펼쳐지는 무대, 배경

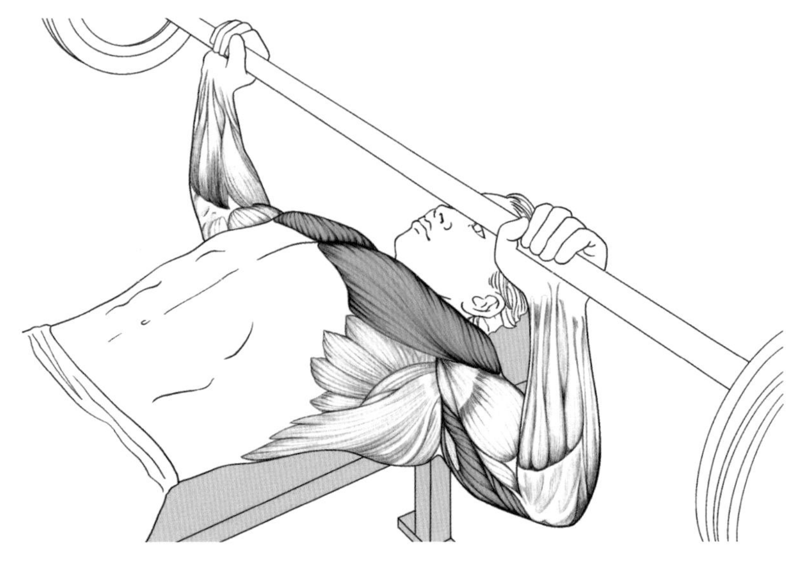

벤치프레스 시 사용되는 근육

그럼, 벤치프레스를 예시로 각 배역에 어떤 근육이 배정되어 있는지 살펴보자. 주인공, 즉 주동근은 가슴이다. 바벨을 몸통에 가까이 내릴 때는 늘어나고, 앞으로 쭉 밀어올릴 때는 수축하며 큰 힘을 발휘한다. 주동근은 동작을 수행할 때 가장 우세하게 작용하는 근육으로, 힘에 기여하는 비중이 가장 크다.

운동을 보다 원활하게 수행하기 위해 주동근과 비슷한 작용을 하며 주동근을 돕는 근육을 협력근이라 한다. 벤치프레스 동작에서 주동근인 가슴을 돕는 협력근으로는 삼두근(팔 뒤쪽 근육)과 전면 삼각근이 있다. 연극에서 주인공 편에 서서 이야기를 풍부하게 만들어주는 조연처럼, 주동근이 효율적이고 안정적으로 움직일 수 있도록 돕는다.

하지만 때로는 협력근이 지나치게 강하게 작용해 조연이 주연을 넘어서는 경우가 있는데, 이를 협력근 우세 현상이라 한다. 예를 들어, 벤치프레스에서 팔로만 미는 느낌이 든다면 삼두근(팔 뒷쪽 근육)이 과도하게 개입하여 가슴 근육의 역할을 가로채는 상황이다. 원래 몸은 평소 자주 쓰던(신경이 더 발달한) 근육을 더 빠르게 혹은 강하게 동원하는 버릇을 잘 버리지 못한다. 운동 초보자가 일상에서 가슴 근육을 자주 써 봤을 리가 만무하다. 평소 가방을 들 때, 머리를 말릴 때, 요리를 할 때, 청소를 할 때 자주 썼던 팔 근육이나 앞쪽 어깨 근육을 더 강하게 동원하는 패턴을 보이게 되는 건 어찌 보면 당연하다.

이를 교정하려면 잘 느껴지지 않는 근육을 쓰려고 의도적으로 노력하는 것이 먼저다. 노력으로 몸을 잘 통제할 수 없을 것만 같은 슬픈 예감이 든다면, 모든 골격근은 신경적으로 조절 가능한 수의근voluntary muscle이라는 사실, 즉 대뇌의 명령에 지배당한다는 점을 기억하는 것이 용기를 준다. 한편으로는 시행착오에도 불구하고 여러 번 반복해야 한다. 잘 조절되지 않거나 감각하기 어려운 근육은 근신경계의 발달도가 낮아서 그런 것이니, 자주 사용해서 발달을 촉진하는 수밖에 없다. 다만 한 근육을 운동할 수 있는 동작에는 여러 가지가 있다는 사실을 기억하자. 벤치프레스에서는 가슴 근육이 너무 안 느껴진다면 '가슴 운동'을 검색해서 다양한 동작을 시도해보고, 그나마 자극이 느껴지는 동작을 먼저 연습하는 것이 근신경계 발달 가속화에 도움이 될 수 있다.

협력근 우세 현상에 대해 필요 이상의 큰 경고를 준 것 같은데, 대부분의 동작에서는 자연스레 주동근이 쓰이니 안심하길 바란다. 가령 스쿼트 자세에서는 누구나 어렵지 않게 주동근인 앞허벅지(대퇴 사두)에 자극을 느낄 수 있을 것이다.

벤치프레스는 단순히 가슴과 팔의 협력만으로 이루어지지 않는다. 길항근인 등 근육 역시 중요한 역할을 한다. 일반적으로 길항근이라 하면 주동근과 반대되는 동작을 수행하는 근육으로, 주동근이 수축할 때 반대 작용으로써 늘어나며 동작을 보조하거나 보완한다고 설명한다. 그러나 단순히 수동적으로 늘어나는 것이 아니라 능동적으로 동작의 안정성과 힘을 보조한다고 보아야 할 것이다. 길항근인 등과 어깨(특히 후면 삼각근)의 안정성이 확보되지 않으면 바벨을 밀어 올릴 때 균형을 잃거나 힘이 분산될 수 있다.

몇 년 전 한 미국 여성 파워 리프터의 벤치프레스 강의 영상을 보고 길항근의 중요성을 다시 한번 상기한 적이 있다. 그가 벤치프레스를 할 때 "하단부에서 바벨을 등으로 던지는 느낌을 찾으라"고 설명했는데, 길항근인 등 근육이 벤치프레스 동작에 능동적으로 참여하는 것이 중요함을 강조한 것이다. 경험상 무게가 무거워지거나, 여러 관절이 개입되는 복합 관절 운동일수록(그리고 특히 프레스류 운동에서) 길항근의 역할이 중요해진다. 동시 수축을 통해 관절을 안정화할 수 있고, 길항근의 신장성 수축으로 동작의 네거티브 구간을 보조할 수 있으며, 길항근 자체가 폭발적인 힘을 제공하기 때문이다.

동시 수축co-contraction은 관절 주변의 상호 길항근 관계에 있는 근육들을 동시에 활성화하여 안정성을 확보하는 몸 사용 방식이다. 이 과정은 정적인 상태뿐만 아니라 움직임 중에도 발생한다. 동시 수축은 관절을 앞뒤로 감싸 안정성을 높이고, 외부의 충격이나 갑작스러운 움직임에도 관절이 안정적으로 유지되도록 돕는다. 쉽게 말해 관절의 앞뒤 근육이 모두 동원되며 근육의 길이와 관계없이 긴장감을 팽팽하게 유지하면, 이 과정에서 근육들은 서로 힘의 균형을 이루며 관절을 안전하게 유지하며 동작을 만들어낼 수 있다.

이 모든 움직임은 바로 안정근이라는 무대 위에서 펼쳐진다. 안정근은 주동근, 협력근, 길항근이 제 역할을 다할 수 있도록 동작이 이루어지는 동안 불필요한 움직임을 억제하고 관절을 안정화하는 역할을 한다. 벤치프레스에서의 안정근은 회전근개(견갑하근, 극상근, 극하근, 소원근) 근육들이 있는데, 이들은 어깨 관절을 안정시키고 팔과 바벨의 위치를 정확하게 유지하도록 돕는다. 벤치프레스에서 어깨가 올바른 위치에 고정되지 않으면 부상의 위험이 커지기 때문에 회전근개의 역할은 매우 중요하다. 코어 근육도 안정근으로 활용된다. 벤치프레스에서 무게를 밀어 올릴 때 이들이 상체가 흔들리지 않도록 안정성을 제공한다.

안정근도 동작마다 달라지기는 하나 안정근의 뿌리는 결국 코어 근육이다. 이를 잘 설명하는 운동 격언으로 '잘 수행한 하체 근력 운동은 코어 운동이기도 하다'는 말이 있는데, 큰 안정성이 요구되는 대부분의 동작에서는 코어가 안정근으로 작용해야 하기 때문이다.[35] 스쿼트나 런지, 오버헤드 프레스 등의 동작에서 코어를 잡지 않으면 동작의 안정성이 떨어질 수 밖에 없다는 점을 참고해서, 주동근 사용 전의 선행 조건처럼 여겨야 할 것이다.

결국 유려한 동작은 주동근, 협력근, 길항근, 그리고 안정근이 서로 조화를 이루며 각각의 역할을 수행할 때 완성된다. 특정 근육이 제 역할을 다하지 못하면, 동작의 안정성이나 효율성이 떨어지게 된다. 제 역할이라 함은 각 근육이 적절한 타이밍에 적절한 힘의 기여를 하면서 온전한 가동 범위를 발휘하는 것을 의미한다. 만약 어느 하나가 결여될 경우 동작의 완성도는 낮아질 수밖에 없으며, 이를 보완하기 위한 훈련과 연습이 필요하다.

9

움직임의 아키타입

움직임의 원리 이해하기

운동 동작을 배울 때 숙지해야 하는 사항은 다음과 같다.

- **동작을 하는 법**: 동작을 수행하는 방법에 관한 기본적인 지시 사항. 두세 가지의 믿을 만한 정보원을 비교해 습득한다. 단순한 지시이지만 나는 이를 정말 잘 따르고 있는가? 조금 더 꼼꼼히 읽어 보자. 거울을 보는 것도 도움이 된다.
- **동작에서의 주의 사항 및 그런 주의 사항이 포함된 이유**: 대부분의 사람들이 저지르는 실수 유형을 알고 있다면 내가 잘못 수행했을 때 금방 파악하고 동작을 수정할 수 있다. 왜 그런 주의 사항이 포함되어 있는지를 파악하고 추적하는 일은 조금 더 노력을 요한다.
- **동작에서의 주동근, 협력근, 길항근, 안정근**: 동작에 개입하는 다양한 역할별 근육을 파악하자.
- **동작을 수행해 가며 얻은 나만의 노하우**: 내 체형을 이해하고 그에 맞게 변형 적용하는 것으로, 반복적인 수행과 수정과정을 통해 얻게 된다. 운동 독립 여정의 지향점이라 할 수 있다.

모든 동작 배우기의 첫 단계는 지시 사항에 따라 동작을 한번 시도해보는 것이다. 그렇다면 그 동작을 가장 잘 이해할 수 있는 방법은 무엇인가? 모든 운동 동작은 아키타입[36]을 포함하고 있다. 아키타입이란 복사본의 원형을 의미한다. 운동을 배울 때 각각의 동작을 개별적으로 익히는 것도 하나의 방법이나, 보다 효율적인 학습 경로는 각 운동의 기본이 되는 원형 동작을 바탕으로 확장해 나가는 것이다. 즉, 대부분의 운동에는 아키타입이 존재하며, 변형된 동작을 완벽하게 익히고 세련되게 수행하려면 먼저 원형을 제대로 이해하고 습득하는 것이 중요하다. 아키타입 외에 다른 요소를 더해 만든 응용 동작도 있으나, 그런 동작을 익히는 데에도 핵심 아키타입을 파악하는 것이 도움이 될 것이다.

아키타입적 사고: 동작 분해하기

- 힙 브릿지: 힙 힌지
- 푸시업: 플랭크 + 프레스
- 데드리프트: 힙 힌지 + 레그 프레스
- 불가리안 스플릿 스쿼트[37]: 스쿼트
- 레니게이드 로우[38]: 플랭크 + 로우
- 다운 독[39]: 오버헤드 프레스 홀드(상체)

삶에는 지레 겁을 먹으면 필패하는 것들이 있고, 운동을 배우는 과정도 예외는 아니다. 잘 모르는 어려운 동작을 보고 '난 못할 거야'라고 생각하면, 실제로 실패할 확률이 높아진다. 그러나 동작을 분해해 세부 동작들을 살펴보고, 아는 동작이 포함되어 있음을 발견한다면 낯섦은 덜해진다. 아키타입을 기반으로 동작을 이해하면 '익숙한 운동'이라는 자신감을 바탕으로 새로운 동작을 대할 수 있다. 나는 실제 지식과 상관없이 '이 동작을 어느 정도 알고 있다'고 믿는 것이 중요하다고 생각한다. 몸을 믿고 자신감 있게 움직일 때, 마치 그 동작이 내 몸에 새겨져 있었던 것처럼 부드럽고 자연스럽게 움직이게 되기 때문이다.

가르치는 사람의 입장에서도 학생이 아키타입을 제대로 익히고 있다면 무수한 변주 동작을 처음부터 끝까지 설명할 필요가 없어 가르치기 수월하다. 다양한 운동 아키타입이 있지만 우선순위를 꼽자면 다음과 같다.

- 하체: 힙 힌지, 스쿼트
- 상체: 플랭크, 로우, 프레스(체스트 프레스, 오버헤드 프레스)

이번 챕터에서는 각 아키타입에 대한 기초적인 설명과 각 아키타입에 대해 언급하고 넘어가고 싶은 지식 및 노하우를 다룬다.

힙 힌지

힙 힌지hip hinge는 골반을 경첩 삼아 뒤로 접으며 상체를 앞으로 기울이는 동작이다. 엉덩이(둔근)와 허벅지 뒤쪽 근육(햄스트링) 등 하체의 큰 근육을 활용하는 중요한 하체 운동이다. 바르게 수행하면 엉덩이 관절을 중심으로 움직임을 발생시키며 척추 움직임은 제한하므로

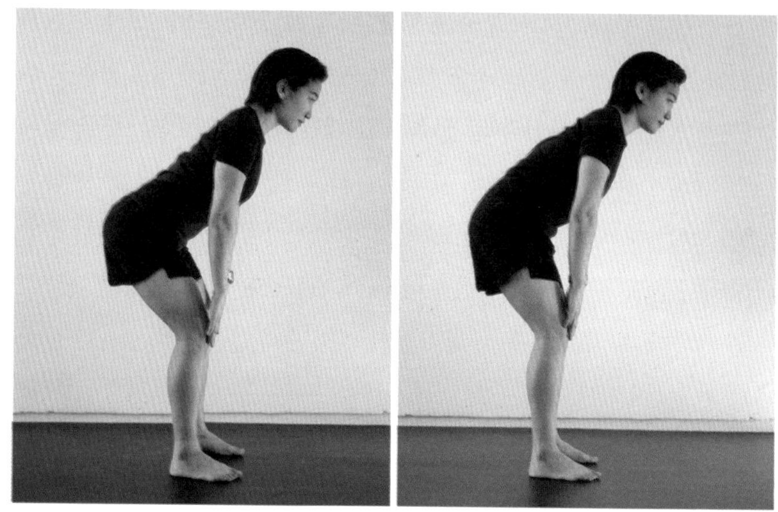

힙 힌지의 바른 자세(왼쪽)와 틀린 자세(오른쪽).
바른 자세는 척추의 커브가 모두 유지되며 상체가 골반의 회전으로 숙여진다.
틀린 자세의 경우 상체 숙임이 요추(아래 허리)의 굴곡을 통해 지원되는 것을 확인할 수 있다.

허리의 부담을 줄여준다.

종합하면, 하체의 큰 근육을 제대로 동원하고 운동 시 허리를 보호하기 위해 반드시 제대로 익혀야 하는 아키타입이다. 일상생활에서도 물건을 들거나 구부릴 때 허리에 부담을 줄이고 하체 근육을 활용하는 데 중요한 역할을 한다. 힙 힌지를 익히면 몸의 기능적 움직임도 개선할 수 있다. 이사할 때, 장 볼 때, 집안에서 식물을 옮길 때 이 아키타입을 모르는 이들이 허리를 삐끗하거나 다치는 모습을 자주 본다.

힙 힌지 아키타입이 특별한 이유는, 하체 운동에 있어 한국인의 밥상에서 마늘 같은 존재이기 때문이다. 광의의 힙 힌지는 골반을 경첩처럼 사용하는 모든 움직임을 일컫는다. 대부분의 하체 운동에 포함되

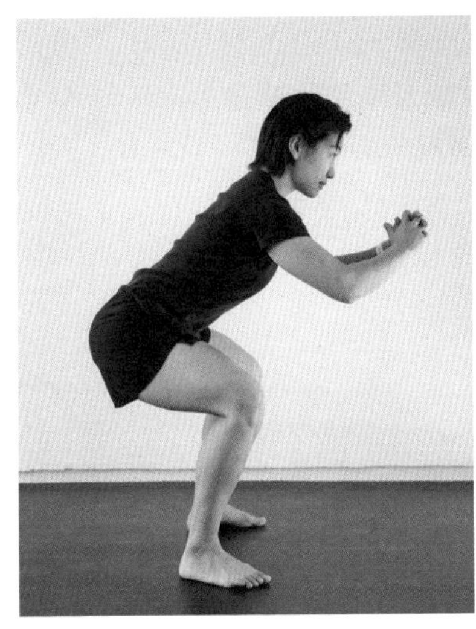

스쿼트 자세.
골반과 무릎이 동시에 접힌다.
힙 힌지와 자주 비교된다.

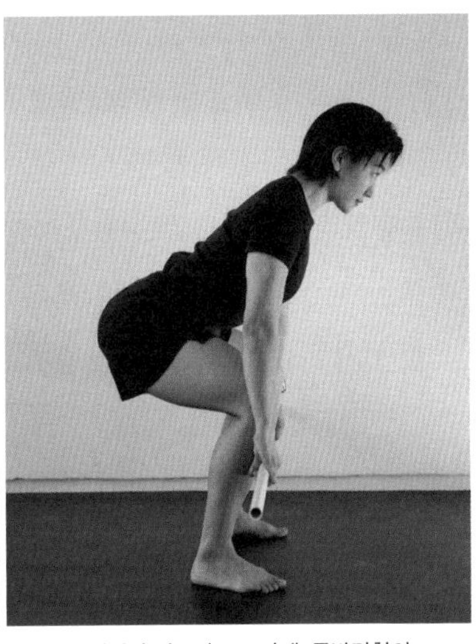

컨벤셔널 데드리프트 자세. 골반경첩의
접힘 - 폄을 확인할 수 있다. 데드리프트는 힙 힌지 +
레그 프레스 두 동작의 결합이라 보면 편리하다.

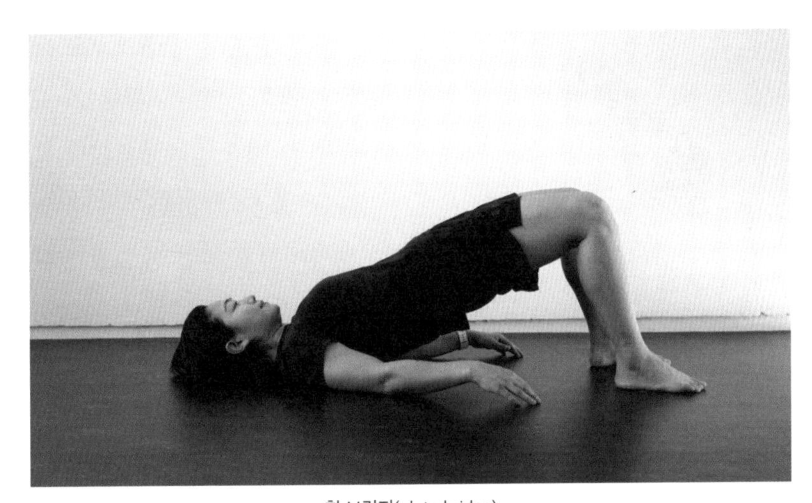

힙 브릿지(glute bridge)

며, 데드리프트, 케틀벨 스윙, 굿 모닝, 힙 브릿지 등이 이 아키타입에 기반한 대표적인 운동이다. 힙 힌지는 스쿼트와 자주 비교하여 설명하곤 하는데, 이렇게 차이점이 강조되는 상대 운동인 스쿼트에서도 힙 힌지 동작이 동작 도입 및 마무리 부분에서 활용된다.

힙 힌지 하는 법

그럼 힙 힌지는 어떻게 할까? 이 책에서는 힙 힌지 동작을 데드리프트 동작군 중 가장 아키타입적인 속성을 가진 루마니안 데드리프트 romanian deadlift, RDL를 기준으로 설명하겠다. 참고로 데드리프트에는 다양한 종류가 있으며, 컨벤셔널 데드리프트conventional deadlift, 루마니안 데드리프트, 스모 데드리프트sumo deadlift가 가장 흔하게 수행된다. 맨몸으로 하는 RDL은 거의 순수한 힙 힌지 형태로만 구사된다. RDL은 한 다리 운동으로도 자주 수행되는데, 여기서는 양다리 RDL 기준으로 살펴본다.

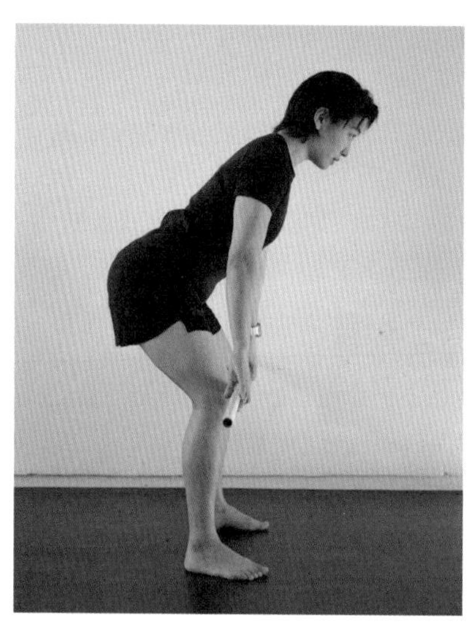

루마니안 데드리프트

운동은 다분히 상식적인 맥락에서 전개된다. 뻣뻣한 막대기 같은 서 있는 자세에서 몸이 접혀 내려가려면 관절 어딘가가 접혔다는 의미다. 힙 힌지에서 유일하게 접히는 관

단계	내용
준비 자세	- 양발을 11자로 골반 너비로 벌리고 선다.
하강	- 고관절을 뒤로 구부린다. 이때 상체도 자연스레 앞으로 숙여진다. 골반이 회전하거나 옆으로 밀리지 않도록 주의한다. - 무릎은 핀으로 고정하듯 유지하고 앞뒤로 움직이지 않는다. - 등은 곧게 펴고, 코어를 잠근 뒤 엉덩이를 뒤로 빼면서 내려간다. - 자신의 몸 가동범위 상태에 맞춰, 허리가 납작하게 유지되는 수준까지 내려간다.
최하단부	- 올라오기 직전에 코어를 한번 더 잠가준다. - 미리 둔근과 햄스트링을 사용할 예상과 준비를 한다.
상승	- 엉덩이를 앞으로 밀어내면서 상체를 일으켜 세우며 처음 자세로 돌아온다.

절은 말 그대로 힙, 즉 고관절이다.

그렇기에 주의 사항 또한 '힙 말고 다른 곳을 움직이지 말라'는 는 형태로 표현된다. 첫 번째로 움직이지 말아야 할 곳은 아래 허리다. 자연스러운 요추 전만으로부터 더 오목해지거나(신전) 말리면(굴곡) 안 된다는 의미다. 아래 허리의 통제되지 않은 반복적인 움직임은 일반적으로 허리 건강에 악영향을 미치는 것으로 알려져 있다. 항상 코어를 잘 잠그고, 허리를 곧게 유지하며 과도하게 펴거나 구부리지 않도록 주의한다. 또, 요추부의 움직임을 제한하는 것과 더불어 목(경추)의 움직임 또한 주의해야 한다. 너무 바닥을 보거나 고개를 치켜들며 정면을 보지 말라는 의미다.

두 번째로 움직이지 말아야 할 곳은 무릎인데, 현장에서 회원들을 가르치다 보면 가장 헷갈려 하는 부분이다. 힙 힌지 자세에서 무릎을 고정한 채로 골반을 뒤로 밀어도, 결과적으로는 무릎이 구부러진 모습을 하기 때문이다. 무릎이 접힌 것 같은 모양새는 골반 움직임으로 인한 착각 혹은 수동적인 결과로 취급하고, 움직임을 만들 때 무릎을 능동적으로 접지 않는다고 생각해야 바른 자세가 나온다.

밸런스 운동으로서의 RDL

RDL은 한 다리로 수행하기도 하며, 그 경우 가장 핵심적인 하지 밸런스 운동 동작 중 하나가 된다. 한 다리 RDL을 통해 하지 전체, 즉 발바닥 및 발목 컨트롤, 힙 안정화와 더불어 코어 잡기와 같은 신체적 약점을 점검하고 개선할 수 있기 때문이다. 특히 한 다리 밸런스 운동은 근신경계 발달을 촉진하고, 공간에 대한 인지감spatial cognition을 강화시켜 줄 수 있기 때문에[40] 꼭 따로 연습하는 게 좋다.

그러나 한 다리 RDL을 기반으로 밸런스 운동을 시작하는 회원들은 십중팔구 약간의 좌절감을 겪는 것 같다. 선생님이 보여준 동작은 그렇게 어렵지 않아 보였는데, 막상 해보니 사방으로 흔들리고 불안정성이 발생해서일 것이다. '원래 밸런스 운동은 힘들다'는 말이 큰 위안이 되지 못한다면, 나의 개인적인 일화를 하나 소개한다. 운동을 하다 보면 잊지 못할 순간을 만나는데, 새로운 경지에 도달한 것 같은 기념비적인 순간 혹은 처참히 실패했을 때의 기억이다. RDL 자세에 대한 일화에는 두 가지가 섞여 있다. 나에게 처음 한 다리 RDL 자세를 알려준 선생님은 '여태까지 본 자세 중 최악'이라고까지 말했다. 무례하게 느끼며 인상을 찌푸릴 수도 있었겠지만, 수긍할 수 밖에 없었다. 좌우 10개를 제대로 한 세트 수행하는 데에 30분이나 걸렸기 때문이다. 50분짜리 PT 세션이 RDL 동작 하나에 거의 다 지나갔다. 꼭 이 운동에서만이 아니라, 운동을 새로 시작한 모든 사람이 작은 실수에 실망하지 않기를 바란다. 아직 잘 못하는 건 당연하고, 사실 그렇게 못하는 것도 아닐 것이다.

스쿼트

스쿼트는 하나의 관절만 사용하는 것이 아닌 복합 다관절 동작으로, 전신 근력을 동원한다. 그래서 스쿼트를 통해 읽어낼 수 있는 것이 굉장히 많다. 전반적인 근력 수준, 유연성과 가동 범위, 균형 및 안정성은 물론 움직임 패턴까지. 처음 가르치게 된 회원에게 꼭 스쿼트를 시키는 이유다.

별도의 자세 설명 없이 '원래 아는 대로의 스쿼트 동작을 해 보세요'라고 하는데, 흥미로운 점은 대부분의 회원이 이미 스쿼트가 무엇인지 알고 있다는 점이다. 관념적으로든 경험적으로든, 스쿼트를 하는 소위 '정석' 방법(다리는 어깨 넓이로, 의자에 앉듯이 앉았다 일어나기 등)까지도 말이다. 그러나 아쉽게도 제대로 수행하는 경우는 거의 없다.

그도 그럴 것이, 스쿼트는 많은 관절이 개입하는 복잡한 운동인 만큼 상당한 개인화가 필요한 운동이다. 개인 체형이 동작에 영향을 주는 정도가 크기 때문에 체형에 맞춘 변형 적용이 중요하다. 정석 가이드라인대로 운동해도 어딘가 내 몸에 맞지 않는다는 느낌을 받았다면, 개인화가 필요한 것이다.

이런 사실을 모른 채 스스로의 동작을 평가하면 괴로움의 연속이 된다. 무언가 잘 안 되면 내 탓, 혹은 남 탓일 텐데, 남들 다 잘해내는 운동 동작이 어딘가 잘못된다면 내 탓을 하기가 쉽다. '아직 잘 못해서 그런 거겠지'. 그러나 어딘가 불편한 느낌은 어려운 것과는 다르다. 몸에는 정형성도 있지만 비정형성도 있다. 표준의 몸을 위한 자세 가이드가 자신의 몸에 맞지 않을 수도 있다는 의심을 해 봤으면 좋겠다.

다음은 맨몸 스쿼트 하는 법에 대한 일반적인 가이드다. 진하게 표시한 부분은 스스로의 체형에 맞게 개인화할 수 있는 영역이다. 보다시피 나에게 맞게 조정할 수 있는 지점을 여러 포인트에서 발견해 낼 수 있다.

스쿼트 하는 법

첫 단추가 잘못 꿰어지면 나머지 단추들이 맞을 리가 없듯, 준비 자세가 잘못되면 동작 수행이 원활할 리가 없다. 스쿼트 준비 자세에 해당하는 발 너비와 발 회전 정도의 경우, 개인의 타고난 신체 구조 두 가지에 따라 달라질 수 있다. 힙 소켓hip socket의 깊이[41]와 대퇴골의 염전각에 따른 전경anteversion 또는 후경retroversion 수준, 즉 대퇴골이 얼마나 바깥쪽으로 돌아간 상태인가이다. 타고난 몸에 맞춰 준비 자세를 설정했을 때 가장 자연스러운 스쿼트 움직임이 나온다.

단계	내용
준비 자세	- 발은 **어깨 너비**로 벌리고, **발끝이 약간 바깥쪽을 향하도록** 한다.
하강	- 척추는 중립으로 유지한다. - 힙 힌지로 몸을 접는 동작을 시작으로 무릎도 굽힌다. 무릎이 과하게 안으로 모이지 않게 주의한다. - 마치 의자에 앉듯이 하강한다. 이때 **힙 힌지의 정도**는 개인의 허벅지 길이(대퇴골)대 정강이 길이(경골) 비율, 힙 소켓 깊이, 골반 및 발목 가동 범위, 운동 목적과 타깃 부위 등을 고려해 조정한다.
최저점	- **운동 목표와 부합하는** 가동 범위까지 앉는다.(딥 스쿼트 혹은 일반 스쿼트)
상승	- 올라오기 전, 코어 근육을 잡아 척추를 안정화한다. - 상승을 시작할 때, 무릎 관절을 펴서 올라온다는 느낌보다는 근육이 관절을 앞뒤로 강하게 감싸고 있다는 생각으로 힘을 준 채, 바닥을 발로 밀어 그 반작용으로 올라오는 느낌으로 시작 자세로 돌아온다.

발 너비 설정

스쿼트 시 얼마나 발을 넓게 벌려야 할까? 이 질문에 제대로 답하려면 개인의 고관절 구조를 살펴보아야 한다. 고관절은 대표적인 절구 관절ball-and-socket joint로, 방망이와 절구가 결합되듯 한쪽 뼈의 구형 머리(공)가 다른 뼈의 오목하게 패인 부분(소켓)에 맞물리는 구조의 관절이다. 어깨 관절과 고관절이 절구 관절에 해당한다. 공이 사방으로 구를 수 있듯이, 자유로운 다방향 움직임을 허용하는 것이 특징이다.

이 중 고관절 소켓 깊이와 대퇴골의 머리의 관계에 따라 스쿼트 가동 범위가 달라질 수 있다. 소켓에 끼워져 있는 것은 대퇴 골두(대퇴골

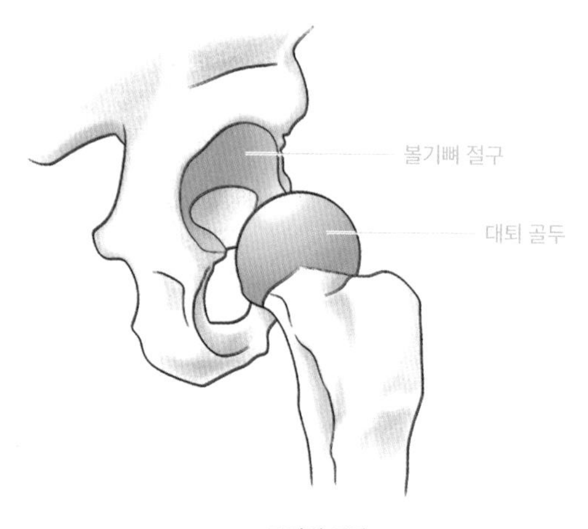

고관절 모양

의 머리)인데, 얕은 소켓은 이 골두가 더 자유롭게 구를 수 있도록 해준다. 반면, 소켓이 깊으면 대퇴 골두가 더 좁은 가동 범위에서만 구를 수 있어 움직임이 제한된다.

그래서 얕은 소켓을 가진 사람은 별다른 제한이 없지만, 깊은 소켓을 가진 사람은 발 너비를 넓게 설정해 대퇴 골두의 움직임을 자유롭

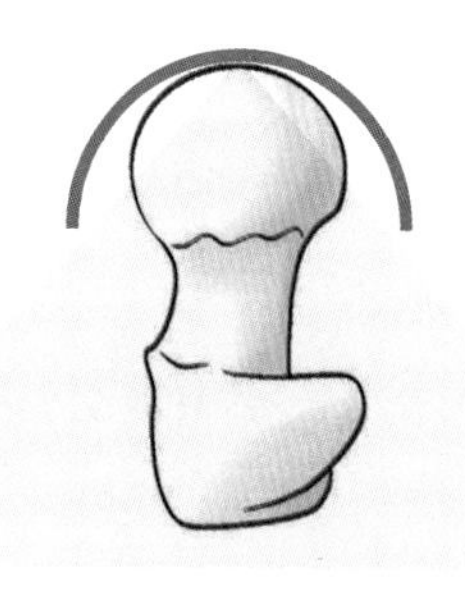

얕은 소켓의 가동범위

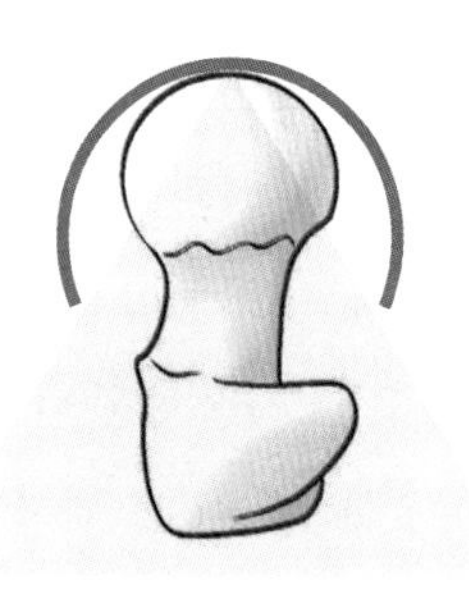

깊은 소켓의 가동범위

게 해주면 더 편안한 스쿼트 움직임을 만들어낼 수 있다. 물론 너무 넓어질 경우 스쿼트의 안정성이 떨어지니 유의해야 한다.

소켓의 깊이뿐만 아니라 대퇴 골두 자체의 지름 및 길이, 각도에 따라서도 달라질 수 있겠다. 그러나 우리가 이해하고 싶은 바는 내 골반 모양이 정확히 어떤 모양과 각도를 하고 있는지가 아니라 대략적으로 내가 어떤 유형에 해당하는지다. 즉, 스쿼트할 때 발 너비를 좁혀야 하

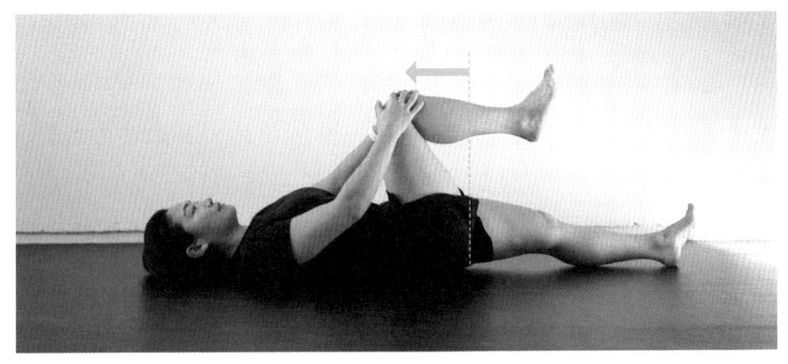

무릎을 당겨오는 깊이가 제한된 경우

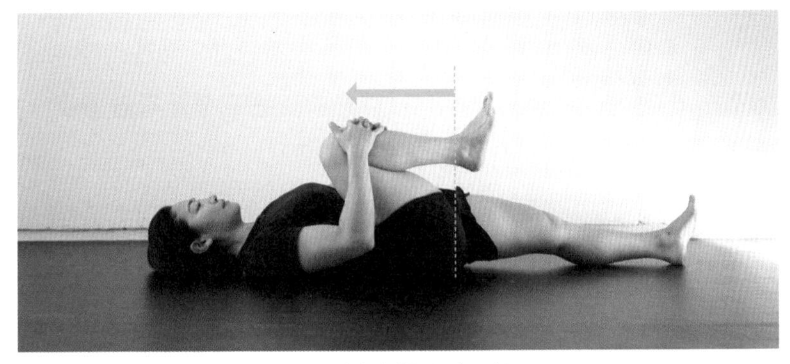

무릎을 깊게 당겨올 수 있는 경우

는지 넓혀야 하는지 찾아야 한다. 그러니 이만 설명을 줄이고 나의 골반 모양을 유추할 수 있는 테스트를 살펴보자.

테스트는 간단하다. 한쪽 무릎을 가슴 쪽으로 당겨왔을 때 무릎이 위로 많이 올라오는지 혹은 그렇지 못한지를 파악하면 된다. 물론 특정 근육의 단축으로 가동 범위 제한이 생겼을 가능성은 고려해야 하나, 일반적으로 유연성이 나쁘지 않다면 이 테스트를 통해 고관절 구조상 움직임 제한이 있는지 여부를 추정할 수 있을 것이다.

무릎을 당겨오는 깊이가 제한되어 있다면 깊은 힙 소켓을, 꽤 깊게 당겨올 수 있다면 얕은 힙 소켓을 갖고 있다고 볼 수 있다. 이에 따라, 무릎을 당겨오는 깊이가 제한된 사람은 발 넓이를 비교적 넓게 설정해야 깊은 스쿼트가 가능해질 것이다. 무릎을 깊게 당겨올 수 있는 사람이라면 발 넓이가 좁은 것과 넓은 것 모두 유효한 트레이닝 방식이니, 적절히 혼합하여 연습하면 된다.

발 각도 설정

발을 얼마나 바깥쪽으로 돌려야 할까? 너무 기술적인 설명 대신 최대한 간략하게 설명하고자 한다. 발의 각도는 대퇴골의 염전각femur torsion angle에 따라 달라진다. 그림과 함께 살펴보자.

천장에서 누가 나를 아래로 내려다보았을 때, 즉 두측superior view에서 바라본 대퇴골은 일반적으로 약 10-15도 정도 전염전되어 있다. 즉 앞으로 뒤틀린 상태다. 그러나 염전각이 정상 각도보다 큰 경우, 고관절이 불안정해지며 대퇴 골두를 골반뼈의 절구acetabulum[42] 안쪽으로 돌

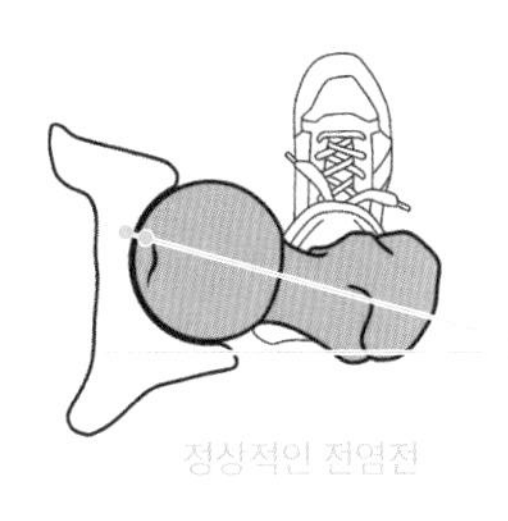

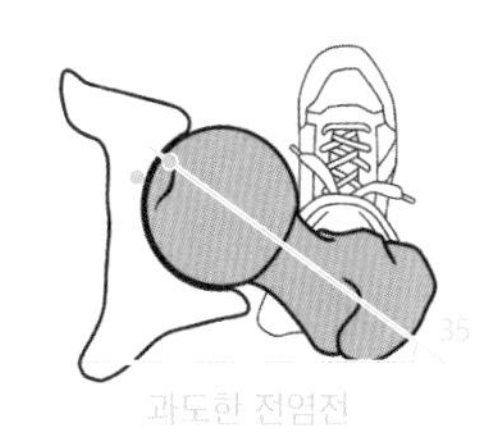

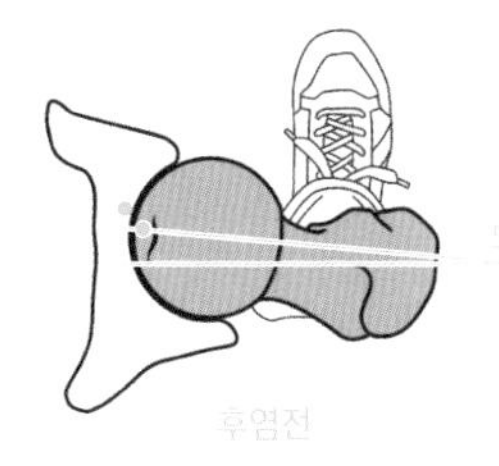

대퇴골 염전 유형

려내는 보상이 나타난다. 보상이라 표현했지만, 고관절을 내회전시켜야 편안한 움직임이 가능하다는 뜻이기도 하다. 고관절을 내회전했을 때 비로소 대퇴 골두가 소켓 안에 안정적으로 들어가기 때문이다.

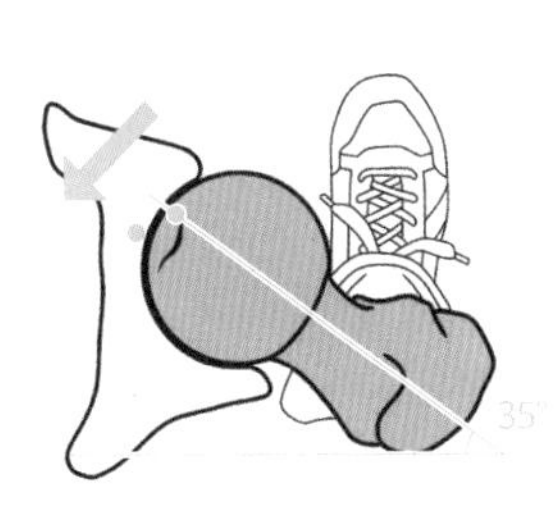

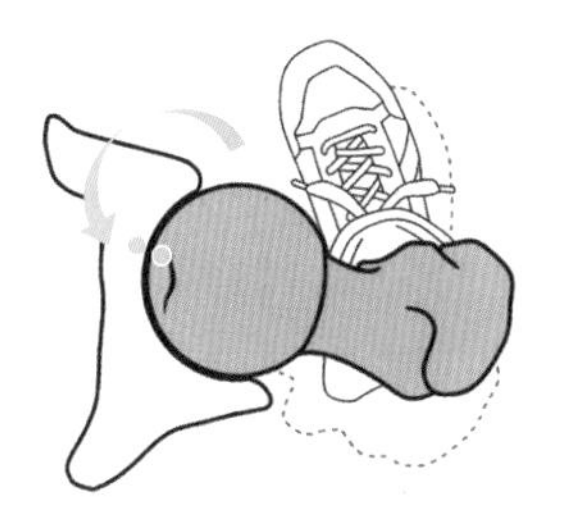

반대로, 대퇴 골두가 정상보다 후염전된 경우 발을 바깥쪽으로 돌려내며 염전각을 전경으로 수정하는 것이 보다 편안한 고관절 움직임을 만들어낸다. 종합하면, 스쿼트 자세를 잡을 때 대퇴골의 전경이 있을수록 발을 일직선으로 두고, 후경이 있을수록 발을 외전시키는 게 자연스럽다.

내가 어떤 형태에 해당하는지는 보통 크레이그 테스트Craig's Test를 통해 확인한다. 일반적으로 검사자와 함께 엎드린 자세에서 테스트하지만, 우리가 알고 싶은 건 대략적인 경향성이므로 정밀도를 약간은 타협하고 변형 적용하여 앉은 자세에서 스스로 점검해 보자. 마치 무릎을 고정한 것처럼 유지하고, 발목을 안쪽과 바깥쪽으로 회전해 본다. 각각의 각도를 비교한다.

발목을 바깥쪽으로 더 크게 돌릴 수 있다면, 즉 고관절 내회전 각도는 큰 데 비해 외회전 각도가 작다면, 대퇴골의 염전각을 전경에 가깝다고 유추한다. 전경각이 클수록 발을 11자에 가깝게 놓고 스쿼트하는 것이 자연스럽다.

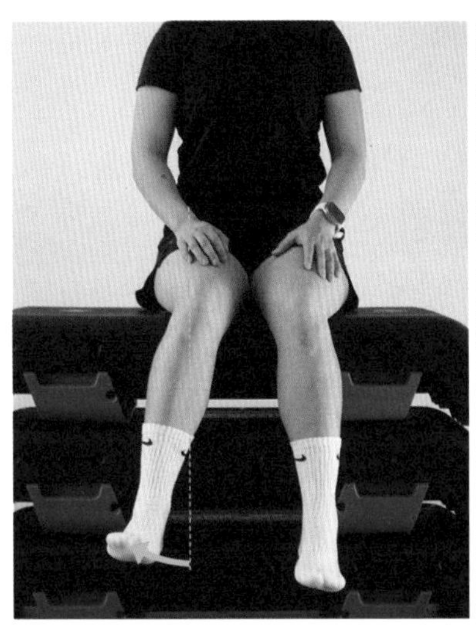

발목을 바깥으로 돌리면
고관절 내회전 상태가 된다.

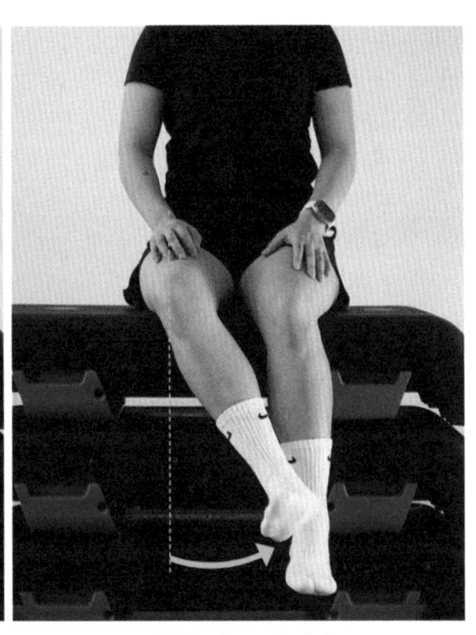

발목을 안으로 돌리면
고관절 외회전 상태가 된다.

발목을 안쪽으로 더 크게 돌릴 수 있다면, 즉 고관절 내회전 각도는 작은 데 비해 외회전 각도가 크다면, 대퇴골의 염전각을 후경에 가깝다고 유추한다. 후염전에 가까울수록 발을 바깥쪽으로 돌려 스쿼트하는 것이 자연스럽다.

두 자세 간의 차이가 클수록 발을 더 내전하거나 외전해 스쿼트 자세를 설정한다. 그 편안한 수준은 운동하며 실험하도록 한다. 관련 내용을 더 알아보고 싶다면, 스쿼트 한 우물만 깊게 파는 운동 정보 채널인 애런 호싱Aaron Horschig 박사가 운영하는 유튜브 채널 스쿼트 유니버시티Squat University에 관련 내용이 자세히 소개되어 있다. 콘텐츠 퀄리티가 상당히 높은 편이니 운동 독립을 꾀하며 참고하는 주요 정보원이 되었으면 좋겠다.

얼마나 깊이 앉아야 할까?

스쿼트의 적합한 가동 범위는 운동 목표에 따라 달라진다. 딥 스쿼트와 일반 스쿼트의 기본 개념은 동일하다. 엉덩이를 뒤로 빼고 무릎을 앞으로 내밀며 마치 앉으려는 것처럼 몸을 낮추는 동작이다. 일반 스쿼트에서는 일반적으로 허벅지가 바닥과 평행이 될 때 또는 골반이 무릎보다 약간 높은 때까지 내려간다. 딥 스쿼트에서는 엉덩이가 무릎 아래로 내려갈 때까지 계속 움직이며, 마치 발 사이에 앉으려는 것처럼 자세를 낮춘다. 딥 스쿼트는 일반 스쿼트보다 무릎, 엉덩이, 발목의 가동성이 더 많이 필요하며 대퇴 사두 위주로 운동되는 일반 스쿼트에 비해 허벅지와 둔근에서도 더 큰 자극을 느낄 수 있다. 아울러 발목 가동 범위를 많이 사용하므로 정강이, 종아리, 발바닥에도 부하가 실리며 허리도 더 잘 안정화해야 한다.

다양한 변형 스쿼트

스쿼트는 하체 운동의 왕인 만큼, 이 아키타입이 사용되는 동작은 다양하다. 동작에 따라 개인화가 필요할 수도 있고 아닐 수도 있다. 가령, 한 다리 스쿼트 종류의 경우 세팅할 발 너비라고 할 것이 없다. 가동 범위를 보완할 수 있는 머신 운동들은 체형을 보완해 주는 면이 있어 다양한 발 너비와 각도로 실험해 볼 수 있다. 대표적인 변형 스쿼트의 종류는 다음과 같다.

- 바벨 백 스쿼트barbell back squat
- 바벨 프론트 스쿼트barbell front squat
- 고블렛 스쿼트goblet squat
- 스모 스쿼트sumo squat
- 핵 스쿼트Hack squat
- 피스톨 스쿼트pistol squat
- 박스 스쿼트box squat
- 스플릿 스쿼트split squat
- 불가리안 스플릿 스쿼트Bulgarian split squat
- 저쳐 스쿼트Zercher squat
- 월 스쿼트wall squat

- 스텝업step-up 류 운동

그 외 스쿼트 관련 지식

- 스쿼트 운동은 무릎과 골반의 움직임에 따라 자극하는 근육이 다르다. 일반적으로 무릎 지배적인knee dominant 움직임은 대퇴 사두근을 더 많이 자극하며, 골반 지배적인hip dominant 움직임은 후면 근육 사슬(햄스트링, 둔근)을 더 많이 자극한다.
- 일반적으로 키가 아주 크거나 대퇴 길이가 경비골 길이에 비해 긴 사람은 스쿼트 시 허리 부담이 큰 편이다. 그래서 뒷꿈치가 높은 역도화를 신거나, 다리 간격을 넓게 하거나, 힙을 뒤로 쭉 빼는 방식을 취하기도 한다.
- 무릎을 일부러 안으로 모아 올라오는 테크닉이 있으나, 테크닉은 고급자가 수행하는 스킬이므로 초보자가 스쿼트를 배울 때 이런 방식부터 배우지 않도록 한다.
- 발은 삼각대처럼 유지한다는 표현을 많이 쓴다. 엄지발가락 쪽 발볼, 새끼발가락 쪽 발볼, 뒷꿈치 세 지점을 삼각대처럼 강하게 지지하라는 뜻이다.

플랭크

운동 초중급자라면 체중에 준하는 덤벨이나 바벨 무게를 드는 일은 잘 없을 것이다. 그러므로 맨몸 운동은 운동 초보나 중급자들이 다룰 수 있는 가장 무거운 무게인 경우가 많다. 5킬로그램 덤벨 따위와는 비교 불가한 육중한 몸을 가지고 운동하니, 맨몸 운동류가 힘든 것은 당연하다.

육중한 몸의 무게에 비해, 플랭크는 운동 초심자도 한 번쯤은 해본 운동일 만큼 진입 장벽이 낮다. 하물며 이걸 술자리 내기 종목으로 삼는 집단도 몇 번 봤다. 원래 어려운 운동을 얕잡아보니 플랭크를 할 때 허리가 아프다고 호소하는 사람들이 많을 수밖에 없다. 특히, 플랭크를 코어 운동이라고만 생각해 정말 몸통만 신경쓰면 더더욱 잘못 수행할 가능성이 높아진다.

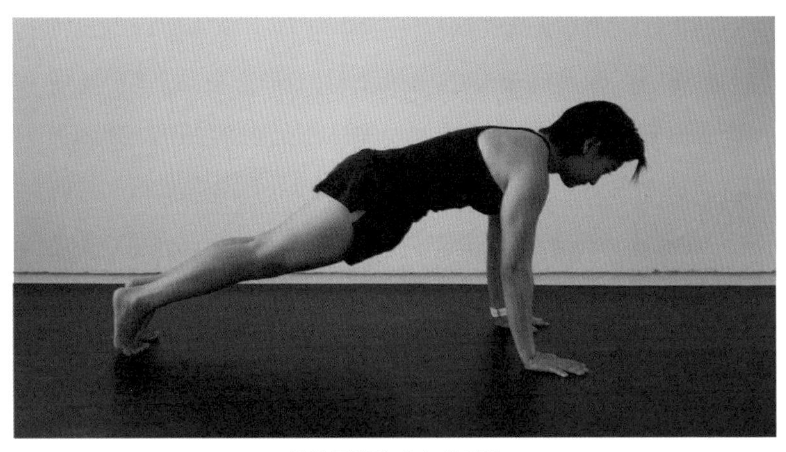

긴 팔 플랭크(tall plank) 자세

플랭크 하는 법(긴 팔 플랭크 기준)

단계	설명
시작 자세	- 손으로 바닥을 짚는다. : 다만 짚을 때 손가락을 쫙 벌려 두 번째 손가락 기준 11 자가 되도록, 혹은 더 외전하고 싶다면 두 번째 손가락이 2시 방향이 되기까지 회전해도 좋다. 외전하는 이유는 전완의 골조를 살펴보았을 때 엄지손가락 쪽 뼈(요골)이 더 길기 때문에, 손을 안쪽으로 돌리면 뼈가 집히는 느낌이나 불편감이 커지기 때문이다. - 발끝을 세우고 몸을 들어 올린다.
몸의 위치	- 몸을 삼등분으로 나누어 각각의 파트에서 일직선을 유지한다. : 몸 전체를 사선 일직선으로 유지하면 된다고 가이드를 주는 경우도 많지만, 앞복부의 강한 수축으로 인해 골반이 안으로 말리며 약간의 후방 경사가 만들어지고, 요추에도 약간의 굴곡이 생겨야 한다. 옆에서 보면 사선 유선형의 모양이 된다. - 엉덩이 높이는 어깨보다 약간 낮도록 한다. : 너무 낮아질 경우 요추 통증이 발생하니 주의한다. 경추 중립도 유지한다.
자세 유지	- 복근 근육들을 긴장시켜 척추를 지지하며, 등 근육은 신장성 수축을 통해 복부와 함께 상체 전체를 강하게 떠받들고 있다. 필요 시 엉덩이 근육도 수축시켜 요추를 지지하도록 한다.

플랭크 수행하기

플랭크가 힘들게 느껴지는 이유는 들어야 하는 무게 자체가 크기 때문이다. 수많은 사람에게 도움을 주었던, 내가 사용하는 단골 지시는 몸을 3등분으로 잘라 생각하라는 것이다.

상단부는 머리에서 명치까지, 중앙부는 명치에서부터 힙까지, 하

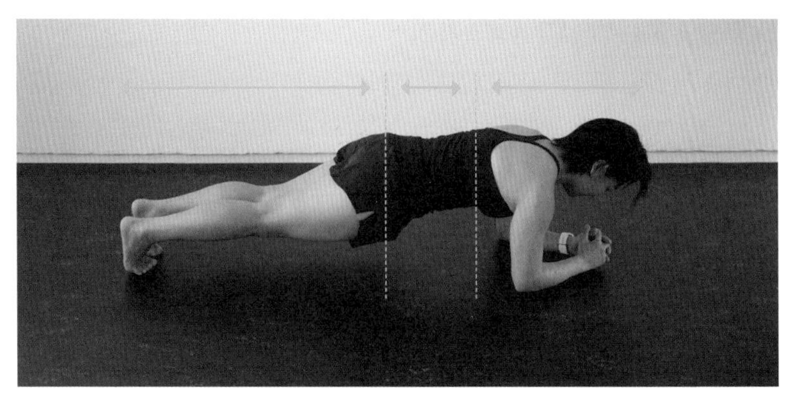

플랭크 자세

단부는 나머지 하체 부위가 되겠다. 이렇게 각각의 구획별로 내 체중을 분산시킨다고 생각하고, 각 부위별 근육들에게 일을 시켜야 한다. 세 구획 중 따지자면 상단부와 중앙부의 안정화가 더 요구되니, 등 근육과 코어가 핵심 근육이다. 그럼, 각 부위의 힘 사용 방법을 살펴보자.

먼저 상단부에서는 날개뼈를 전인한다. 즉, 앞으로 밀어내서 등을 동그랗게 만든다. 이때 중간등을 과하게 말고, 날개뼈 하각만 벌어진 전인 형태가 되지는 않도록 주의한다. 플랭크 시 상체 근육 대부분(승모근, 능형근, 광배근, 흉근, 전거근, 삼각근, 이두근, 삼두근 등)이 개입하지만, 전거근을 사용하며 견갑을 전인하는 자세를 만들어낼 경우 약간의 자세 교정적 효과(익상 견갑 등)도 있으며, 광배근의 신장성 수축 상태를 만들어낼 때 가장 안정적인 상단부 자세가 완성된다.

중앙부로 넘어가자. 다른 부위들도 도움을 주고 있기는 하나, 플랭크의 버티기는 코어가 가장 큰 비중을 담당한다. 몸통 근육(복직근[43],

복사근[44], 횡복근[45])을 모두 사용하는 느낌으로 척추를 보호하며 코어 근육을 조여 몸을 끌어올리는 느낌을 찾는다. 골반은 너무 낮아지거나 높아지지 않도록, 어깨 높이보다 살짝 낮은 상태에서 유지한다. 몸통 근육에 대한 전반적인 인지가 부족하다면 플랭크를 한 채로 숨을 다 내쉰 뒤 몸통 근육의 활성화를 느껴보고, 그 상태를 내내 유지하는 것을 목표로 하자. 숨을 참는 것이 아니라, 숨을 다 내쉰 몸통 근육의 상태를 유지하는 것이다.

하단부에서는 대퇴 사두근과 둔근이 골반을 안정시키고 강화하는 데 도움을 준다. 특히 몸통 근육을 잡는 힘이 부족하다면 둔근을 조금 더 동원하기를 추천한다. 이미 중앙부의 복부 조임을 통해 골반이 중립이나 약간의 후방 경사 상태일 텐데, 힙 근육에 힘을 주면 해당 골반의 형태를 복근과 함께 지지하게 된다.

이처럼 플랭크는 상체, 코어, 일부 하체 근육까지 사용하니 코어 운동으로 한정 짓기보다는 전신 운동처럼 취급하자.[46]

로우

로우 동작은 대표적인 등 운동 아키타입이다. 노 젓기라는 뜻의 로우row라는 용어가 사용되는 이유는 실제로 로우 동작이 배의 노를 젓는 동작과 외형상으로도, 역학적으로도 유사하기 때문이다.

로우는 굉장히 다양한 자세에서 수행할 수 있는데, 서서 할 수도,

벤치에 엎드리거나 앉아서 할 수도 있다. 그러나 개별 방식 간 차이가 크지 않다. 여기서는 시티드 로우seated row를 기준으로 설명하겠다.

단계	설명
준비 자세	- 팔을 쭉 뻗어 저항(머신 손잡이, 덤벨, 바벨 등)을 잡는다. 사용하는 저항 도구에 따라 그립은 자유롭게 한다. - 등 운동이지만 등만 신경쓰면 안 된다. 운동 중 아래 허리를 과하게 신전할 가능성이 있으므로, 미리 코어를 잘 잡는다. 코어 안정화는 등 근육의 근위부(proximal)를 안정화하는 역할도 한다.
동작 수행	- 손잡이를 당기면서 팔꿈치를 몸쪽으로 당긴다. 이 때 '잡고 있는 저항을 뒷주머니에 집어넣으려는 듯(into your back pocket)' 또는 '배꼽 쪽으로 팔꿈치를 당기는 느낌'을 주라는 지시가 흔히 동원된다. - 당기기 방식에는 두 가지가 있다. 하나는 견갑의 움직임을 상대적으로 적게 가져가는 광배 우세 당기기, 다른 하나는 견갑 후방 경사와 후인을 적극적으로 사용하는 광배 능형근 방식이다.
동작 종료	- 등 근육의 신장성 수축을 느끼며 시작 자세로 돌아간다. 동작의 끝에서 날개뼈를 완전히 전인하지 않고, 신장성 저항감이 잘 느껴지는 위치까지만 돌아가도 충분하다.

그립에 따른 운동 효과

로우는 그립을 다양하게 수행할 수 있다. 일반적으로 사용하는 그립은 크게 세 가지다. 상세한 설명은 표로 정리했다. 그립 방식은 어깨의 내회전, 외회전에도 영향을 미치며, 자극이 들어오는 근육도 조금씩 달라진다. 그립을 선택할 때는 본인의 몸, 특히 어깨에 가장 부담이 덜한 그립을 선택하는 것이 우선이며, 별다른 부담이 없는 경우 원하는 운동 부위에 맞춰 선택하면 된다.

단계	설명	주요 자극 근육	특징
오버 그립	손바닥이 아래를 향하게 하여 바벨이나 덤벨을 잡는 방식.	등 상부, 광배근, 전완근	협력근 우세 현상을 줄이며 등을 더 효과적으로 자극할 수 있다.
언더 그립	손바닥이 위를 향하게 하여 바벨이나 덤벨을 잡는 방식.	이두근, 광배근 중하부	이두근과 광배근 하부를 더 많이 자극할 수 있다. 어깨가 외회전이 되는 그립이라 일반적으로 어깨에는 편안하나 이두근의 우세 현상이 쉽게 발생할 수 있다.
뉴트럴 그립	손바닥이 서로 마주 보도록 하여 바벨이나 덤벨을 잡는 방식.	삼두근, 광배근, 전완근	손목과 팔꿈치에 부담이 적어 부상 위험이 낮다.

코어 잡기

모든 운동에서 코어를 잡으라는 조언이 나오지만, 운동의 성격에 따라 얼마나 코어를 잡을지도 의사 결정의 영역이다. 가령 데드리프트나 스쿼트를 고중량으로 할 때는 높은 수준의 코어 안정화가 필요하다. 반면 시티드 로우는 허리 부상의 위험성이 아주 높지 않은 동작이다. 등 운동에 방해되지 않을 만큼, 요추 통증이 없을 만큼만 코어를 잡아도 무방하다.

안전한 가동 범위

팔꿈치를 선발 주자로 팔을 움직이며 상완골을 팔꿈치, 몸통과 동일한 선상까지 당겨온다. 이 가동 범위는 일반적인 권장 사항으로, 테크닉에 따라 조금씩 달라질 수 있다.

나는 가장 효과적이고 이상적으로 여겨지는 가동 범위를 모두에게 권하고 싶지 않다. 안전한 건 효과적인 것과는 다르다. 모든 사람이 이상적인 가동 범위로 운동할 수 있는 것은 아니다. 물론 각 관절이 요구하는 가동 범위를 확보하는 것이 바람직한 목표지만, 노화되거나 손상된 신체의 현재 상태를 고려할 필요가 있다. 많은 초·중급 운동자들을 관찰한 결과, 상완골 전방 활주, 라운드 숄더, 과도한 흉추 후만 등으로 인해 움직임의 제약이 있는 이들이 할 수 있는 가장 안전한 로우 범위는 상완이 몸통과 나란한 정도나 그 직전까지 당기는 것이다. 보다 구체적으로 기준을 제시하자면, 상완 골두가 로우의 끝단에서 더 앞으로 밀려나지 않는 범위에서만 수행하는 것이 어깨에 과도한 부담을 주지 않는 안전한 방법이다.

당기기 방식

당기는 방식에 따라 활성화되는 근육이 달라진다. 광배 우세 당기기는 견갑의 후인 움직임을 제한적으로 사용하여 광배근의 고립된 수축을 목표로 하며, 광배 능형 당기기는 견갑의 후방 경사와 후인 동작을 적극적으로 사용해 능형근과 광배근의 협응을 통해 보다 큰 가동 범위와 등 전체의 사용을 도모한다. 목표 근육과 훈련 목적에 따라 선택하면 된다. 운동자의 현재 상태와 기술 숙련도를 고려해 적용한다.

"등 운동에 많은 노력을 들이는데, 그에 비해 등 발달이 잘 안되는 이유가 뭘까요?" 회원들의 단골 질문이다. 특별한 의도나 인지 없이 무작정 당겨서 목표 자세를 만들려 하면 운동의 효율성이 떨어질 수 있다. 당기는 과정에서 손목을 과하게 안으로 꺾으면 전완근을, 마치 이두 컬을 하듯이 전완과 상완의 각을 좁게 만들 경우 동작의 협력근인 이두근을 더 많이 사용하게 된다. 즉, 먼저 자세를 점검하는 것이 중요하다.

그러나 만약 올바른 자세로 등 운동을 계속해도 근육 발달이 더디

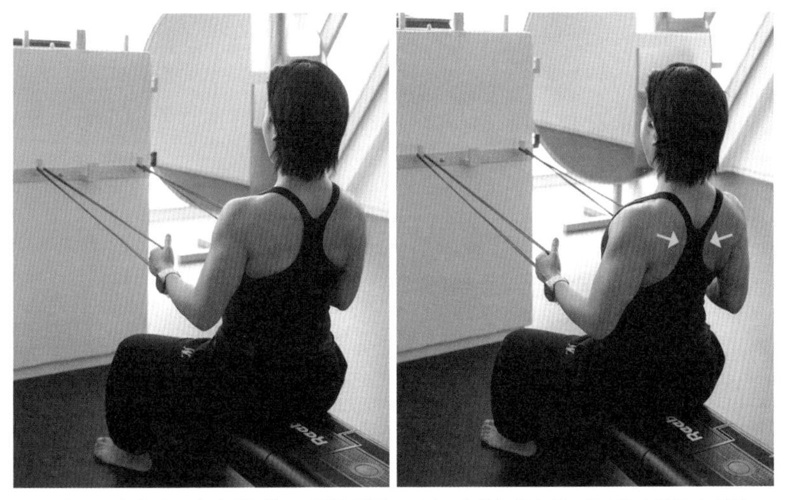

광배 우세 방식(왼쪽)과 광배 능형근 방식(오른쪽). 로우는 케이블 머신, 밴드 등으로 수행할 수 있다.

고 다른 근육에만 자극이 집중된다면 협력근 우세 현상이 있는지 점검해 볼 필요가 있다. 길항근, 즉 가슴 근육의 타이트함으로 인해 가동 범위가 제한된 경우에도 등 근육 발달이 방해받을 수 있다는 점도 고려하여 가동 범위를 개선하는 작업도 필요할 것이다.

원 위치로 돌아가기

동작을 역재생하면 된다. 다만 속도의 완급을 잘 조절하며 등 근육의 신장성 수축감을 느껴가면서 운동한다. 끝 지점에 도달할 때 날개뼈를 최대한 전인하지 않아도 된다. 과한 전인 시 광배근과 능형근 등의 주요 등 근육들이 긴장을 잃어 근육의 지속적인 수축감을 유지하기 어려울 수 있다. 또, 이렇게 등 근육이 늘어나 있는 완전한 전인 상태에서 갑작스레 다음 횟수에서 속도감 있게 당기면 팔 힘으로 당기게 될 수 있다.

로우를 통해 프레스 이해하기

여기서 인사이트를 하나 소개하고 싶다. 시티드 로우와 체스트 프레스를 떠올려 보자. 로우를 뒤집으면 프레스다. 프레스를 뒤집으면 로우다. 당연히 완벽히 대칭인 관계는 아니고, 중요한 차이점을 잔뜩 짚어낼 수도 있다. 일단 사용하는 주동근, 협력근, 길항근이 완전히 다르다. 하나는 가슴 운동, 하나는 등 운동이다. 그렇지만 움직임의 경로가 상당히 비슷하지 않은가? 서로 다른 동작 간의 유사성을 발견하는 것이 바로 아키타입적 사고다. 실제로 운동할 때 그 유사성을 고려하면, 동작에 대한 이해도가 풍부해지는 경험을 종종 하게 된다. 체스트 프레스나 푸시업 동작에 대한 설명은 이 책에서는 생략하지만, 운동 동작을 이해하는 관점을 얻었다면 스스로 공부를 시작하는 데 부족함이 없으리라 믿는다.

오버헤드 프레스

어디가 아파서 그만두는 사람은 있어도, 이 운동이 싫어서 그만두는 사람은 없다. 머리 위로 덤벨이나 바벨을 번쩍 드는 오버헤드 프레스는 몸통 앞에서 무언가를 밀거나 당기며 움직이는 동작과는 다른 특별한 성취감을 선사한다. 어깨 근육을 강화하고 근성장을 촉진하는 대표적인 근력 운동이다.

인상, 용상, 그리고 추상?

현재 역도 경기는 인상引上, snatch과 용상聳上, clean and jerk 두 종목으로 진행된다. 그러나 과거에는 추상推上, clean and press 종목도 있었다. 여기서 '추'는 밀 추推 자를 사용한다. 즉, 바벨을 바닥에서 어깨 높이까지 폭발적인 힘으로 들어 올리는 역동적인 '클린' 동작 후, 꼿꼿하게 선 자세로 정적인 프레스를 하는 동작이 바로 추상이다. 인상 및 용상이 빠른 속도를 통해 순간적인 힘을 측정하는 데에 집중한다면, 추상은 '프레스' 부분을 통해 순수한 힘을 측정한다는 취지에서 종목에 포함되었다.

그러나 과거 올림픽 경기를 떠올려봐도 정자세로 서서 바벨을 위로 미는 프레스 동작을 기억하는 사람은 거의 없을 터인데, 프레스는 올림픽 역도 종목에서 제외된 지 벌써 수십 년이 지났기 때문이다. 그 이유는 첫째, 허리에 가는 부담 때문이다. 원래 추상 종목은 클린 동작 이후 꼿꼿하게 선 자세로 정적인 프레스를 수행하는 것이었다. 그러나 시간이 지나면서 기록 향상을 위해 등과 가슴 근육을 더 활용할 수 있도록 허리를 과도하게 젖히는 눕기 방식을 허용하는 등 규정이 느슨해지며 선수들의 테크닉이 변질되었고, 이로 인해 허리에 위험한 동작이 되었다.

둘째, 순수한 힘을 측정하는 동작에서 역동적이고 빠른 속도 중심의 리프트로 변화하면서 용상 종목과 큰 차이가 없어졌기 때문이다. 원칙적으로 무릎 반동 없이 상체만 사용하여 프레스를 해야 했으나, 빠른 클린 동작 이후 바로 연달아 프레스를 하면 힙과 등의 미세한 동작을 통해 무릎 반동을 숨길 수 있거나, 심판이 판정하기 어려운 수준의 하체 반동을 사용할 수 있었다. 이렇게 프레스의 본래 취지인 순수한 힘 측정의 의미가 퇴색하며 국제 역도 연맹은 1972년 뮌헨 올림픽에서 추상 종목을 모든 대회에서 제외하기로 결정했다.

이 결정은 역도 경기의 단순화와 판정 문제 해결에 기여했지만, 프레스 동작은 '순수한 힘' 측정의 도구라는 상징성을 잃게 되었다. 만약 추상 종목이 남아 있었다면, '3대 운동(벤치프레스, 스쿼트, 데드리프트)에 오버헤드 프레스를 더해 '4대 운동'이 될 수 있지 않았을까 생각해 본다. 이처럼 프레스는 한때 체력과 순수한 힘을 보여주는 최고의 상체 운동으로 꼽혔으나, 인기가 점점 줄어든 운동이다. 대신 보디빌딩 및 파워 리프팅 등의 인기로 인해 상체 운동 중 벤치프레스에 대한 선호도가 높아졌다.

프레스는 위험한 운동일까

프레스는 상대적으로 부상 위험이 있고, 논란도 많은 동작이다. 대부분의 피트니스 동작의 찬반 논란은 그 운동 자체가 금기인지, 그 운동을 하지 말아야 할 사람이 있는지를 혼동해서 발생한다. 프레스의 경우 운동을 하지 말아야 할 사람이 많은 경우다. 많은 사람들의 몸은 조금씩 망가져 있고, 일상을 살기에 부담이 없더라도 이런 운동을 하는 데는 가동 범위가 부족할 수 있기 때문이다.

그렇다면 나는 프레스를 해도 되는 사람일까? 우리가 스스로에 대해 자주 갖는 믿음은 '내가 그래도 중간은 가겠지'라 생각하는 것이다. 설사 정말로 평균 정도가 된다 하더라도 그 평균은 대체로 상당히 하향 평준화되어 있다. 내 몸이 주위 사람들과 엇비슷하다 해서 좋은 몸이 아니란 사실을 기억할 필요가 있다. NFL 선수들을 비롯한 엘리트 스포츠인들을 지도하는 유명 코치 조 드프랑코Joe DeFranco는 지도하는 선수들의 프로그램에서 무거운 오버헤드 프레스를 제외하자 오히려 퍼포먼스가 성장했다며 '내가 만나는 고객 50명 중 한 명 꼴로 위험 없이 오버헤드 프레스를 할 수 있다'고 언급하기도 했다.

한편 내가 마주치는 사람들은 대부분 운동 초보나 중급자다. 몸에 나쁜 걸 하기로 결심하고 수행해서 나빠지기보다는 별도로 관리를 하지 않으면서 틀어진다. 앉아서 열심히 일하고 공부하고, 굽은 목으로 커피를 내리고, 핸드폰을 보며 지하철을 타고, 운전을 하고, 잠을 자면서. 그러므로, 몸을 별도로 관리해 보지 않은 사람이라면 몸이 망가졌다는 걸 기본 가정으로 삼아야 할 것이다. 오버헤드 프레스와 같이 요구되는 기본 몸 상태가 비교적 높은 운동의 경우, 몸을 정상화하는 과정을 어느 정도 거친 다음 수행해야 한다. 오버헤드 프레스를 전부 피하기보다는 가벼운 무게로 조금씩 연습하고, 부분적인 가동 범위를 사용하며, 셋업 자세를 내 몸에 유리하게 하는 등(인클라인 벤치를 사용하는 방법이 있다) 적합한 변형을 찾아가면서 운동해야 한다. 그래도 안 되면 다른 좋은 어깨 운동들이 많으니 대체하면 될 것이다.

어깨는 어디인가

설명을 읽기 전, 어깨 근육이 어디인지 직감으로 유추해 보자. 정확히 어디인지 짚을 수 있는가? 몸의 문제를 상담하는 사람들이 '어깨가 뻐근하다'고 표현하는 경우가 많은데, 대부분 이 말을 승모근을 주무르며 한다. 이런 경우도 있다. '선생님, 저는 어깨가 아니라 팔에 자극이 들어오는데요?'라 물으면서 아이러니하게도 정확히 어깨 근육을 짚고 있다. 어깨 근육을 팔 근육의 일부로 착각하는 것이다.

근육 관점에서 어깨는 팔의 가장 윗부분에 붙어있는, 면 또는 각이 3개여서 삼각근으로 불리우는 전면, 측면, 후면 삼각근과(헬스에서 어깨 근육이라 하면 일반적으로 이를 지칭한다), 날개뼈의 앞뒷면에 붙어있는 4개의 소근육을 통칭한 회전근개를 지칭한다. (회전근개는 앞서 다룬 바 있다.) 관절 관점에서 어깨는 날개뼈-쇄골뼈-상완골의 복합체다.

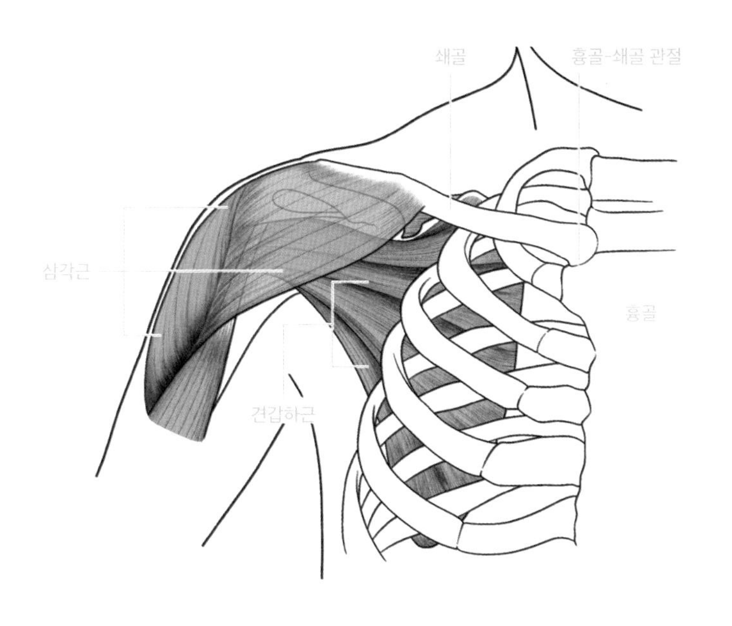
쇄골
흉골-쇄골 관절
삼각근
흉골
견갑하근

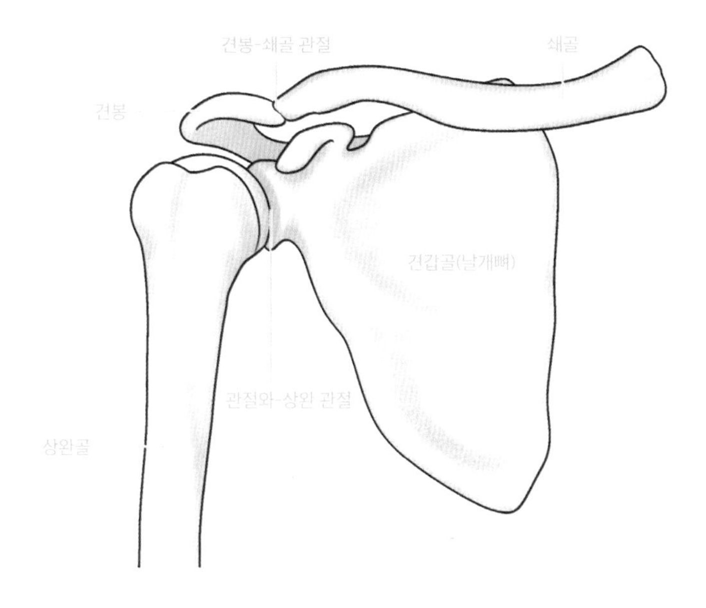
견봉-쇄골 관절
쇄골
견봉
견갑골(날개뼈)
관절와-상완 관절
상완골

각각의 뼈들이 만나 관절을 이루고 있는데, 관절와-상완 관절과 견봉-쇄골 관절이 주 관절이다.

뼈와 근육이 만드는 어깨 움직임의 리듬

이렇게 어깨 구조물에 개입되는 뼈와 근육은 다양한데, 이들이 완벽한 리듬으로 탱고를 추어야 올바른 어깨 움직임이 일어난다. 반대로 여기에서 불협화음이 자주, 혹은 크게 생긴다면 부상 가능성이 높아진다. 어깨 근육과 관절이 협응해 움직이는 것을 '견갑 상완 리듬scapulohumeral rhythm'이라 한다.

견갑 상완 리듬은 특히 어깨를 완전히 다 쓰는 소위 '만세' 자세에서 중요한데, 날개뼈(견갑골)와 위팔뼈(상완골)가 각자의 기여분만큼 충분히 움직여줘야 180도 만세가 가능하기 때문이다. 180도를 만들기 위해 상완골이 120도를 기여하고, 견갑골이 60도를 기여하는 것으로 알려져 있다. 이 리듬이 깨져 견갑골과 상완골이 원활하게 협력하지 않으면, 특정 근육이나 관절에 과부하가 걸리며 회전근개 손상이나 어깨 충돌 증후군과 같은 문제가 발생할 수 있다. 더 자세히 보자면 날개뼈 가동 범위가 제한되어 억지로 상완 골두를 과하게 내회전하거나, 날개뼈를 전방 경사로 기울이는 보상 등이 일어날 수 있겠다.

숄더 프레스에서 견갑 상완 리듬은 특히 중요하다. 팔을 위로 들어 올리는 동안 초기에는 상완골이 주로 움직이지만, 30도 이상 올라가면 견갑골도 함께 움직이며 팔을 더 높이 들어 올릴 수 있도록 돕는다. 이러한 리듬이 잘 유지되면 어깨가 안정적으로 기능하며 힘을 발휘할 수

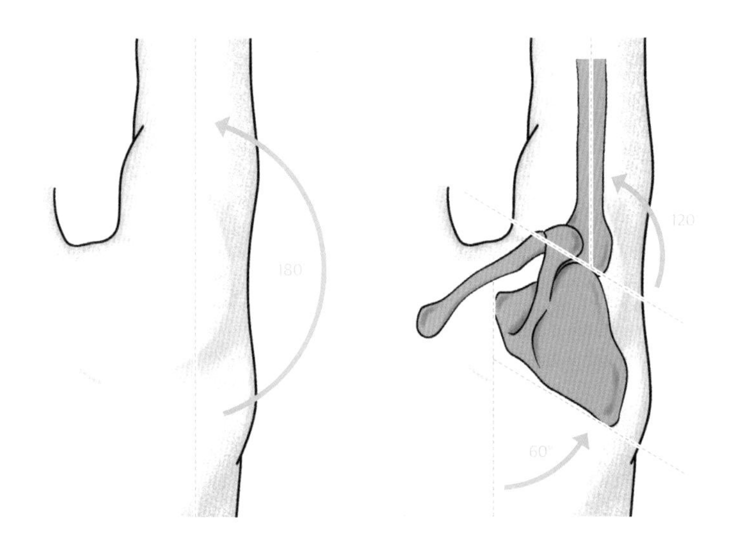

팔을 완전히 만세한 자세, 즉 견관절의 180도 열림은 윗팔뼈(관절와-상완 관절)의 120도 외전과 날개뼈(견흉 관절)의 60도 상방 회전이 동시에 발생한 결과다.

있어, 부상을 최소화하면서 근육을 효과적으로 발달시킬 수 있다.

오버헤드 프레스 하는 법

서서 또는 앉아서 수행할 수 있으며, 바벨과 덤벨을 사용하는 방식으로 나뉜다. 앉아서 하는 경우에는 상체를 곧게 세운 자세와, 벤치를 뒤로 기울여 기댄 인클라인incline 방식이 있다. 여기서는 그중 코어 큰육이나 흉추 가동 범위가 부족해도 비교적 안전하게 수행할 수 있는 인클라인 숄더 프레스를 중심으로 운동 방법을 소개하고자 한다. 어깨 고립도가 낮고 가슴 근육으로 자극이 누수될 수 있다는 단점이 꼽히기도 하지만, 일반인에게 그렇게 치명적인 단점은 아닌 것 같다. 향후 가동 범위가 좋아지고 근육이 붙으면 다른 프레스 방식을 실험해 봐도 좋다.

단계	설명
준비 자세	- 벤치는 비스듬히 세운다. : 벤치 각도가 0도에 가까울수록 대흉근이, 90도에 가까울수록 전면 삼각근이 활성화된다. 각도가 너무 낮으면 숄더 프레스보다는 체스트 프레스에 가까워지므로, 90도에서 너무 많이 뉘이지 않도록 한다. - 양손에 덤벨을 잡은 후 벤치에 기대어 앉는다. 발은 바닥에 안정적으로 고정하여 자세를 잡는다. - 덤벨을 양 옆으로 들어올린다. 일반적으로 팔꿈치가 어깨보다 약간 낮은 곳에서 시작한다. 정면, 측면에서 봤을때 손목과 팔꿈치를 수직으로 위치하고 이를 동작 내내 유지한다. - 팔은 날개뼈가 자연스럽게 앞으로 기울어져 있음을 고려해, 약간 앞으로 설정한다. (견갑면에 맞추기) - 전완과 손목의 회전 정도는 오버 그립과 뉴트럴 그립 사이에서 조절한다.
상승	- 직선적인 움직임을 연상하며 덤벨을 위로 밀다가 손과 팔이 자연스레 모여야 될 때 살짝 모이게 하며 팔을 쭉 펴준다. : 이때 덤벨 무게가 앞쪽 어깨(전면 삼각근)에 얹혀진 느낌을 받아야 한다. 흔한 실수는 Y자로 뻗거나, 이마 앞 사선으로 뻗는 것이다. 처음 연습할 때는 거울을 보며 관찰한다. - 팔꿈치를 얼마나 펼지, 즉 가동 범위는 다루는 무게, 운동 레벨, 어깨 상태에 따라 조정한다. - 날개뼈는 부드럽게 상방 회전하도록 둔다. 날개뼈의 움직임을 제한하는 견갑 하강 힘을 만들어낸 채로 프레스를 한다면 회전근개 부상을 입을 수 있으므로 주의한다. - 가장 상단부에서 별도로 날개뼈를 과장되게 거상시키지 않도록 주의한다.

하강	- 팔을 얼마나 깊이 내릴지는 다루는 무게, 운동 레벨, 어깨 상태에 따라 조정한다. 가능하다면 어깨와 가슴이 충분히 늘어나는 느낌이 들 때까지 덤벨을 내린다.
마무리	- 덤벨을 천천히 내리고 올리는 동작을 반복한다. 세트가 끝나면 앉은 상태에서 덤벨을 조심스럽게 다리 위로 안전하게 내려놓는다.

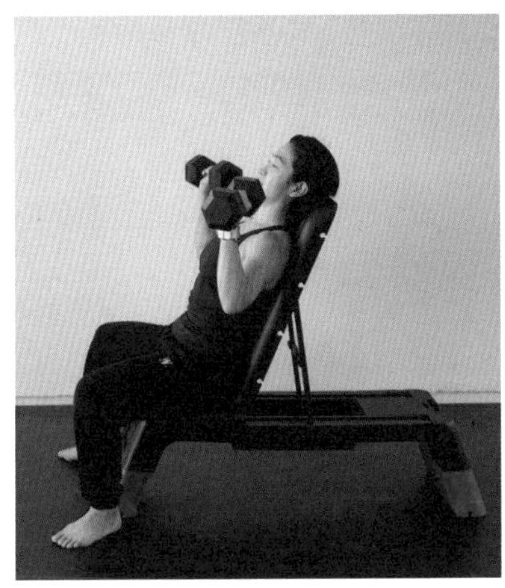

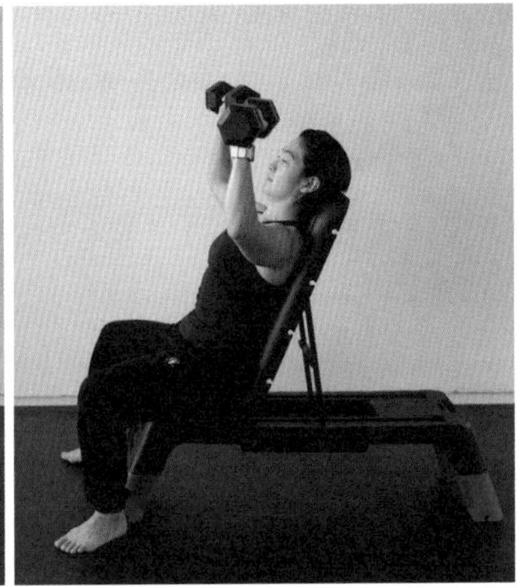

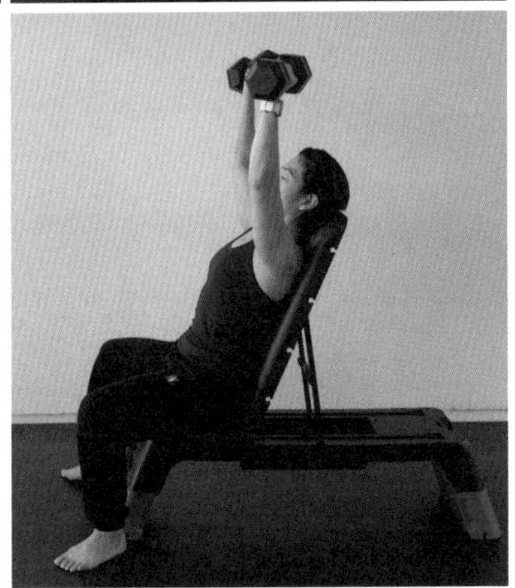

인클라인 숄더 프레스(준비 - 상승 - 최고점)

시작하는 높이

시작하는 높이가 낮을수록 덤벨이 이동하는 경로가 길고, 높을수록 덤벨이 이동하는 경로가 짧아진다. 그래서 팔꿈치가 어깨 높이인 지점에서 시작하는 것이 더 쉽다고 간주되기도 하나, 45도 정도로 깊게 접고 시작하는 것이 견갑 상완 리듬을 느끼기에는 유리할 수 있다. 개인의 스타일에 맞추어 설정한다.

견갑면에 맞추기

우리 몸의 날개뼈는 자연스럽게 앞쪽으로 약 30~40도 정도 기울어져 있다. 견갑면은 날개뼈의 이러한 방향에 따른 가상의 움직임 면을

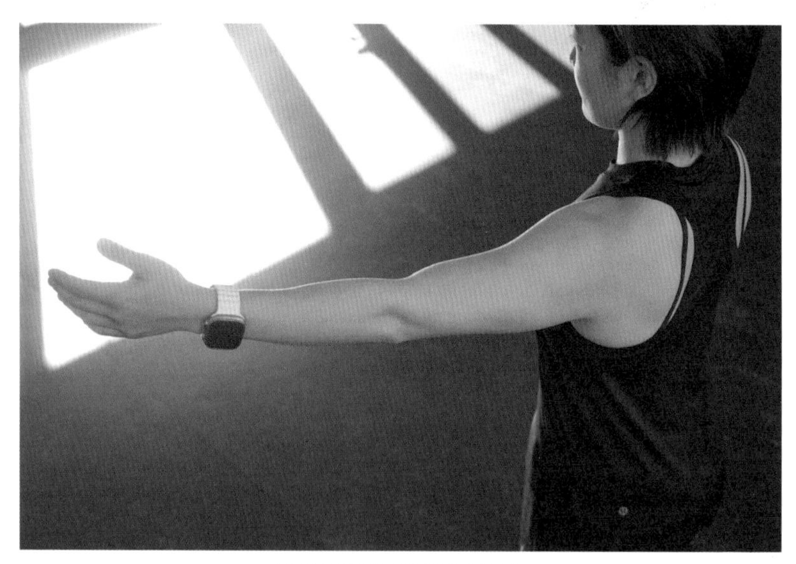

견갑면 위에서 팔을 들어올린 모습

지칭한다. 팔을 몸통과 완전히 동일 선상에 두는 것보다, 30~40도 정도 앞에 두는 것이 날개뼈가 원래 생긴 대로, 자연스럽게 움직일 수 있는 자세다. 이때 어깨 충돌이 적은 것으로 알려져 있다.

단, 이 각도는 절대적인 것이 아니다. 체형을 포함한 다양한 요인(흉추의 위치, 어깨 말림의 정도, 날개뼈의 전인 정도 등)에 영향을 받으므로, 내 날개뼈의 모습을 관찰하며 세팅하도록 한다. 아울러 개인의 운동 목적에 따라 견갑면 외의 영역, 특히 안쪽으로 더 모아서 프레스 자세를 설정할 수 있다.

주의 사항

허리를 과신전하거나 상체를 뒤로 과하게 미는 것에 주의한다. 특히 머리를 벤치에 누르는 것은 경추에 부담이 될 수 있으므로 지양한다. 가동 범위가 안 나오는데도 상단에서 덤벨을 과도하게 밀어붙여서도 안 된다. 동작 중 목, 어깨, 허리에 불편감이 느껴진다면, 자세를 다시 확인하고 무게를 조절해야 한다. 아무리 조정해도 불편하다면, 이 동작을 고집하지 말고 대체 동작을 찾으면 된다.

Part 5

운동 고루 섭취하기

10

근력과 근지구력

"정말 운동의 배신이에요. 30년 동안 수영과 한강 걷기를 했는데 이렇다니요."

한 중년 고객에게 수업 중 들은 말이다. 30년이라니. 나는 아직 감히 상상도 못 하는 운동의 세월이다. 이런 탄식을 들을 때마다 마음이 쓰라리고, 내가 가진 모든 지식을 쏟아부어 그의 몸을 고쳐주고 싶다. 하지만 몸 관리에 대한 모든 진실을 한꺼번에 말해주는 건 오히려 아무런 도움도 안 될 것이다. 수용의 시간이 필요하기 때문이다. 운동에 배신당한 사람은 마치 이별의 수용과 비슷한 과정을 거친다. 나에게 유익할 것이라 굳게 믿으며 즐겁게 운동했던 시간을 애도하고, 지금은 몸이 망가질 대로 망가졌음을 인정하는 과정이다.

한 가지 기술을 오래 갈고 닦은 사람, 수련에 가까운 예술을 하는 사람들에 대해 종종 생각한다. 얄팍한 짐작이지만, 나는 그런 사람이 될 수 없고, 그런 사람도 내가 될 수 없으며, 두 부류는 서로가 서로를 부러워하는 관계다. 운동 선생님으로서 나의 정체성도 그렇다. 나는 잡학에 능하고, 서로 다른 분야를 엮어내는 사고방식을 비롯한 창의성이 장점이다. 반면, 좁고 깊은 초전문적인 지식을 보유하거나 한 가지 종목을 마스터한 사람은 아니다.

언제나 공부하는 자세로 사는 건 당연하지만, 초전문적인 지식이나 한 가지의 고도로 발달된 기술이 없음에 큰 열등감을 느끼지는 않는다. 나 포함 모든 일반인은 특정 종목의 선수가 아닌 삶의 운동선수라고 생각하기 때문이다. 그래서 한 운동만을 열심히 하기보다는 몸을 다각적으로 발전시키며 삶의 다양한 도전을 받아들여야 한다. 나는 그에 맞는 가르침을 주기 위해 공부를 하고, 지식을 전달한다. 삶의 다양한 도전이란 근감소증, 관절과 인대 약화, 가동 범위 축소, 활력 및 대사 저하 등이다. 이런 도전들을 이겨내거나 예방하지 못한다면 친구들과의 활력 있는 여행, 지치지 않는 체력에서 나오는 다정한 말과 감정, 귀갓길에 장바구니 한가득 장을 봐서 가뿐하게 걸어가는 저녁 등과는 이별해야 할 테다.

물론 한 가지 운동을 열심히 하는 이들의 몰입은 존경스럽다. 하지만, 한 운동을 부상 없이 오래 하는 사람은 장담컨대 분명 그 운동만 하지는 않을 것이다. 그들은 흔히 몸의 약점을 보완하기 위한 각종 보강 운동 및 스트레칭을 한다. 그렇다면 결국 문제는 한 운동을 특별히 즐겨서가 아니라, 다른 운동을 특별히 즐기지 않아서 발생한다. 수영을 해서 몸이 틀어지는 것이 아니라 수영만 해서 틀어진다. 등산을 매일 했는데도 틀어진 게 아니라 등산만 매일 해서 틀어진다. 순수하게 한 운동만을 고집하면 몸은 그 종목에 특화되며, 그러면서 자세가 고장나기 시작한다. 이를 '운동 편식'으로 지칭하고, 우리가 왜 운동을 고루 섭취해야 하는지 이야기하고 싶다.

노화와 만성 질환 전문가인 유명 의사이자 베스트셀러에 등극한 『질병 해방Outlive』의 저자인 피터 아티아Peter Attia는 우리가 100세까지 산다고 가정했을 때, 죽기 전 마지막 10년을 호스피스나 휠체어에 의존하지 않고 최고의 상태로 살 가능성을 크게 높이는 체력 기준을 제시하며 화제가 된 바 있다. 그가 제시한 체력 측정의 세 가지 종목은 철봉 매달리기dead hang, 맨몸 스쿼트 홀드air squat hold, 파머스 캐리farmer's carry[47]다. 세 운동 자체가 중요하다기보다는, 해당 운동을 통해 평가되는 악력, 가동성, 코어 힘, 기초 상하체 근력, 안정성, 균형 감각, 근지구력 등의 다양한 체력 요소가 꽤 높은 수준으로 갖춰져 있어야 자유롭게 보행하고, 주변 사람들과 교류하며 삶을 즐길 수 있다는 의미다.

40대의 여성과 남성은 각 운동에서 다음과 같은 기준을 충족해야 한다.

운동 항목	측정 요소	40대 여성	40대 남성
철봉 매달리기	악력, 어깨 가동성	1분 30초	2분
맨몸 스쿼트 홀드	하체 근력, 코어, 근지구력	2분	2분
파머스 캐리	악력, 전신 근력, 코어, 안정성, 균형	몸무게의 75%로 1분	몸무게로 1분

위 운동을 해본 적이 있다면, 아티아가 얼마나 높은 기준을 제시했는지 한눈에 파악할 수 있을 것이다. 만약 해본 적이 없다면, 도구가 필요 없는 스쿼트 홀드라도 타이머를 켜고 시도해 보자. 스쿼트 자세의 가장 힘든 위치에서 버티는 동작이다. 아마도 40초를 넘기기 시작한 시점부터 다리에 자극이 오고 1분을 넘어가면 '이걸 2분이나 해야 한다고?'라고 생각하는 자신을 발견할 수 있을 것이다. 이 기준은 20~30

대에게도 혹독하다. 이미 40대를 지났더라도, 노후를 대비해 체력을 길러야만 하고, 그 이외의 선택지는 없다는 걸 직시하자.

위와 같은 체력 기준을 통과하려면 매일 밥 먹고 운동만 해야 되는 건 아니지만, 딴짓만 해서도 안 된다. 퇴근 후 집에서 저녁을 먹으며 유튜브와 소셜 미디어를 둘러보다 잔다거나, 주말 오전에 늦잠을 잔뜩 자고 친구들과 밥을 먹고 집에 와서는 지쳐서 바로 자는 익숙한 일상에 건강 관리를 끼워넣는 성실함은 갖춰야 한다. 몸을 돌본다는 건 스스로에게 수행하는 사랑의 노동이다. 몸이 운동 편식으로 영양실조에 걸리지 않게 다양한 방식으로 훈련해주어야 하고, 휴식도 해야 하고, 식사도 잘해야 한다. 이 모든 걸 몸에 대한 일관되고 충분한 사랑을 바탕으로 해줘야 한다.

신체적 건강은 단순히 보기 좋은 것에 그치지 않는다. 우리의 생존과 삶의 질에 직결된 문제다. 염세주의자들은 이렇게 대답한다. '나는 오래 살고 싶지 않은데?' 체력 요소를 고루 갖추는 건 단순히 연명하는 것이 아닌, 더 건강하고 충실한 삶으로 인생을 마무리할 수 있는 능력을 갖춘다는 의미다. 언젠가 크게 독감에 걸렸거나 수술 때문에 병원에 입원했을 때를 떠올려 보고, 죽기 전 여러 해를 그런 식으로 보내고 싶은지 자문해 보기를 바란다. 때로 죽음에 대한 상념은 우리를 바른 길로 안내한다.

체력의 구성 요소

편식을 하지 않으려면 어떤 요소를 고루 섭취해야 하는지 알아보자. 그래야 스스로 어떤 요소에서 영양실조 혹은 영양 과잉인지를 판단할 수 있을 것이다.

체력은 신체 활동을 수행할 수 있는 능력을 의미하며, 이를 더 구체적으로 나누어 이해할 필요가 있다. 크게는 신체적 체력과 정신적 체력으로 구분할 수 있는데, 여기서는 신체적 체력에 초점을 맞추어 다시 세분화할 수 있다. 신체적 체력은 행동 체력fitness for performance과 방위 체력fitness for protection으로 나눌 수 있으며, 방위 체력은 개인의 항상성 유지 능력, 장기 건강, 면역 수준 등을 포함한다. 우리가 중점적으로 논의할 것은 행동 체력으로, 이를 다시 건강 관련 체력과 기능 관련 체력으로 구분할 수 있다. 건강 관련 체력은 일상 생활에서 신체가 능동적으로 활동할 수 있는 능력을 말하며, 근력, 지구력, 심폐 지구력, 유연성, 신체 조성 등이 여기에 속한다. 반면 기능 관련 체력은 스포츠와 같은 특정 상황에서 요구되는 체력 요소로, 스피드, 민첩성, 균형, 순발력, 협응성이 포함된다.

정리하자면, 운동의 관점에서 핵심적으로 갖춰야 할 체력 요소는 대부분 건강 관련 체력과 일부 기능 관련 체력으로 나눌 수 있다. 이제 각 체력 요소가 무엇인지, 왜 중요한지, 그리고 이를 어떻게 향상시킬 수 있는지 살펴보자.

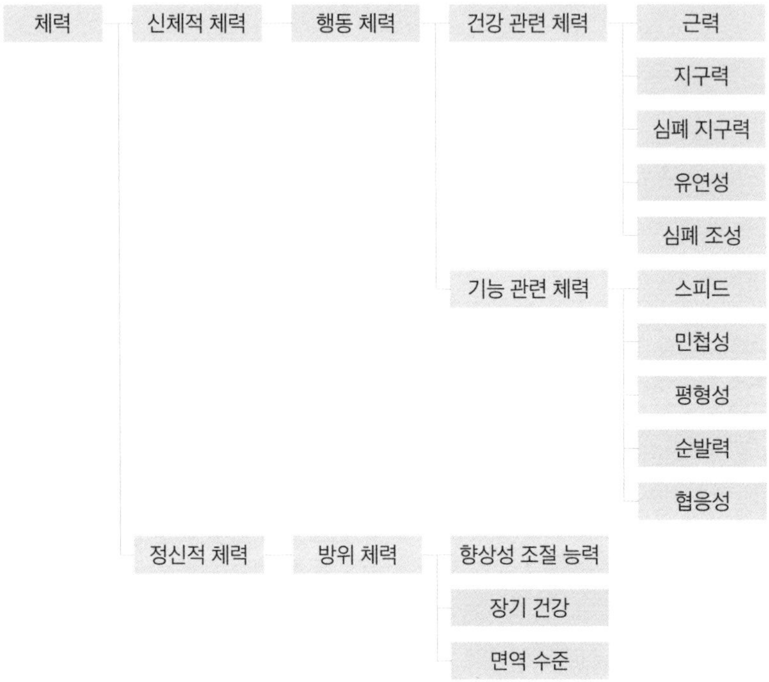

- 체력
  - 신체적 체력
    - 행동 체력
      - 건강 관련 체력
        - 근력
        - 지구력
        - 심폐 지구력
        - 유연성
        - 심폐 조성
      - 기능 관련 체력
        - 스피드
        - 민첩성
        - 평형성
        - 순발력
        - 협응성
  - 정신적 체력
    - 방위 체력
      - 항상성 조절 능력
      - 장기 건강
      - 면역 수준

나는 강력한 쪽일까, 끈질긴 쪽일까?

근력筋力은 말 그대로 근육이 수축할 때 발생하는 힘을 의미하며, 짧은 시간 동안 힘을 발휘하는 능력이다. 근력 운동은 일반적으로 적은 반복, 높은 무게로 훈련한다. 예를 들어 벤치프레스를 무겁게 5~8회 반복하는 것은 근력 훈련에 해당한다. 일상에서 무거운 상자를 들어

올리는 것과 같은 활동이 근력을 필요로 한다.

반면, 근지구력筋持久力은 근육이 오랜 시간 동안 지속적으로 힘을 발휘할 수 있는 능력이다. 가벼운 무게로 많은 반복을 하며 훈련한다. 체중을 이용한 스쿼트를 50회 하거나, 반복적인 하체 근력 사용을 동반한 등산, 무릎을 굽히고 앞허벅지 근육을 몇 분 동안 지속적으로 사용하는 스키 타기 등이 근지구력을 필요로 한다. 보통 일상에서는 근력과 근지구력이 동시에 필요하다. 무거운 장을 보면 장바구니를 들고, 집까지 가지고 걸어가야 한다.

두 체력 요소는 사용하는 주력 근육의 섬유도 다르다. 우리가 입는 옷이 다양한 섬유의 배합으로 만들어진 것처럼, 근육도 여러 종류의 근섬유[48]가 배합되어 있다.[49] 아주 단순히 말하자면 크게 두 가지 부류가 있는데, 지근섬유와 속근섬유다. 지근섬유는 지구력持久力의 그 '지持' 자를 사용하고, 속근섬유는 속도速度의 그 '속速' 자 를 사용한다. 지근섬유는 지구력을 요하는 운동, 즉 장거리 달리기, 수영, 자전거 타기, 지구력 훈련과 같은 저강도 활동에 관여하고 속근섬유는 속도와 폭발적인 힘을 요하는 운동, 즉 파워 리프팅, 단거리 달리기, 점프, 근력 및 민첩성 훈련 등 순간적이고 빠른 움직임을 할 때 활성화된다.[50] 물론 각 근섬유는 대부분의 움직임에서 동시에 활성화되니, 상호 배타적이라기보다는 어떤 섬유가 상대적으로 더 활성화되는가의 문제라 생각하면 된다.

의류의 기능별로 섬유 배합 비율이 다르듯, 근육도 기능별로 섬유 배합 비율이 다르다. 가령, 일반적으로 자세유지근으로 분류되는 근육들, 혹은 만성적으로 자주 쓸 수 밖에 없는 자세를 유지하는 근육들은 지구력이 중요하므로 지근섬유의 배합 비율이 상당히 높다. 종아리의 가자미근, 복부의 복직근이 이에 해당한다. 우리는 아주 오래 걸어다니고 척추를 곧게 유지해야 하는 존재이기 때문이다. 반면 속근섬유는 대퇴 사두근, 둔근, 광배근, 삼두근과 같이 빠르고 폭발적인 동작들에 동원되는 근육에 많이 분포하고 있다. 주로 몸의 겉 근육, 운동 훈련을 통해 부피가 커지는 근육들이 속근섬유 비중이 높은 근육이다.

타고나기를 지근섬유 비율이 높은 사람이 있고, 속근섬유 비율이 더 높은 사람도 있다. 자연스레 지근섬유 비율이 높은 사람은 지구력 운동에 두각을 보이고, 속근섬유 발달이 잘 되는 사람은 힘이 강할 것이다. 예를 들어, 일반적인 사람의 근섬유는 대략 지근섬유가 50%, 속근섬유가 50%로 구성돼 있고 '초고속 속근섬유(MHC IIx)'는 2% 미만인 반면, 대부분의 최상급 스프린터는 근육의 약 70%가 속근섬유, 30%가 지근섬유로 구성되어 있다. 한 최정상 올림픽 메달리스트의 근섬유 비율은 속근섬유 46%, 초고속 속근섬유는 무려 25%, 지근섬유는 29%였다고 한다.[51] 흥미롭게도 동물들 또한 자신의 주력 스포츠에 따라 지근 또는 속근 섬유의 발달 수준이 다르다. 느리게 오래 이동하면서 풀을 뜯는 초식동물은 근지구력이 필요하기에 지근 섬유가 발달했으며, 순간적인 스피드와 힘으로 사냥하는 육식동물은 속근섬유가 발달해 있다. 시속 112킬로미터에서 120킬로미터까지 속도를 낼 수 있는 치타는 '초고속 속근섬유' 가 약 70%를 차지한다고 한다.

내가 어떤 유형에 해당하는지 우리는 직감적으로 안다. 동작을 '확확' 폭발적으로 하는 게 더 자연스럽고 본성에 가까이 느껴진다면 속

특성	1형 근섬유 (지근섬유)	2형 근섬유 (속근섬유)
속도	느림	빠름
피로 저항성	높음	낮음
에너지 사용	유산소 대사	무산소 대사 (글리코겐 사용)
주로 사용되는 활동	지구력 운동 (마라톤, 장거리 수영)	단거리 운동 (스프린트, 중량 훈련)
근섬유 크기	작음	큼
수축 속도	느림	빠름
근육 조직의 색	적색 (근육이 피로해지지 않고 오랫동안 작동하려면 일정하고 충분한 혈액과 산소 공급이 필요하므로 더 많은 혈관을 가지고 있다. 지방 대사를 주로 한다.)	백색 (무산소적으로 에너지를 생성한다. 이에 따라 탄수화물을 주 에너지원으로 삼는다. 빠른 에너지원이 필요하므로 혈액 공급이 적다.)

근섬유가 발달한 타입이고, 버티는 동작이 자연스럽다면 지근섬유가 발달한 타입일 가능성이 높다. 그렇다면, 어떤 운동을 상대적으로 잘하고 못하는지 가늠하고, 몸 컨디션을 확인하며 단점을 보완하고 장점을 살릴 수 있도록 조율할 수 있다. 지구력 운동과 근력 운동 비중을 조절하는 것이다. 비율에 대해 정해진 가이드라인은 없지만, 나는 어느 정도 수준까지는 단점을 보완하는 트레이닝을 우선한 뒤, 몸이 양 기전을 자유자재로 활용하게 되었을 때부터 장점을 살리는 트레이닝을 추가할 수 있다고 생각한다.

타고난 근섬유의 비율은 정해져 있다고 하더라도, 지근섬유와 속근섬유 모두 훈련으로 강화할 수 있다. 자세히 들어가자면, 지구력 운동으로도 속근섬유를 강화할 수 있고, 근력 운동으로도 지근섬유를 강화할 수 있다. 그러나 개선의 정도는 개인에 따라 다르며, 훈련으로 지근섬유를 속근섬유처럼 강하게 만들거나 속근섬유를 지근섬유만큼 오래 버티게 만들 수는 없음을 참고해야 할 것이다.

근력:
일상을 유지하는 필수 조건

골격근은 운동을 하지 않으면 빠르게 감소한다. 그리고 골격근량의 감소는 근력muscular strength의 감소와 밀접한 관련이 있다. 나이가 들면 근육을 잃는다는 걸 당연시하고 싶지는 않지만, 노화 과정에서 골격근량은 감소하게 된다. 일반적으로 80대의 골격근량은 20대에 비해 약 40% 정도 감소하며, 70~80대의 근력 수준은 20대와 비교할 때 20~40% 정도 낮다.[52] 나이가 들수록 근육이 생기는 속도(동화 작용)보다 사라지는 속도(이화 작용)가 빨라지므로, 근육과 근력을 유지하려면 정말 많은 노력이 필요하다.

독자들 중 이미 70~80대에 도달한 분들이 얼마나 계실지는 모르겠다. 그러나 보통 젊은 사람은 세월을 잘 가늠하지 못하며, 그래서 노화와 그에 따른 근력 약화를 자신과 관련 있는 이야기라고 느끼지 않는다. 나도 마찬가지였는데, 고령 인구 비율이 높은 종로구로 이사오며 깨닫는 순간들이 있었다. 하루는 홍건익 가옥에 잠시 들러 구경하는데, 한 어르신이 계단을 '내려가지 못하겠다'며 두 다리와 손발을 모두 이용하여 계단을 짚고 어렵게 내려오시는 모습을 목격했다. 또, 국립현대미술관 서울관 야외에 있는 공중화장실은 유독 좌변기 높이가 낮다. 처음 그 화장실을 이용할 때는 담당 공무원이 좌변기 실물을 보지 않고 골랐나 정도로 생각하고 말았는데, 하루는 어떤 노인분이 친구분에게 '나 못 일어나겠어'라며 호소하는 소리를 들었다.

근육이 없으면 기동성, 이동 능력이 상당히 떨어질 수 밖에 없는데, 이는 삶의 존엄과 직결되는 문제다. 내가 내 몸을 의지대로 움직일 수 있다는 존엄 말이다. 스스로 부엌까지 걸어가 밥을 먹을 수 없고, 화장실을 갈 수 없으며, 친구를 만나러 외출할 수 없다면 상심할 수밖에 없다.

그럼 얼마나 운동을 해야 할까? 강도와 반복 횟수에 대해 단편적으로 조언하기는 어렵지만 근육량을 단순히 유지하는 데에도 엄청난 운동량이 필요하다. 전문가들은 각 근육 그룹마다 매주 도합 6~10개의 운동 세트를 수행해야 한다고 조언한다. 특히 40세 이상이라면 나이가 들면서 자연스럽게 발생하는 근육 감소를 막기 위해 더더욱 충분한 운동량이 필요하다. 그러나 20~30대도 근육 이화 작용으로부터 자유롭지 않다는 점을 고려하면, 모든 연령대에 해당되는 조언으로 받아들여야 한다. 근비대를 목표로 훈련할 경우, 각 부위의 근육별로 주당 최소 10세트의 운동을 해야 하며, 세트당 5~30회의 동작을 반복해야 한다.[53] 물론 근비대와 근력은 조금 다르지만, 강한 상관관계를 가진다는 점에서 이 가이드라인을 참고할 만하다. 근육별로 꽤 강도 있게 주당 10세트를 하려면 헬스장에서 너무 많은 시간을 보내야 하기 때문에, 여러 근육을 동시에 자극하는 복합 다관절 운동 동작을 운동 프로그램에 섞어줄 필요가 있다.

근지구력: 자세와 안정성

근지구력muscular endurance이란 운동을 오랫동안 지속적, 반복적으로 할 수 있는 근육의 능력이다. 장시간 동안 근육이 잘 기능해야 하는 상황은 운동에 한정되지 않는다. 우선 바른 자세를 유지하는 데에 필요하다. 바른 자세는 단순히 보기 좋기 때문이 아니라, 바른 호흡, 스트레스와도 관련이 있기 때문에 필수적이다. 오랜 산책을 하고, 장바구니를 들고 계단을 오르내리며, 줄을 서서 기다리는 등 다양한 일상적 상황에서도 근지구력이 필요하다. 근지구력 훈련의 이점[54]은 다양하다. 나열해 보면 다음과 같다.

- 오랜 시간 동안 **좋은 자세**와 **안정성**을 유지하는 데 도움을 준다.
- 근육의 유산소 능력을 향상시킨다.
- 무거운 물건을 드는 등 일상적인 기능적 활동을 수행하는 능력을 향상시킨다.

- 지구력 기반 스포츠에서 운동 성과를 향상시킨다.
- 높은 수준의 근지구력은 심혈관 질환과 혈압 위험 감소, 그리고 낮은 수준의 중성지방 및 혈당과 연관이 있다.[55]
- 근지구력이 향상되면 근육의 혈액 순환과 미토콘드리아가 개선될 수 있으며, 이는 세포에 에너지를 공급하는 데 도움이 된다.[56]
- 근지구력이 높은 사람들은 이동성 제한 위험이 낮았다.[57]
- 높은 수준의 근지구력은 낮은 근골격계 부상 위험과 관련이 있다.[58]

근지구력을 향상시키기 위해서는 운동 중 근육이 수축되는 총 시간을 늘려야 한다. 오래 운동하기 위해 아주 높은 무게를 사용하지 않고 가벼운 또는 중간 정도의 무게로 여러 번 반복한다.

미국 체력 관리 학회NSCA는 근지구력 운동 시 1회 최대 반복 무게1RM, one repetition maximum[59]의 70% 이하 무게로, 세트 수는 3세트 이상, 반복 횟수는 세트당 10~ 25회, 세트 사이 휴식 시간은 짧게(30초 이하 수준) 하는 것을 가이드라인으로 제시하고 있다.

그러나 아무리 가벼운 무게로 수행하더라도 동작을 많이 반복하는 것은 관절 움직임의 기회비용이 될 수 있다. 관절을 너무 많이 사용할 수 있다는 의미다. 대신 관절이나 근육이 움직이지 않는 등척성 운동을 하면 근육이 힘을 쓰는 운동 시간을 늘릴 수 있다. 가령, 스쿼트를 여러 번 하는 대신 몇 분간 스쿼트 홀드 자세를 유지하는 것으로 관절에 부담을 덜 주며 근지구력을 훈련할 수 있다.

11

심폐 지구력

체력이 수명을 늘린다

횡단보도 신호가 10초 남았을 때 뛰는가, 멈칫하는가? 중요한 약속에 늦었을 때 전전긍긍하기만 하는가, 달리기 시작하는가? 아파트 엘리베이터가 고장났을 때 좌절하는가, 별것 아닌 일로 생각하는가? 숨이 찬 느낌이 고통스러운가, 익숙한가?

심폐 지구력, 즉 유산소 지구력은 호흡과 순환기계가 장시간 동안 지속적으로 운동을 지원하는 능력을 말한다. 운동을 통한 심폐지구력 체력 요소 개선의 이점들을 나열해 보면 거의 성인병, 만성질환의 만병통치약처럼 보인다.

심폐지구력 증대의 이점[60]

- 심장과 폐를 강화해 운동 중 산소 공급을 극대화한다.
- 콜레스테롤과 혈압 수치를 개선한다.
- 심혈관 질환, 고혈압, 당뇨병 등 다양한 질병의 위험을 낮춘다.
- 계단 오르기, 무거운 물건 들기 등의 일상 활동을 더 쉽게 해준다.
- 뇌 기능을 향상시키고 인지 능력을 증진한다.
- 감정적 안정감과 정신적 건강을 개선한다.
- 만성 피로와 스트레스를 완화해 삶의 질을 높인다.
- 면역 체계를 강화해 질병에 대한 저항력을 높인다.
- 신체 전반의 대사 기능을 향상시켜 에너지 수준을 증가시킨다.
- 수명을 연장하고 전반적인 삶의 질을 향상시킨다.

심폐 지구력의 수많은 장점에도 불구하고 이를 개선하기 위해 성실하게 노력하는 사람은 많지 않다. 특히 운동을 어느 정도 한다는 사람들 중에서도 심폐 지구력을 소홀히 하는 경우가 많다. 근력과는 달리 눈에 보이지 않기 때문이다.

이런 분들에게 도움이 될 만한 사실 하나는 심폐 지구력이 좋아지면 근력도 함께 향상된다는 것이다. 유산소 운동을 하면, 미토콘드리아[61]의 개수가 늘거나 개별 미토콘드리아의 기능이 향상되기 때문이다. 미토콘드리아는 세포 내에서 유산소 대사를 통해 아데노신 삼인산adenosine triphosphate, ATP을 생성하여 근육 활동에 필요한 에너지를 공급하는 발전소 역할을 한다. 심폐 지구력을 기르는 운동은 미토콘드리아의 양을 증가시키고, 산소를 더 효율적으로 사용하게 함으로써 대사 효율을 높인다. 따라서 심폐 지구력이 향상되면 미토콘드리아가 더 효과적으로 에너지를 생산하게 되어, 근력 운동 중에도 필요한 에너지를 더 빠르고 효율적으로 공급할 수 있다. 그러면 근육이 피로를 덜 느끼고, 더 무거운 무게를 들거나 더 긴 시간 동안 강도 높은 운동을 수행할 수 있게 된다. 근력 운동 성과가 향상되는 것이다. 이처럼 심폐 지구력과 근력은 상호 보완적이며, 심폐 지구력이 향상될수록 더 강한 근력을 기를 수 있다.

심폐 건강이 중요한 궁극적인 이유는 '모든 원인에 의한 사망률all-cause mortality, ACM'에 큰 영향을 미치기 때문이다. 연구 결과에 따르면 심폐 기능의 가장 강력한 척도 중 하나인 최대 산소 섭취량(VO2Max)은 모든 원인에 의한 사망률과 중요한 연관성이 있었다. 최대 산소 섭취량은 사람이 격렬한 운동 중에 흡입하고 이용할 수 있는 산소의 최대량을 측정한 값이다.[62] 일반적으로 운동 강도가 높아질수록 몸이 요구하는 산소량 또한 높아지는데, 더 이상 몸이 산소를 소비하고 이용하기 어려워지는 한계 지점이 바로 한 개인의 최대 산소 섭취량이다. 이는 체중 1킬로그램당 1분 동안 소비되는 산소의 밀리리터(ml/kg/min) 단위로 표현된다. 최대 산소 섭취량 값이 높을수록 심장, 폐, 근육이 운동 중에 산소를 더 효율적으로, 많이 사용할 수 있다.

『질병 해방』의 저자 피터 아티아는 심폐 지구력의 중요성을 강조하면서 나이와 성별에 따른 최대 산소 섭취량 상위 25%에 드는 것을 목표하라고 조언한다. 약 12만 명을 분석한 연구에서, 최대 산소 섭취량 하위 25%에 속하는 그룹은 상위 25%~50%에 속하는 그룹에 비해 모든 원인에 의한 사망률이 두 배에 달했기 때문이다. 하위 25%와 상위 2.5%를 비교하면 차이는 훨씬 두드러진다. 하위 25% 그룹의 사망률은 상위 2.5~5% 그룹에 비해 5배에 달했다.[63]

이 이야기를 들었을 때 최종적으로 평균 이상의 최대 산소 섭취량(하위 50~75%) 그룹에 들 생각을 하는 사람과 상위 5% 그룹에 들 생각을 하는 사람의 체력 결과는 상당히 엇갈릴 것이다. 내가 독자들의 건강에 너무 욕심을 내는 것일지도 모르겠지만 말이다. 상위 5%에 속하려면 반드시 마라톤 선수나 엘리트 운동선수처럼 운동해야 하는 것은 아니다. 꾸준히 운동하고 우수한 수준의 체력을 유지하는 일반 사람들도 자신의 연령대에서 준엘리트 수준에 도달할 수 있다. 관련 내용을 기억하고, 평생의 프로젝트로 삼아 차근차근 심폐 지구력의 발전을 도

나이		하위 5%	하위 10%	하위 25%	하위 50%	상위 25%	상위 10%	상위 5%
남성	20-29	29	32.1	40.1	48	55.2	61.8	66.3
	30-39	27.2	30.2	35.9	42.4	49.2	56.5	59.8
	40-49	24.2	26.8	31.9	37.8	45	52.1	55.6
	50-59	20.9	22.8	27.1	32.6	39.7	45.6	50.7
	60-69	17.4	19.8	23.7	28.2	34.5	40.3	43
	70-79	16.3	17.1	20.4	24.4	30.4	36.6	39.7
여성	20-29	21.7	23.9	30.5	37.6	44.7	51.3	56
	30-39	19	20.9	25.3	30.2	36.1	41.4	45.8
	40-49	17	18.8	22.1	26.7	32.4	38.4	41.7
	50-59	16	17.3	19.9	23.4	27.6	32	35.9
	60-69	13.4	14.6	17.2	20	23.8	27	29.4
	70-79	13.1	13.6	15.6	18.3	20.8	23.1	24.1

나이 및 성별 최대 산소 섭취량 값. 색으로 표시한 부분이 죽기 전 마지막 10년까지도 제대로 기능하기 위해 지향해야 하는 구간이다.

모하기를 바란다. 이런 채근은 반드시 상위 5% 수준을 달성하라는 의미보다는 목표를 높게 잡아 내가 할 수 있는 최선의 숫자에 도달하기 위해 노력하자는 격려에 가깝다.

이 지표를 가장 정확하게 측정하려면 실험실에서 러닝머신과 가스 분석기를 이용해 검사해야 한다. 그러나 일반인은 이런 장비에 대한 접근성이 낮다 보니, 다양한 약식 테스트가 존재한다(록포트 걷기 테스트[64] 등). 가민 워치와 같은 스마트 웨어러블 기기가 대략적으로 분석해 주기도 한다.

'유산소' 훈련에 대한 오해

유산소 운동을 편식하는 사람이 유독 많은 이유는 유산소 운동이 근력 운동보다 훨씬 힘들고 고통스러운 탓이다. 그런데 여기서 유산소 운동에 대한 오해를 풀어주고 싶다. 오히려 힘들지 않아야 순수한 유산소 운동의 정의에 가깝다. 숨이 턱끝까지 차고 말도 할 수 없을 정도로 헉헉대는 강도로 유산소 운동을 하면, 동작은 유산소 운동으로 분류되더라도 대사적으로는 산소를 사용하지 않아 결국 '유산소' 운동이 아니게 될 수 있기 때문이다. 대사적 관점에서, 산소를 사용하며 에너지를 발생시키는 운동은 낮은 강도의 유산소 운동이다.

우리 몸이 에너지원을 확보하는 방식은 운동 강도에 따라 달라진다. 낮은 강도에서는 몸이 지방을 에너지로 변환하기 위해 산소를 사용한다. 그래서 '유산소'라고 부른다.

몸이 빠르게 높은 수준의 에너지를 필요로 할 때는 아무리 근육에 산소가 풍부해도 무산소성 대사 과정을 동원하며, 이때 탄수화물(당 또는 저장된 글리코겐)을 산소 없이 바로 에너지로 변환한다. 그래서 '무산소'다. 아주 단순하게 설명했지만, 교양 상식선에서는 이 정도 이론만으로도 충분하다.

나는 달리기 수업을 운영하고 있는데, 대부분의 회원이 '달리기하는 사람'은 마땅히 숨이 헉헉 턱끝까지 차고, 힘들어야만 한다는 선입견을 가지고 참석한다. 힘든 운동을 잘 못하니 더 발전하고 배우기 위해 수업을 신청하기는 했지만, 두려움도 갖고 있다. 자신이 가장 못 달리는 사람이 되지는 않을지, 낙오되어 다른 사람들에게 피해를 끼치면 어떻게 할지 걱정을 안고 온다.

이때, '진정한 유산소는 힘들지 않아야 한다'는 이야기를 해주면 모두가 각자의 표정으로 안도감을 드러내는 것을 매번 목격한다. '힘들지 않아야 유산소'라는 사실을 알면 두려운 마음이 편해지고, 자신감이 생길 것이라 확신한다.

심박수와 운동 강도

'힘들지 않아야 유산소'라는 말은 존 트레이닝zone training의 개념을 파악하면 더 구체적으로 와닿는다. 존 트레이닝은 '힘들다'의 기준이 되는 운동 강도training intensity를 난이도별로 구분하여, 어느 정도가 저강도, 중강도, 고강도 운동인지를 분류한다. 유산소 운동의 강도를 나타내는 구간인 '존zone'은 심박수를 기준으로 나뉜다. 심박수는 운동 중에 몸이 얼마나 힘들게 작동하는지 나타내는 가장 좋은 척도 중 하나다. 존 트레이닝은 특히 달리기, 사이클 등을 즐기는 집단에서는 상당히 자주 사용되는 개념으로, 유산소 운동에 조금이라도 관심이 있다면 한 번쯤은 '존 투 트레이닝zone 2 training'에 대해 들어본 적이 있을 것이다.

귀찮더라도 나에게 맞는 심박수 구간별 존을 한번 계산해 놓으면 다양한 유산소 운동의 강도를 나에게 맞출 수 있으니 펜과 종이, 계산기를 꺼내들어 보자.

최대 심박수 계산하기

먼저 나의 최대 심박수Maximum Heart Rate, MHR를 아래 제시된 공식에 따라 계산한다. 사실 나이만 가지고 계산하는 공식이라 정확한 측정이라 보긴 어렵다. 이렇게 추산한 최대 심박수에 따라 나눈 트레이닝 존은 절대적으로 맹신하기보다는 대략적인 지표로만 삼아야 한다. 아래 공식을 참고해 최대 심박수를 계산하고, 이를 기준으로 나에게 맞는 트레이닝 강도를 도출해 보자.

최대 심박수 계산식

- 폭스 공식[65]: 220 - 나이
- 다나카 공식[66]: 208 - 0.7 x 나이
- 네스 공식[67]: 211 - 0.64 x 나이

최대 심박수를 계산하는 다양한 공식의 30세 기준 계산 결과값을 보면 각 190, 187, 191.8로 거의 비슷하다는 걸 알 수 있다. 대략적으로 참고하기에는 어떤 공식을 사용해도 무방하다. 가장 널리 알려진 [220 - 나이] 로 우선 계산하고, 오차가 있을 수 있음을 고려하며 결과값을 받아들이는 것으로도 충분하다.

그럼, 이 최대 심박수를 가지고 각 존에 해당하는 목표 심박수를 계산해 보자. 한번 계산한 뒤, 각 존별 나의 심박수 구간을 숙지해 두자. 밖에서 유산소 운동을 할 때 매번 계산할 여유가 없기 때문이다. 심박수를 보고 어떤 존에 진입했는지 바로 알 수 있으면 가장 좋다.

트레이닝 존 설정하기

트레이닝 존에 따른 훈련 시 특징은 다음과 같다. 이상적으로는 다양한 존에서 훈련을 해 주는 것이 좋겠으나, 자신에게 필요한 트레이닝 구간에서의 훈련 비중을 우선 높이며, 여유가 생기면 다른 존에서도 운동할 수 있도록 한다.

참고 사항

용도	목표 심박수	주 사용 연료, 우세 근섬유	권장 훈련 시간	말하기 테스트	운동자각도 (RPE, 10점 기준)
Zone 1					
웜업, 리커버리	최대 심박수의 50~60%	지방>탄수화물 지근섬유	30-60분 (회복성 운동)	대화가 편하게 이루어짐	1~3 (쉬움)
Zone 2					
유산소성 운동, 심폐 지구력 향상	최대 심박수의 60~70%	지방>탄수화물 지근섬유	30-120분 (LSD, Long Slow Distance 훈련)	대화가 가능하나 계속된 대화가 어려워짐	4~5 (가벼움~조금 어려움)

Zone 3					
유·무산소성 운동 결합, 심폐 지구력 향상, 근력 일부 향상	최대 심박수의 70~80%	지방+탄수화물 지근섬유 및 속근섬유	10-60분 (지속주 훈련)	말하기가 짧은 문장으로 제한됨	6~7 (어려움)
Zone 4					
무산소성 체력 및 근력 향상, 젖산 역치 개선, 속도 지구력 향상	최대 심박수의 80~90%	탄수화물 ATP-PC 속근섬유	1-15분 (인터벌 훈련)	말하기가 몇 단어로 제한됨	8~9 (아주 어려움)
Zone 5					
최대 무산소성 체력 및 근력 향상, 최대 산소 섭취량 향상	최대 심박수의 90~100%	탄수화물 ATP-PC 속근섬유	0-5분 (스프린트 훈련)	말하기가 불가하거나 몇 단어로 제한됨	9~10 (최대 노력)

- '주 사용 연료'는 표기를 단순화해서 지방과 탄수화물로만 구분했으나, 대부분의 경우 두 에너지원을 동시에 사용한다. 트레이닝 존별 주 사용 연료는 상호 배타적이지 않으며, 어떤 대사 시스템이 더 우세하게 사용되는지로 이해해야 한다.
- '목표 심박수'는 트레이닝 존을 정의하는 기관별로 다르게 제시하므로(오차 범위 5~10%) 고려하여 참고한다.
- '권장 훈련 시간'은 해당 존에서 사람들이 운동하는 시간에 대한 대략적인 아이디어 정도로 이해한다.

- 운동 강도 외에도 심박을 올릴 수 있는 요인들이 있다. 카페인 섭취, 탈수, 저조한 몸 상태 등이다. 만약 이러한 요인으로 인해 심박수가 높아진 경우, 평소보다 적은 운동량으로도 목표 존 내에 도달했다고 착각할 수 있으므로 영향을 줄 만한 요소들을 통제해야 한다.
- 심박계가 없는 경우, 심박수로 존을 구분하는 대신 주관적 피로 정도를 나타내는 운동 자각도(RPE)[68]와 말하기 테스트[69]를 사용하여 운동 강도 수준을 측정할 수도 있다.

Zone 1: 웜업·리커버리

매우 낮은 운동 강도 존으로, 현저히 낮은 강도로 인해 아주 유의미한 운동 효과를 안겨주는 심박 구간은 아니다. 이 강도에서 훈련하면 회복을 촉진하고 더 높은 심박수 존에서 훈련할 준비를 할 수 있다.

Zone 2: 유산소성 운동, 심폐 지구력 향상

가장 순수한 형태의 유산소 운동 구간이다. 운동 강도가 있기는 하지만, 이 구간에서는 오랜 시간 운동을 지속할 수 있는 가벼운 느낌이 들어야 한다. 흔히 '노래를 부를 수는 없지만 옆 사람과 대화는 할 수 있는 상태'로 묘사한다. 러닝에서는 천천히 뛰는 수준의 강도인 '조깅 페이스'라고 부르기도 한다. 일반적으로 최대 심박수의 60~70% 범위에 해당한다.

존2에서 운동할 때, 신체는 산소를 활용하여 에너지를 생성하는 유산소 대사에 진입한다. 이 과정에서 지방을 에너지원으로 더욱 효과적으로 사용하게 된다. 존2 훈련을 하면 근섬유(특히 지근섬유) 내 미토콘드리아의 수가 증가하고 기능이 향상되며, 젖산을 처리하는 능력도 어느 정도 개선된다. 젖산 역치 자체를 크게 높이는 데는 더 고강도의 훈련이 필요하지만, 존2 훈련은 장시간 운동에 대한 피로 저항력을 높이는 데 효과적이다. 또한, 근력과 혈관 밀도가 증가하여 전반적인 지구력과 속도가 향상되며, 심장이 강화되어 심박출량이 증가하고 안정 시 심박수가 개선되는 등 전반적인 심폐 기능도 향상된다.

존2 훈련은 모든 유산소 운동 프로그램의 필수적인 부분으로, 심지어 유산소 훈련을 전문적으로 하는 선수들도 전체 유산소 트레이닝의 약 70~80%를 존2 훈련으로 채운다. 다만, 존2 훈련의 혜택을 받기 위해 얼마나 훈련해야 하는지에 대해서는 논란이 있다.[70] 운동을 거의 하지 않던 사람이라면 시간과 관계없이 운동을 시작하는 것만으로도 건강에 도움이 된다고 말하는 전문가도 있고, '최소 11분', '최소 20분'과 같이 수치를 언급하는 전문가도 있다. 가장 흔히 언급되는 유산소 운동의 권장 시간은 미국 심장 학회 가이드라인에 따른 주당 150분이다. 정확히는 일주일에 최소 150분에서 최대 300분의 중강도 운동 또는 75분에서 150분의 고강도 운동이 가이드라인이다.

이는 평균 수준의 건강을 위한 보수적인 숫자일 뿐이며 만성 질환을 예방하고 수명을 연장하기 위해, 혹은 미토콘드리아 건강을 유의미하게 개선하기 위해서는 주당 최소 300분을 운동해야 한다고 주장하는 전문가도 있다. 어쨌든, 일반인들이 이처럼 높은 수준의 운동 시간을 충족시키려면 가능한 한 자주 운동을 해야 한다는 것은 분명하다.

Zone 3: 유·무산소성 운동의 결합, 심폐 지구력 및 근력 향상

최대 심박수의 70~80% 구간인 존3는 유산소와 무산소성 운동이 결합된 영역으로, 심폐 지구력과 근력 향상에 효과적이다. 러닝에서는 '템포 페이스' 또는 '경주race 페이스'라고도 부른다. 이 구간의 트레이닝은 비교적 힘들어 편안한 영역을 벗어난 느낌이 들지만, 그렇다고 지속하기 불가능할 정도로 힘들지는 않다. 말하기 테스트 기준으로는 불완전한 문장으로 대화가 가능한 강도이다. 유산소 지구력성 운동으로 경주에 참여하는 사람이라면, 실전 강도와 비슷한 정도다.

존3 훈련은 운동 양과 강도를 모두 놓치지 않고 싶을 때 유용하다. 존2와 비교했을 때 존3는 단위 시간당 더 많은 칼로리를 소모하고, 더 많은 유산소 및 무산소 능력을 필요로 하며, 더 많은 속근섬유를 활성화한다. 이에 따라 존2 트레이닝보다 미토콘드리아와 혈관 밀도를 더욱 증가시키며, 특히 심장과 골격 근육의 혈액 순환 효율을 향상시키는 데 효과적이다. 여기까지 들으면 존3 트레이닝이 가장 이상적으로 느껴질 수 있겠지만, 존3 훈련은 존2보다 운동 강도가 높아 오래 지속하기 어렵다.

Zone 4: 무산소성 체력 향상, '속도 지구력' 훈련

숨이 헐떡이고 힘든 강도로, 대화는 불가하며 고작 한두 단어 정도 내뱉을 수 있는 구간이다. 이 강도에서 훈련하면 빠른 속도를 상대적으로 오래 지속하는 속도 지구력speed endurance이 향상된다. 이때, 신체가 최대한의 젖산을 연료로 처리하고 있으나 젖산이 너무 빨리 쌓여 처리하기 어려워진다. 그래서 이 강도로 훈련하면 몸은 에너지로 탄수화물을 더 효과적으로 활용하게 되고, 젖산 역치를 높일 수 있게 된다. 즉 운동 시 쌓이는 젖산을 처리하는 능력이 좋아지므로 높은 강도의 운동에서도 피로가 늦게 찾아온다.

존4 훈련은 심폐 기능뿐만 아니라 근육의 폭발력과 회복 능력을 향상시키는 데도 도움이 된다. 반복적인 고강도 훈련을 통해 미토콘드리아 기능이 더욱 활성화되고, 속근섬유를 동원하는 능력이 좋아지며 근육의 파워와 스피드도 함께 개선된다. 이런 훈련은 특히 단거리 선수나 고강도 운동을 요하는 스포츠 선수들에게 필수적이다.

Zone 5: 무산소성 체력 향상, 최대 파워 및 스피드 훈련

최대 심박수의 90~100%에 도달하는 고강도 운동으로, 굳이 말하려 하면 한두 단어는 말할 수 있겠지만 굉장히 힘겹게 느껴지는 강도의 운동이다. 심장과 호흡 기관이 최대 역량으로 작동하고, 혈중 젖산이 많이 쌓인다. 수 분, 길게는 십수 분 동안만 지속 가능한 운동 강도다.

짧은 시간 안에 강도 높게 훈련할 수 있기에 효율적이다. 그러나 신체에 큰 부담을 주기 때문에 부상 위험이 높으며, 충분한 회복 시간과 낮은 강도 운동과의 균형이 필수적이다. 초급자는 이 강도로 훈련할 수 있는 신체적 준비가 되어 있지 않을 수 있다.

존5에서 부상 없이 할 수 있는 운동이 있다면, 존5 트레이닝을 통해 심혈관 및 호흡 시스템을 극한까지 활용하여 신체의 유무산소 능력을 크게 향상시킬 수 있다. 특히 존5 트레이닝은 무산소 시스템을 활성화하여 짧은 시간 내에 에너지를 빠르게 공급하며 빠르고 강력한 움직임을 만들어내는 기능 체력면에서 신체적 능력을 발달시켜 줄 수 있다. 폭발적인 운동 구간인 만큼 아드레날린과 성장 호르몬의 분비를 촉진하여 근육 강화와 회복을 돕고, 운동 후에도 높은 대사율을 유지해 칼로리 소모를 증가시키는 효과도 이 구간의 장점으로 꼽힌다.

고강도 운동으로 심폐 지구력 기르기

운동생리학적 내용을 간략히 설명하기 위해 '긴 저강도 운동은 유산소, 짧고 폭발적인 고강도 운동은 무산소'라고 설명했지만, 심폐 능력을 능력을 다각적으로 발달시키고 싶다면 고강도 운동도 꼭 필요하다. 특히 고강도 운동은 최대 산소 섭취량을 늘려주고, 우리 몸의 대사 건강을 책임지는 에너지 공장이라고 할 수 있는 미토콘드리아의 기능을 향상시키는 데에 효과적이기에 트레이닝에 적절히 섞어줄 필요가 있다. 심폐 능력을 향상시키는 대표적인 고강도 운동은 고강도 인터벌 트레이닝HIIT, High-Intensity Interval Training이다. 전통적인 유산소 운동과 비교하면 다음과 같다.

종류	고강도 인터벌 트레이닝	전통적인 유산소 운동
강도	짧은 고강도 운동 후 휴식 반복	지속적인 중간 강도의 운동
운동 시간	15~30분	30~60분
심혈관 건강	최대 산소 섭취량을 효율적으로 향상	느리지만 안정적인 최대 산소 섭취량 향상
부상 위험	급성 부상 위험이 높음	부상 위험이 있음
미토콘드리아 영향	미토콘드리아 양 증가 미토콘드리아 효율성 향상 미토콘드리아가 적은 속근섬유의 미토콘드리아도 자극할 수 있음.	장시간의 운동으로 미토콘드리아 양을 증가시키는 데 유리

12

유연성,
가동성

유연성flexibility과 가동성mobility이 우리 몸에 있어야 하는 이유는 부상을 방지하기 위해서다. 부상이 생기는 순간은 주로 몸이 바른 자세로 만들지 못하는 동작을 억지로 수행할 때다. 그런데 대부분의 사람들은 유연성과 가동성이라는 체력 요소를 간과한다. 몸의 가동 범위가 좋다고 누가 딱히 칭찬해주는 것도 아니거니와 공격보다는 수비에 가까운 예방적 체력 요소이기 때문이다. 게다가 며칠 연속으로 관리를 쉰다고 유연성이나 가동성이 크게 떨어지지도 않는 것 같다. 유연성과 가동성이 부족해서 못하는 중요한 동작은 없다고 착각하기도 쉽다. 다른 신체 부위로 움직임을 보상하면 그만이니 말이다. 그러다 한번 다치고 나서야 운동만 하고 이완을 소홀히 했던 과오를 반성한다. 슬프게도 평소에 스트레칭을 열심히 하는 사람들은 대부분 다쳐본 사람들이다.

유연성과 가동성은 서로 다른 개념이다. 유연성은 근육 중심적인 개념으로 근육 및 힘줄, 인대 등 그 결합 조직의 신장성에 따라 특정 움직임이 가능한 범위를 말한다. 다리를 펴고 앉은 상태에서 손끝이 발가락에 닿게 하는 능력은 유연성으로, 주로 정적 스트레칭을 통해 개선될 수 있다.

가동성은 관절 중심적인 개념으로 관절이 정상적인 범위에서 잘 움직이는 정도를 의미한다. 가동성은 유연성뿐만 아니라 관절의 구조적 상태, 근력, 신경계의 조절 능력 등에 의해서도 영향을 받는다. 스트레칭, 근력 운동, 신경계 훈련 등을 통해 개선될 수 있다. 스쿼트를 할 때 고관절, 발목 등이 올바른 형태로 자유롭게 움직일 수 있는 능력이 가동성이다. 유연성은 가동성의 일부로, 가동성은 더 넓은 범위의 신체적 능력을 지칭한다. 유연성이 높다고 가동성도 높은 것은 아니므로, 두 가지를 함께 발전시키는 것이 중요하다.

딱히 대비를 하지 않는다면 우리 몸의 가동 범위는 20세에서 49세 사이, 10년마다 대략 10%씩 감소하며, 이는 반드시 선형적이지는 않다고 한다.[71] 어느 시기에 급격히 가동 범위가 줄어들 수 있다는 무서운 이야기다. 그래서 지금 유연하거나 가동 범위가 넓다고 해서 자만해서는 안 되며, 여타 체력 요소와 함께 꾸준히 관리해야 한다. 유연성이나 가동 범위는 다양한 스트레칭 방식 또는 움직임으로 개선될 수 있다. 대표적인 스트레칭의 종류를 소개하겠다.

스트레칭의 종류

우리가 흔히 알고 있는 스트레칭 방식은 정적 스트레칭static stretching으로, 일정 시간 동안 특정 자세를 유지, 한 자세에 머무르며 이완한다. 스스로 자세를 유지하는 능동적 방식, 누군가 잡거나 늘려서 자세를 만들어 주는 수동적 방식이 있다. 한편 움직임이 결합된 스트레칭을 동적 스트레칭dynamic stretching이라 부른다. 운동 전 워밍업 단계에서 자주 사용되며, 특정한 동작을 반복하며 본 운동에서 갑작스러운 움직임으로 발생할 수 있는 부상을 예방하고, 몸을 준비시켜 주는 효과가 있다.

피트니스 커뮤니티에서는 운동 전엔 동적 스트레칭, 운동 후에는 정적 스트레칭이라는 말을 공식처럼 한다. 그러나 이 조언은 너무 협소하게 느껴진다. 우리 몸은 다 다르다. 내 몸에 무엇이 필요한지 획일화할 수 없다. 연구들이 그 '공식'을 뒷받침한다고 하더라도, 연구에는 한계가 존재하며 연구 결과가 현실을 사는 사람의 상황에 들어맞지 않을 수 있음을 고려해야 한다.

나는 수업을 구성할 때 운동 전 스트레칭에도 정적 스트레칭을 대부분 포함한다. 두 가지 목적이 있다. 첫 번째는 본 운동 동작에 필요한 가동 범위를 확보하기 위해서, 두 번째는 회원이 가진 몸의 불균형을 바로잡기 위한 교정적 목적에서다. 몸이 틀어진 상태로 수행하는 운동 동작들은 모두 그 틀어짐을 강화할 여지가 있다. 그래서 운동 전 정적 스트레칭으로 몸을 교정하고, 가동 범위가 확보된 상태에서 동적 스트레칭을 준비 운동으로 수행한다. 실제로 육상, 구기 종목의 올림픽 출전 선수들이 훈련하고 스트레칭하는 영상을 보면 운동 전후로 정적 스트레칭도 충분히 수행하는 모습을 볼 수 있다. 선수들의 사례까지 가지 않더라도, 경험적으로 동적 스트레칭만으로는 준비 운동이 충분하지 않다고 느끼는 분들이 적잖을 것이다.

동적 스트레칭에 포함되지만 더 과감한 방식의 탄성 스트레칭ballistic stretching은 움직이는 신체나 팔다리의 튕기는 관성을 이용하여 정상적인 가동 범위 이상의 움직임에 도달하도록 하는 높은 수위의 스트레칭이다. 신체를 튕겨내듯이 스트레칭 위치로 밀어 넣거나 스트레칭된 근육을 스프링처럼 사용하여 그 위치에서 벗어나게 하는 방식으로, 엘리트 레벨의 선수가 아닌 일반인들이 적용하기에는 무리가 있다는 평가가 많다. 부상의 위험도 있고, 근육이 스트레칭된 위치에 적응하고 이완될 시간을 주기보다는 반복적으로 신전 반사myotatic reflex를 활성화시켜 근육이 더 긴장하게 만들 가능성이 있다.

정적, 동적 스트레칭 외에 PNF 스트레칭이라는 분류도 있다. 'Proprioceptive Neuromuscular Facilitation'의 약어로, 직역하면 고유수용 근신경 촉진법이다. 이름에서 내포하듯이 근육뿐만 아니라 신경까지 함께 이완되는 효과를 가지고 있다. 생소한 방식이겠지만, 근육과 그 결합 조직을 늘리는 정적 스트레칭을 아무리 열심히 해도 그다지 효과를 못 본 부위들에서 탁월한 성과를 낸다는 점에서 훌륭한 테크닉이다. 우리 근육은 신경이 허용해주는 범위까지만 움직이는데, PNF는 신경까지 이완시켜 주기 때문에 효과가 좋다.

PNF 스트레칭 기법에는 여러 가지가 있지만, 모든 기법은 근육을 한계까지 스트레칭하고 힘을 가하는 것에 기반을 두고 있다. 이렇게 하면 근육이 손상되지 않도록 근육을 이완시키는 보호 반사인 역근육신전 반사inverse myotatic reflex를 유발하게 된다. 말이 어렵지만, 단순화하면 '이 근육이 찢어지지 않게 하고 싶다'라는 신호를 보내 근육이 평소보다 더 많이 이완되도록 하는 개념이다.

PNF 스트레칭을 하는 법은 쉽게 설명하면 다음과 같다. ①근육을 정적 스트레치 상태에 놓고 ②근육이 스트레칭된, 즉 길이가 늘어난 상태에서 힘을 가하며(수동적, 능동적) 수축(등척성, 등장성)시킨다. 이때 10점 만점에 5~6점 수준의 힘만 줘도 충분하다. ③그 근육을 더 깊은 가동 범위에서 정적 스트레칭시킨다. 필요한 만큼 반복하면 된다. 이런 틀에서 세부 방식이 나뉘는데, 대표적인 것만 소개하니 관심이 있다면 참고하기 바란다.

PNF 스트레칭의 종류

- Hold-Relax(HR): 근육을 스트레치한 후(수동적, 정적 스트레칭) 몇 초간 유지한다. 그 상태 그대로 근육 길이 변화 없이 수축한다(등척성 수축). 실제로 움직이지 않으면서 스트레칭에 가볍게 저항하는 것이다. 이때 반사가 유발되며, 이 시점에서 일시적으로 자신의 일반적 가동 범위 이상의 스트레칭을 할 수 있는 기회의 창이 열린다. 바로 다음, 숨을 내쉬며 다시 정적 스트레칭을 반복한다. 두 번째 스트레칭은 첫 번째보다 깊어야 한다.
- Contract-Relax(CR): 근육을 스트레칭한 후 저항을 가하며 수축시키고(등장성 수축), 다시 스트레칭한다.

참고로, PNF 스트레칭의 메커니즘에 대해서는 아직 정확히 밝혀진 바 없다. 여러 가설과 논란이 여전히 존재하지만, 효과에 대해서는 여러 연구에서 반복 입증되고 있다.

스트레칭은 얼마나 해야 할까?

여러 스트레칭 방식을 소개했지만, 연구들에 따르면 정적 스트레칭이 장기적인 유연성을 증가시키는 데는 가장 효과적이라고 한다.[72] 여러분이 주로 집 바닥에 눕고 엎드려서, 의자에 앉아서 스트레칭을 하게 될 것이 눈에 선하니, 정적 스트레칭을 기준으로 설명하는 것이 좋겠다. 정적 스트레칭 기준으로 근육 그룹당 최소 5분씩, 각 세트당 30초로 정도로 나누어 주 5일 이상 수행하면 가동 범위를 개선할 수 있다는 연구[73]가 있다. 이런 프로토콜을 정확히 지켜야 한다기보다는, 스트레칭의 빈도가 장기적인 유연성 향상에 중요하다는 점을 고려해 자주 수행했으면 한다. 물론, 유연성이나 가동 범위를 개선하려면 정적 스트레칭 외에 다른 방식도 동원하는 것이 가장 이상적이다.

30초라는 기준은 유연성 관련 조사에서 반복하여 등장한다. 햄스트링을 기준으로 정적 스트레칭의 적정 시간을 측정한 다른 연구에서도 30초가 가장 적절한 스트레칭 시간이라는 결론이 나왔다. 그 이상 스트레칭을 수행했을 때 어떤 부정적인 효과가 나타났다기보다는 30초 이후에는 유연성 개선 효과가 유의미하게 증가하지 않았기 때문이다.[74] 스트레칭 자체를 즐긴다면 더 오래 머물러도 큰 상관이 없다.

획일적 권장량을 참고하되 맹신하지는 말고, 나의 운동량과 타고난 유연성을 감안하여 조정해야 할 것이다.

13

신체 조성과 기능 관련 체력

신체 조성

신체 조성body composition은 신체가 무엇으로 이루어졌는지에 관한 구성비를 지칭한다. 체내 지방, 근육, 수분, 골격의 무게 또는 비율이다. 가장 중요한 건강 요소 중 하나로, 특히 중대한 질환의 예방 또는 발병과 긴밀히 연관되어 있다. 고혈압, 당뇨, 대사증후군 등 생활 습관으로 인해 발생하는 병 및 심뇌혈관 질환과 명확한 인과 관계 및 상관관계가 밝혀진 바 있다. 꼭 질병 관점에서가 아니라도, 올바른 신체 조성은 우리의 활력과 기동성을 높여준다.

신체 조성에서 주로 보는 두 핵심 요소는 체지방량과 골격근량이다. 체지방은 감량하고 근육량을 채우라는 조언은 대부분의 사람에게 필요하다. 다만, 그 말에 진정으로 설득되어야만 실천에 다가갈 수 있으며 아름다워지기 위한 다이어트는 큰 설득력이 없기에 실패할 가능성이 높다. 신체 조성을 개선하고 싶을 때 더 효과적인 생각의 프레임은 외모를 위한 다이어트가 아닌 건강과 생존, 무병장수를 위한 다이어트를 목적으로 삼는 것이다. 항상 스스로와 헬스 커뮤니케이션을 어떻게 할지 고려할 필요가 있다.

신체 조성 측정하기

신체 조성은 인바디로 대표되는 체성분 분석기기를 활용해 측정할 수도 있고, 체질량지수BMI나 허리-엉덩이 비율 방식을 활용할 수도 있다.

BMI는 체중을 키에 비례하여 나타내는 지표로서 개인의 두 가지 신체적 특성만을 고려한다. 체중(kg)을 키(m)의 제곱으로 나누는 방식(BMI = 체중(kg) / 키(m)^2)으로 계산되며, 일반적으로 높은 BMI 점수는 높은 체지방 비율을 나타낸다.

그러나 BMI는 한계가 명확한 지표다. 일반적으로 내 신장에서의 건강한 체중을 추정하는 데 유용하지만, 엘리트 운동선수나 보디빌더와 같이 근육량이 많은 경우, BMI가 높게 나타나더라도 몸무게의 상당량이 체지방이 아닌 근육이므로 BMI 수치만으로 건강을 평가하는 것은 부적절하다.

또한, BMI는 신체의 다양한 부위의 체지방 분포를 평가하는 데 있어 한계가 있다. 대사 질환에서 중요한 복부 지방이 얼마나 있는지 등을 보여주지 않는다. 인종별로도 약간씩 BMI에 따른 건강 위험도 분류가 달라질 수 있기에 BMI는 전체적인 체지방과 관련된 정보를 충분히 제공하지 못하는 지표로 간주되고 있다.

다음은 미 국립보건원NIH 및 세계보건기구에서 사용하는 BMI 평가표다.

BMI 범위	분류	건강 위험도
18.5 미만	저체중	건강 문제 위험 증가
18.5 ~ 24.9	정상 체중	건강한 범위
25.0 ~ 29.9	과체중	건강 문제 위험 증가
30.0 ~ 34.9	1단계 비만	중간 정도의 건강 문제 위험

35.0 ~ 39.9	2단계 비만	높은 건강 문제 위험
40.0 이상	3단계 비만 (병적 비만)	매우 높은 건강 문제 위험

허리-엉덩이 비율waist to hip ratio, WHR은 최근 신체 조성 평가를 위해 BMI보다 자주 사용되는 지표다. 이는 허리 둘레를 엉덩이 둘레로 나눈 값으로, 체지방 분포를 평가하는 데 유용하여 심혈관 질환, 당뇨병과 같은 대사 질환의 위험을 평가하는 데 참고되는 지표다. 이 비율이 높을수록 복부에 지방이 많이 축적되어 있을 가능성이 크다는 뜻이다. 다음은 WHO 에서 제시한 WHR 평가 기준 표다.

위험도	여성	남성
낮음	0.80 이하	0.90 이하
중간	0.81 ~ 0.85	0.91 ~ 0.99
높음	0.86 이상	1.00 이상

기능 관련 체력: 스포츠를 위한 체력

기능 관련 체력은 운동, 스포츠를 하는 데에 필요한 체력으로 분류되기는 하나, 누구에게나 필요한 체력 요소다. 앞서 속도(스피드), 민첩성, 평형성(밸런스, 균형), 순발력, 협응성의 5가지 항목으로 소개했는데, 여기에 '파워' 또는 '반응 시간' 요소가 더해지기도 한다. 다섯 가지 항목을 소개하면 다음과 같다.

- **속도**: 짧은 시간 내에 특정 운동 동작을 빠르게 수행하는 능력.
- **민첩성**: 신체 위치를 빠르고 정확하게 변경하는 능력. 주로 방향 전환이 필요한 스포츠에서 중요한 요소다.
- **평형성**: 신체의 중심을 유지하며 넘어지지 않고 안정된 자세를 유지하는 능력. 정적 균형과 동적 균형으로 구분된다.
- **순발력**: 짧은 시간 내에 근력을 빠르게 발휘하는 능력이다. 폭발적인 힘을 요구하는 운동에서 중요한 역할을 한다.
- **협응성**: 시각, 청각 등의 감각과 다양한 신체 부위를 동시에 조화롭게 사용하여 운동 동작을 정확하게 수행하는 능력.

모두 갖출 수 있으면 좋겠지만, 운동선수가 아닌 일반인이 가장 먼저 갖추어야 할 능력은 평형성, 즉 균형이다. 균형은 다른 기능적 체력 요소에 비해 부상 예방적 성격이 가장 짙다. 균형이 안 좋은 경우, 발목, 무릎, 고관절까지도 불안정한 모습을 보이며 하지 부상에 취약하게 된다. 특히 고령 인구의 경우 균형을 잡지 못해 낙상을 당하면 부상의 수준이 심각할 수 있다.

다른 기능 체력 요소들은 스포츠를 즐기다 보면 자연스레 우상향 곡선을 그리며 발전하는 편이나, 균형은 훈련을 따로 해 주지 않으면 발달 속도가 유독 더디다. 외형상 몸이 좋은 사람도 양발 훈련에만 익숙하다면 균형 면에서는 현저히 낮은 퍼포먼스를 보여줄 수 있다. 반드시 따로 훈련을 해주어야 하며, 주로 한 다리 운동들로 기를 수 있다.

쉬는 시간: 속절없는 시간의 흐름과 함께 살기

"제임스 딘처럼 멋지게 살다 요절할래, 아니면 오래 평범하게 살다가 그냥 죽을래?"

대학 시절 삶에 대한 질문들을 안주 삼아 술자리를 하곤 했다. 제임스 딘은 배우로서 인기 절정에 달했을 때 24세의 나이로 교통사고를 당해 사망했는데, 나는 제임스 딘처럼 일찍은 아니지만, 멋지게 살다 죽는 것을 평범한 사람으로 흔적 없이 살다 죽는 것보다 선망했다. "멋지게 살다 60살쯤 죽는 게 낫지."

지금 생각해 보면, 단지 삶이 두려워서 시간 앞에 무릎을 꿇었던 것 같다. 잘살 수 없을 것 같다는 두려움에서 탄식이 나온 것이다. 때로는 속절없이 흐르는 시간에 대해 두렵기보다는 화가 났고, 시간의 멱살을 잡고 질질 끌며 본때를 보여주고 싶었다.

시간과의 관계는 인류 보편의 난제다. 우리는 흐르는 시간에 대항하고 영원을 좇는 존재다. 종교와 제사, 무덤 만들기, 비석 세우기, 약혼반지로서 다이아몬드의 인기[75] 등이 이를 증명한다. 하지만, 고작 인간으로 태어난 우리가 가질 수 있는 현명한 태도는 시간과의 관계를 승리와 패배의 문제로 인식하지 않으며, 주어진 시간을 순수한 마음으로 즐기는 것뿐이다.

운동에 대한 책이니 운동으로 귀결시키려는 것이 아니라, 나는 정말로 시간과의 관계를 재정립하는 데에 있어 운동의 도움을 많이 받았다. 모두가 꼭 운동으로 달성하라는 말은 아니며 다른 방법으로는 자연 속에 있기, 사랑하는 이의 눈을 바라보기 등이 있을 수 있겠다. 나에게는 운동이 순수한 기쁨이자 유희인데, 운동할 시간이 내 삶에 주어져 있다는 사실만으로도 시간이 나에게 친절하다고 느낀다. 이런 얘기를 지금 하는 이유는 운동에 대한 지식을 밀도 있게 쌓아갈수록 운동이 과제처럼 느껴지고, 그 과제를 수행하지 못하면 극도로 실망하며 마땅히 해야 할 일을 못한 패배자처럼 느낄 수 있기 때문이다. '나는 시간 앞에 패배했다' 같은 생각 말이다.

어떤 요소를 어떻게 발달시켜야 하는지 구체적으로 기준점과 지표를 논의하는 이 챕터에서 시간을 잘 써야겠다는 부담을 가장 많이 느낄 것 같다. '빨리 근력 운동도 하고, 러닝도 해야 하는데…. 마흔 전 근력 기준? 그건 또 언제 달성해. 나는 너무 게을러. 어제는 왜 운동 안 하고 집에 있었을까. 집에서 유튜브나 보고, 한심하다.' 이런 식으로 스스로를 시간 앞에 세우면, 시간을 잘 사용하지 못한 스스로가 싫을 것이다. 한편으로는 독자들이 그 세부적인 기준들을 다시 잊으면 좋겠다. 그리고 몸을 움직이는 시간을 유희 그 자체로 즐기며, 시간을 경험하고 살아 있다고 느끼기를 바란다.

멋지게 살려면 근력 운동을 하고, 오래 살려면 유산소 운동을 하라는 운동인들의 우스갯소리를 들을 때도 시간을 생각한다. 이 문장은 시간 관점으로 해석하면 '한 번(유한하게) 사는 거 멋진 몸으로' 또는 '(속절없이 다가오는) 노화에 저항하려면' 운동해야 한다는 시간향 의미를 내포하고 있으니까. 이 책도 (미안하지만) '오래 건강하게 살려면 운동하시죠'라는 메시지로 가득하다. 그리고 실제로 운동은 장수와 건강, 그리고 외모에 상당 부분 기여한다. 그렇지만 내가 정말 전하고 싶은 건 그저 하나의 순수한 삶의 기쁨으로서 움직임을 만끽하라는 메시지다. 각종 체력 구성 요소와 체력 구성 요소의 평가, 그리고 그것을 향상시키는 이론적인 내용들을 차가운 이성으로만 받아들이고, 스스로를 비난하는 도구로 삼지 말았으면 한다. 그저 운동이 순수한 기쁨을 준다는 이유로 운동할 수 있기를 바란다. 운동을 평생 계속할 수 있는 태도는 그뿐인 것 같기도 하다. 나도 아직 한참 부족한 인간이라, 확언하지는 못하지만 말이다.

14

운동 프로그램 설계하기

그래서, 선생님은 어떻게 운동하세요?

너무 많은 자유는 때때로 혼란을 초래한다. 운동 초보자들에게 일주일이라는 시간이 주어지면, 어떻게 완벽한 한 주의 운동을 계획할지 막막할 것이다.

나에게 맞춘 운동 프로그램은 현재 몸 상태와 필요에 맞춰 안전하고 효과적으로 목표를 달성하는 데 도움이 되도록 설계해야 한다. 그러나 한 개인의 몸에는 여러 문제와 필요가 동시다발적으로 존재한다. 이로 인해 각기 다른 요구를 충족하는 다양한 운동 프로그램이 필요할 수 있으며, 획일화된 '일주일 운동 계획표'를 책에서 제공하기는 어렵다.

이런 상황에서 가장 도움이 되는 건 사적인 정보다. 나 또한 자료조사를 할 때, 수많은 피트니스 선구자들이 제시하는 대중에게 적용할 수 있는 이론보다 그들이 실제로 어떻게 운동하는지가 더 궁금했다. 본 챕터에서는 내가 운동하는 방식과 나와 비슷한 프로그램으로 운동하는 운동 분야 권위자의 프로그래밍 방식을 소개하며, 실질적인 운동 프로그래밍에 대해 논의해 보고자 한다.

일주일 운동 계획하기

우리는 보통 일주일 단위로 생활하기 때문에 운동 계획 역시 주 단위로 구성하는 것이 가장 현실적이다. 나는 근력 운동, 유산소 운동, 스트레칭 세 파트로 나누어 몸을 관리하고 있다. 주 2~4회 근력 운동, 2~3회 유산소 운동, 1~2회 스트레칭을 하자는 규칙을 세워 실천하고 있다.

하루에 한 가지 운동만 하는 것이 일반적이지만, 상황에 따라 운동을 못하는 날도 있고, 여러 운동을 병행하는 날도 있다. 예를 들어, 근력 운동을 하는 날에 가벼운 유산소 운동을 추가하거나, 가동 범위 운동을 집중적으로 한 후에 강도 높은 유산소 운동을 병행하는 경우도 있다. 모든 운동 전에, 중간에, 그리고 후에 반드시 스트레칭을 수행하기 때문에 실제로 유연성 운동의 빈도는 1~2회보다 더 자주 이루어진다. 이 모든 운동의 조합과 각 운동의 강도는 내 컨디션을 보며 조정하며, 필요할 때는 충분히 휴식을 취해 몸의 회복을 돕는다.

컨디션을 지켜보며 운동을 조합한다는 건 매일 스스로를 혹사시키지 않는다는 뜻이다. 특히 나는 운동 강도에 다양한 변주를 주는 것을 중요하게 생각한다. 부상에 보수적인 관점을 가진 사람으로서 힘들게 운동하는 날, 중간으로 운동하는 날, 쉽게 운동하는 날을 적절히 섞어 몸이 회복할 시간을 충분히 준다. 전날 20킬로미터 정도 뛰며 강도 높은 유산소 운동을 했다면 다음 날 근력 운동은 가벼운 또는 중간 강도로 수행해서 전반적인 전신 피로도 수준을 관리한다.

근력·유산소·스트레칭으로만 단순화하여 표현했지만, 그 안에서 전 챕터에서 언급했던 체력 요소 간 균형을 맞춘다. 근력 운동도 근지구력, 근력, 근비대, 파워 간의 비중을 목표에 맞게 조절하여 훈련하려

요일	운동 종류	세부 사항
월	근력 운동	하체 운동으로 한 주를 시작한다. 만약 회복 수준이 낮다면 프리햅성 운동으로 가볍게 전신 운동을 한다.
화	근력 운동	수요일에는 매주 달리기 훈련이 있어 하체 과사용이 예정되어 있으므로, 상체 및 코어 운동을 수행한다. 운동 강도는 전날의 운동 강도에 비추어 결정한다.
수	유산소 및 가동 범위 운동	존4, 존5 수준의 달리기를 하며 스피드 훈련을 한다. 유산소라고 표현했지만 파워풀한 움직임을 수행하므로 하체 운동 비중이 크다.
목	휴식 또는 근력 운동	전날 운동 강도가 높아 피로도가 높다면, 쉬엄쉬엄 상하체 프리햅성 운동을 하면서 부족한 부분들을 보완해 운동 강도를 낮추거나 휴식한다. 전날 운동 강도가 생각보다 낮았다면, 이 날은 스스로에게 선물한다 생각하며 기분 내키는 대로 원하는 운동을 수행한다.
금	근력, 유산소 또는 가동 범위 운동	전날 휴식을 했거나 프리햅성 운동을 했다면 전신 운동을 한다. 전날 운동 강도가 높았다면 가벼운 유산소나 가동 범위, 유연성 운동을 한다.
토	유산소 운동	장거리 유산소 훈련을 한다.
일	휴식 또는 가동 범위 운동	컨디션에 따라 가벼운 운동, 또는 가동 범위 / 유연성 운동을 수행한다.

한 주 운동 예시

노력한다. 유산소는 주로 달리기로 하는데, 쉬운 장거리 달리기와 힘들고 빠른 스피드 훈련을 섞어 한다. 나에게 부족한 운동 요소가 있다고 판단되면 그 방면을 더 보완하려 한다. 몸의 균형 요소가 뒤처지는 느낌이면 밸런스 운동의 비중을 높여 수행한다.

부족한 부분을 더 채우는 것도 중요하지만, 이미 과발달된 신체적 능력을 더 과장하지 않도록 유의한다. 근육별로 발달 상태가 다른 부위가 있을 경우 충분함 이상으로 발달된 근육은 훈련량을 줄여 균형을 맞춘다. 이미 충분히 유연한 햄스트링과 같은 부위는 유연성이 더 좋아진다고 해서 도움이 되기보다는 오히려 내 몸의 골반 전방 경사를 악화시킬 여지가 있기에 스트레칭을 자주 하지 않는다. 나의 목표는 어느 하나에서 큰 두각을 나타내는 것보다 충분한 힘, 충분한 유연성, 충분한 지구력을 갖추는 것이다.

마지막으로 계획보다 중요한 것은 꾸준함이다. 아무리 현란하게 일주일 단위의 계획을 세웠더라도, 실천하지 않거나 꾸준히 운동하지 않으면 스스로 무엇을 잘하고 있는지 무엇이 더 필요한지 파악할 기회조차 없을 수 있다.

헬스의 우위를 주장하고 싶은 건 아니나 다치지 않고 운동을 잘 해나가는 이들을 지켜보면 대부분 헬스를 기반으로 몸의 근력 구석구석을 발달시키고, 유산소 종목(달리기, 사이클, 수영 등)을 비중 있게 꾸준히 수행한다. 이에 더해 골프, 등산, 클라이밍, 주짓수 등의 취미 스포츠를 즐길 수도 있겠다. 여기서 헬스란 보디빌딩 스타일 혹은 머신 운동만을 지칭하는 것이 아니며 맨몸 운동 및 재활성 운동, 헬스장의 스트레치 룸에서 보내는 종합적인 자기 돌봄 시간을 포괄하는 광의의 개념이다.

일주일에 하루는 반드시 쉬어라

자기 주관이 강한 사람도 때로는 흔들리듯, 나도 나보다 멋진 몸을 가지고 있거나 운동을 더 열심히 하는 사람을 보면 무모하게 운동하고 싶다는 욕구에 사로잡힌다. 그리고 부상에 보수적인 나의 관점이 혹시 두려움에서 비롯된 건 아닌지 의심하기도 한다. 하지만 언제나 결국엔 내 방식이 틀리지 않았다는 증거를 발견해 안도하고, 나의 원래 신념으로 다시 돌아가게 된다.

일종의 확증 편향이지만, 내 운동 방식과 굉장히 비슷한 개념을 스튜어트 맥길 박사도 주창하고 있어 스스로 잘하고 있다고 격려한 적이 있다. 스튜어트 맥길은 척추 건강 및 재활 분야에서 세계 최고의 전문가로 꼽힌다. 그의 고객은 일반 대중부터 세계 최고의 엘리트 운동선수까지 다양하다. 허리가 아파본 사람들은 그는 모르더라도 '맥길 빅3Mcgill Big 3' 동작은 알 수도 있다. 허리가 아픈 사람들이 척추 건강을 개선하고 코어 안정성을 강화할 수 있도록 맥길이 개발한 3가지 운동 동작으로, 재활에 관심이 있는 사람은 모두 알 정도로 유명하다.

그는 부상을 최전선에서 다루기에 몸을 혹사시키는 데에 보수적인 관점을 지니고 있다. 동시에 고객층에는 엘리트 선수가 상당수 포함되어 있기 때문에 환자들을 위해서만 해당 프로그램을 고안해 냈다고 보기는 어렵다. 일반인과 운동 직업인 사이의 중간자적 시각을 가진, 신뢰할 만한 전문가라고 할 수 있다.

그는 자신의 운동 프로그래밍 방식을 성경적 트레이닝biblical training이라 부른다. 주 6일 운동하고 하루는 반드시 쉬기 때문이다. 6일 동안 그도 근력, 유산소, 가동 범위 훈련을 2:2:2로 진행한다.

- 일주일 중 2일은 근력 운동: 힙 브릿지, 한 다리 힙 브릿지, 플라이오메트릭 푸시업, 인버티드 TRX 로우, 스플릿 스쿼트, 레터럴 스쿼트 등
- 일주일 중 2일은 가동 범위 훈련: 흉추 신전, 고관절 가동성, 발 조절 훈련 및 통증이 있는 관절 주변부
- 일주일 중 2일은 유산소 운동: 야외 활동, 유산소 기구 등
- 일주일 중 1일은 반드시 휴식

보수적이라면 보수적이고, 그저 성실하다면 성실한 운동 프로그램이다. 흥미로웠던 점은 부상 예방 차원에서 같은 훈련을 이틀 연속으로 수행하지 않는 점이다. 나는 이런 방식에 완벽히 부합하는 운동을 하지는 않지만, 우리가 한 번의 운동이 몸에 끼치는 영향을 얼마나 간과하는지에 대해서는 성찰해 보게 되었다. 크로스핏터나 파워 리프터들에게는 미안하지만 그런 방식의 고강도 훈련을 하루에 두세 번(크로스핏에 미치면 하루에 여러 타임을 운동하기도 한다), 쉬는 날 없이 하는

것에 대해 자신의 몸이 정말 그 스트레스를 제대로 소화하고 있는지 반추해 보기를 권유하고 싶다. 맥길 박사는 세계 최고의 파워 리프터들도 고중량 훈련은 기껏해야 주 1~2회 한다고 강조한다.

그가 항상 이렇게 보수적인 훈련 프로그램을 구성해 왔던 것은 전혀 아니다. 지금도 근력 운동을 하는 날에는 장작 패기 등 고강도 운동을 하기도 하며, 몸에 충분한 자극을 주려면 일정 수준의 스트레스가 필요하다는 점도 인정한다. 젊을 때는 온 몸이 부상에 시달릴 정도로 상당히 과감한 운동을 즐겼으나 훈련은 나이에 따라 진화해야 한다는 점을 인지하고 약해지는 신체에 맞춰 조정한 것이다. 맥길 박사는 환자들을 대하는 것이 주요 업무이기에 이런 맥락 안에서 그의 프로그램을 해석해야 할 것이다.

운동 초보자 또는 부상 없이 건강한 몸을 유지하고자 하는 사람에게는 맥길 박사가 제시한 운동 방식이 좋은 가이드라인이 될 수 있다. 반면 몸이 건강한, 어느 정도 궤도에 오른 운동 숙련자라면 맥길 박사의 트레이닝 방식을 따를 필요는 없다. 사람마다 운동 능력이나 회복 속도는 각양각색이다. 자신의 몸 컨디션에 귀를 기울일 줄 아는 사람이라면 어떤 운동 프로그래밍을 구성하든 자기와의 끊임없는 대화 속에서 결정하고 수행하면 된다. 중요한 것은 수행이다.

운동 세션 짜기:
원칙과 변칙

한 시간을 운동한다고 가정했을 때, 특히 근력 운동 세션을 어떻게 구성할지에 대해 논의해 보겠다. 일반적으로 한 세션을 프로그래밍할 때 따르는 원칙들이 있지만, 이는 상황에 따라 유동적이다. 원칙이라 부르기조차 무색할 만큼 상황에 따라 가변적으로 적용된다. 어떤 논리를 가지고 운동 프로그램을 설계하느냐에 따라 원칙은 쉽게 예외가 될 수 있다.

전신 운동으로 한 세션을 구성한다고 가정하면, 아래에 제시된 일반적인 원칙들을 참고할 수 있다. 그러나 중요한 것은 자신이 어떤 논리에 따라 운동을 구성하는가 하는 점이다.

[웜업 - 본운동 - 쿨다운]의 틀로 프로그램을 구성한다

- **원칙**: 부상 예방을 위해 스트레칭이나 웜업은 필수다. 얼마나 많이 필요한지는 몸의 컨디션에 따라 달라질 수 있다.
- **변칙**: 시간이 부족하거나 바로 본 운동을 시작하고 싶다면 가벼운 웜업이나 간단한 스트레칭으로 시작한 후, 관절에 부담이 적은 운동부터 본 운동에 들어가는 방법도 유용하다. 운동 중간중간에 필요에 따라 추가적으로 웜업이나 스트레칭을 진행하면서 신체의 준비 상태를 점진적으로 끌어올릴 수 있다.

큰 근육에서 작은 근육으로 이동한다

- **원칙**: 초반부에 힘이 충분할 때 대근육을 먼저 운동하고, 체력이 점점 떨어지는 후반부에는 소근육을 운동한다. 전신 부하가 큰 등, 가슴 운동을 먼저 하고, 나중에 팔이나 어깨 운동을 하라는 말이다. 같은 논리로, 복잡한 동작인 다관절 복합 운동을 먼저 수행하고, 단순한 동작인 단관절 운동을 나중에 배치하는 것이 일반적인 원칙이다. 이렇게 하면 신체의 큰 근육을 우선적으로 충분히 사용한 이후에 보조적인 부위를 더 집중적으로 훈련할 수 있어 운동 효율이 극대화된다.
- **변칙**: 이 원칙을 지나게 경직되게 해석하면 안 된다. 다양한 이유에서 이 원칙을 완전히 뒤집을 수 있다.

  우선 웜업으로 소근육을 먼저 자극하여 몸을 큰 근육 사용에 준비시키고, 부상을 예방할 수 있다. 복잡하고 큰 움직임을 먼저 수행하기보다는 관절에 안전한 가동 범위의 운동에서부터 시작해 점차 더 큰 가동 범위의 움직임으로 나아가는 방식도 충분히 논리적이다. 세트 방식에 따라 대근육과 소근육, 큰 동작과 작은 동작이 혼합되어 반복될 수도 있다. 평소 자극이 잘 느껴지지 않거나 발달이 뒤처지는 부위를 미리 국소적으로 자극한 뒤 큰 동작을 수행하는 '선피로 방식'도 이 원칙과 상충되지만 빈번하게 사용된다. 특정 부위를 더 집중적으로 발달시키기 위한 전략이다.

근육의 기능과 가동 범위의 적절한 사용

- **원칙**: 미는 근육, 당기는 근육을 고루 운동한다. 한 근육을 여러 방향

과 각도, 가동 범위에서 운동한다.

- **변칙**: 우리가 현재 가정하고 있는 전신 운동 프로그래밍을 기본으로 하면 미는 근육, 당기는 근육을 고루 다루어야겠지만, 자신만의 분할 방식이 있다면 굳이 한 세션 안에서 균형을 맞추지 않아도 된다.
  가동 범위 전부를 사용해서 운동할 필요도 없다. 운동 시 불편함이 있을 경우 가동 범위를 제한해야 한다. 운동의 범위는 훈련 중인 근육의 기능적 작용과 일치하지 않을 수 있다. 짧은 운동 범위로도 근육의 전체 기능을 훈련할 수 있다.[76]

근력 관련 운동 요소를 다양하게 발달시킨다

- **원칙**: 근지구력, 근비대, 근력, 파워 요소를 고루 발달시킨다.
- **변칙**: 어떤 요소를 더 비중 있게 다룰지는 의사 결정의 영역이다. 운동 레벨이나 목표에 따라 조정할 수 있다. 파워 요소가 부족하다고 해서 초보자가 부상 위험이 높은 파워 훈련을 바로 수행하기에는 무리가 있다. 근지구력 - 근비대 - 근력 - 파워 순으로 점진적으로 능력을 발달시키는 것이 좋다.
  각 요소 간의 경계를 무 자르듯 깔끔하게 구분 지을 수도 없다. 또한 하나의 체력 요소를 발달시키려면 다양한 요소를 결합해 운동해야 한다. 근지구력 발달을 위해서는 근비대 훈련이나 근력 훈련도 필요하다는 말이다. 아래는 NSCA에서 제공한 근력 운동 목표별 권장 프로그램 구성 예시인데, 한 요소를 훈련하기 위해 여러 요소를 조합한 것을 볼 수 있다.

목표	레벨	프로그램
근지구력 (Muscular Endurance)	중급자	근지구력 (표준) → 근비대 → 근지구력 (서킷 트레이닝) → 근비대 (슈퍼셋)
	고급자	근지구력 (서킷 트레이닝) → 근비대 (슈퍼 세트) → 근지구력 (HIIT) → 근비대 (컴파운드 세트)
근비대 (Hypertrophy)	중급자	근지구력 (서킷 트레이닝) → 근비대 (슈퍼 세트) → 근력 (단일 세트) → 근비대 (드롭 세트)
	고급자	근비대 (드롭 세트) → 근력 (클러스터 세트) → 근비대 (컴파운드 세트) → 근력 (컴플렉스 세트)
근력 (Muscular Strength)	중급자	근비대 (슈퍼 세트) → 근력 → 근비대 (드롭 세트) → 근력 (가변 저항)
	고급자	근비대 (드롭 세트) → 근력 (클러스터 세트) → 근력 + 파워 (컴플렉스 세트) → 근비대 (컴파운드 세트)
파워 (Muscular Power)	중급자	근비대 (네거티브) → 근력 → 파워 → 근력 (가변 저항)
	고급자	근비대 (드롭 세트) → 근력 (클러스터 세트) → 근력 + 파워 (컴플렉스 세트) → 파워

NSCA의 근력 운동 목표별 프로그램 구성[77]

강도와 부하 조절하기

점진적 과부하progressive overload란 근육을 점진적으로 더 큰 부하에 노출시켜 계속해서 성장하고 강해지도록 하는 운동 원칙이다. 무게, 반복 횟수, 세트 수, 운동 빈도 등으로 운동 강도를 증가시켜 근육에 지속적으로 더 큰 도전을 주는 것을 의미한다. 점진적 과부하는 운동 커뮤니티에서 자주 언급되는데, 얼마나 신체적 요소들을 발달시키고 싶은지에 따라 부하의 수준을 조절할 수 있다. 체력 유지 및 관리가 목적이라면 고성장에 요구되는 수준의 과부하까지는 필요하지 않다는 뜻이다.

운동 강도 또는 부하를 조절하는 방식에 대해서는 창의적으로 생각할 필요가 있다. 무게, 반복 횟수, 세트 수처럼 직감적으로 파악할 수 있는 변인 외에도 다양한 요소를 실험하면서 프로그램에 변주를 줄 수 있다. 다음은 강도를 조절할 때 사용할 수 있는 변인이다.

무게

운동 중 사용하는 무게 또는 저항의 크기다. 무거운 무게를 사용할수록 운동 강도가 높아진다.

반복 횟수

한 세트 내에서 운동을 수행하는 횟수다. 무거운 무게로 적은 횟수를 반복하면 근력 강도가 높아지며, 가벼운 무게로 여러 번 반복하면 근지구력에 초점을 맞출 수 있다.

세트 수

각 운동의 반복 횟수를 수행한 후, 휴식과 함께 운동을 중단하는 회차다. 세트 수가 많을수록 운동 강도가 높아진다.

쉬는 시간

세트 간의 휴식 시간이다. 짧은 휴식 시간은 운동 강도를 높이고, 긴 휴식 시간은 회복에 더 집중하게 해준다.

움직임 속도

각 반복을 수행하는 속도다. 어떤 동작은 빠르게 수행하는 것이, 어떤 동작은 천천히 수행하는 것이 더 힘들다. 느리게 수행할 시에는 일반적으로 근육이 긴장 상태에 있는 시간time under tension이 길어진다. 빠르게 수행할 시에는 근육을 빠르게 동원하는 신경적 조절 능력 및 안정근의 협응력이 강하게 요구된다.

동작 범위(range of motion, ROM)

운동 중 관절의 움직임 범위다. 일반적으로 전 범위 운동이 부분 범위 운동보다 높은 강도를 요구하나, 상하지 근육 간 ROM별 자극 수준의 차이가 있을 수 있다.

자세(mechanical overload)

정확히 같은 동작을 수행하더라도, 어떤 자세에서 하느냐에 따라 강도가 다르게 느껴질 수 있다. 같은 숄더 프레스 동작이라도 서서 했을 때와 앉아서 했을 때 다른 강도로 느껴진다. 서서 했을 때는 요추가 신전되는 보상에 더 취약해지므로 코어를 많이 잡아야 하는 반면, 앉아서 수행 시 어깨 고립도가 더 높아 같은 무게로도 서서 수행했을 때보다 무겁게 느껴질 수도 있다.

운동 선택

복합 운동(스쿼트, 데드리프트 등)을 하는가, 고립 운동(이두 컬 등)을 하는가에 따라 강도가 달라질 수 있다. 복합 운동은 여러 근육군을 동시에 사용하기 때문에 일반적으로 강도가 더 높다.

세트 구성으로 강도 조절하기

운동을 어떻게 조합하는가, 즉 세트 훈련 방식에 따라서도 강도가 조절된다. 예를 들어 슈퍼 세트, 드롭 세트, 피라미드 세트, 서킷 트레이닝은 근육에 더 많은 자극을 주어 강도를 높일 수 있는 방식이다. 다양한 세트 방식을 숙지해 놓고, 자신에게 가장 잘 맞는 방법을 선택하면 된다. 일반적으로는 다중 세트 시스템을 기본으로 하여 필요에 따라 선택한다.

- **단일 세트 시스템**single-set system: 하나의 운동을 한 세트만 수행하는 것
- **다중 세트 시스템**multiple-set systems: 하나의 운동을 여러 세트 수행한 후 다음 운동으로 넘어가는 것. 일반적으로 사람들이 가장 많이 사용하는 방식이다.

- **복합 세트**complex set: 근력 운동을 수행한 후 파워 운동을 바로 이어서 수행하는 것(스쿼트 후에 스쿼트 점프를 하는 등)
- **컴파운드 세트**compound set: 유사한 근육군을 대상으로 2-3가지 다른 종류의 운동을 수행하는 것
- **서킷 트레이닝**circuit training: 여러 운동을 한 세트씩 수행한 후 다시 반복하는 것
- **슈퍼세트**superset: 대립하는 근육군에 대한 운동을 번갈아 수행하는 것
- **피라미드 로딩**pyramid loading: 훈련 중 무게를 점차적으로 늘렸다가 다시 줄이는 것
- **드롭 세트**drop sets: 정해진 무게로 근육이 지칠 때까지 세트를 수행한 후 바로 그보다 가벼운 무게로 추가 세트를 계속하는 것
- **부분 가동 범위**partial range of motion: 특정 관절 각도에서 힘을 증가시키기 위해 제한된 가동 범위 내에서 운동하는 것
- **헤비 네거티브**heavy negatives: 자신의 1RM보다 무거운 무게로 오직 내리는 동작만 수행하는 것
- **강제 반복**forced reps: 스스로 동작을 반복해 더 이상 반복하기 어려운 실패 지점까지 간 뒤, 보조자의 도움을 받아 추가로 수행하는 것
- **클러스터 세트**cluster sets: 반복 횟수 사이 휴식 간격이 5-30초인 세트. 스쿼트 5회를 한 뒤 잠깐 쉬었다가 다시 5회를 반복하는 등, 아주 짧은 휴식을 취해 쉬었지만 쉬지 않은 것처럼 몸에 부하를 가할 수 있다.
- **적응 저항**accommodating resistance: 밴드 등을 프리웨이트 운동에 적용하여 운동의 전체 범위에서 등속 저항을 가하는 것.

Part 6

운동과 삶

15

몸과 정신은 연결되어 있다

여기까지 빠른 호흡으로 달려온 것 같으니, 기술적인 이야기는 제쳐두고 숨을 고르며 심리적인 측면을 살펴보자. 운동 초보자가 중급자로, 중급자가 상급자로 넘어가는 단계에서는 운동 능력 이상의 변화가 나타난다. 바로 정신력이다. 스트레스를 견디고, 고통을 참고, 끈기 있게 해내고, 일희일비하지 않는 능력 등이다.

그렇다고 해서 운동 초보자가 삶의 다른 영역에서 의지력이나 끈기가 부족하다는 건 아니다. 그러나 삶에서 뒷심이 약한 패턴이 반복된다면 운동이 도움이 될 것이다. 나 또한 육체적 고통을 통해 정신적 나약함이라는 개인적인 컴플렉스를 다듬었다.

나는 뒷심이 약한 성격, 지루함을 못 견디는 성격으로 인해 죽을 때까지 진정한 성취를 못 이룰 것이라는 두려움에 오랫동안 시달렸다. 남들은 내가 이런 말을 하면 '말도 안 된다'며 위안을 건네지만, 원래 개인의 심연에는 비이성적인 공포가 내재하기 마련이다. 그런 위로도 '이 사람이 진짜 나를 몰라서 하는 말이지' 같은 가면증후군식 방어 논리로 튕겨내곤 했다.

모든 일에는 즐거운 일과 지루한 일이 섞여 있다. 그런데 지루한 부분까지도 그냥 해내는 사람이 있는 반면, 나는 상당한 지루함을 느끼고 해내지도 못했다. 이런 성격을 보여주는 대표적인 사례는 회사를 다니던 시절 출장 영수증을 정리할 때다. 중대한 업무는 회사 바닥에서 자면서까지 사명감을 가지고 했지만, 출장 영수증 정리는 너무 하기 싫어서 아무리 재촉당해도 최대한 미루다가 아예 정산받기를 포기하는 경우가 한두 번이 아니었다. 이걸로 몇 번 혼났는데도 단전에서부터 끓어오르는 거부감이 들어 도무지 고쳐지지가 않았다.

일의 완성이란 지루함을 견뎌내야만 수확할 수 있는 열매다. 스트레스를 참고 견디는 정신적 지구력이 있어야 한다는 뜻이다. 그래서 내가 반복적으로 꾸는 악몽 중 하나는 이런 성격적 결함 때문에 결국 패가망신하여 굶어죽는 것이었다.

다른 모든 일과 마찬가지로, 운동에서도 유의미한 성취를 이루려면 싫은 것을 견디고 참으며 수행해야 한다. 그렇지 않으면 결국 발전이 정체되고 몸이 취약해진다. 좋아하는 운동만 편식하고, 편안한 운동 강도에만 머물며 몸에 점진적 과부하를 가하지 않으면 몸의 균형이 깨지고 운동 능력이든 근육량이든 성장에 정체를 겪게 된다. 게다가 스트레칭이나 보강 운동이 귀찮다고 등한시하며 운동하면 부상은 시간 문제다.

운동은 기꺼이 시간을 내어 노력을 쏟아붓고 싶은 분야였지만, 이마저도 내 성격의 영향 안에 있었다. 운동에는 '파워 근력파 vs 지구력파'가 있는 것 같다. 같은 운동 초보라도 소위 '확확' 움직이는 걸 자연스레 선호하는 사람이 있고, 버티는 운동을 더 선호하는 사람이 있다. 나는 빠르고 강하게, 무겁게 운동하는 게 훨씬 더 성격에 맞았고, 버티는 스타일의 운동에는 괴로움을 느끼곤 했다. 스쿼트 홀드 동작을 부상 없이 연달아 2분을 수행할 수 있는 근력은 충분했음에도 정신적인 피로 혹은 지구력의 한계를 먼저 느껴 도중에 잠깐 일어났다가 다시 하는 등 의지적으로 동작을 끊기 십상이었다. 정신적 피로도란 육체가 포기하기 전에 자기 타협의 목소리에 의지가 먼저 굴하는 것이다. '2분 너무 긴데, 이게 가능한 거 맞아? 그냥 40초에서 한 번 쉬어갈까?', '어차피 잠깐 일어나도 3초 정도밖에 안 쉬는데'와 같은 생각이다.

상체 운동을 하체 운동보다 좋아해서 하체 운동은 가끔 즉흥적으로 하거나, 누가 시킬 때 60~80%의 노력만 들여 했다. 그래서인지 인바디를 재면 상체 근력은 월등히 평균 이상이었지만 하체 근력은 그저 그랬다. 달리기와 같은 '진짜 유산소 운동'을 하라는 소리는 또 얼마나 싫었는지! 일주일에 두세 번 고강도 인터벌 트레이닝을 10~40분 하는 것으로 대신하곤 했다.

'그러나 이런 내가'로 시작하는, 특별하고 비일상적인 변화의 계기가 있다면 좋겠지만 그렇지 않다. 머릿속에 여러 재료로 만든 지식 겉절이가 숙성되어 깨달음의 묵은지가 되기까지 시간이 걸렸을 뿐이다. 고통을 배움의 스승으로서 환영하고 장려하는 스토아 학파적인stoic 글을 일독하고, 고통과 관련한 뇌과학적 해석을 접하고, 운동 선수들의 훈련 모습을 구체적으로 살펴볼 수 있는 다큐멘터리를 보거나 여러 운동인들의 육체적 능력을 극한으로 밀어붙이는 운동 서바이벌 프로그램을 보는 것 등이 재료였고, 이들이 숙성되어 내 정신적 컴플렉스와 운동에서의 습관들이 연결되어 있다는 깨달음으로 이어졌다.

지식들이 시사하는 바는 정신적인 역량을 육체적으로도 기를 수 있다는 점이었다. 사실 정신적 의지로 정신력을 기르려는 시도는 참

패하기 쉽다. 이런 방식은 수없이 실패했던 기억을 떠올리게 한다. 만약 성공 확률이 높았다면, '앞으로 핸드폰 딱 한 시간만 봐야지'나 '이제는 정말 정신 차려야지' 같은 선언도 쉽게 지켜졌어야 한다. 반면, 육체적 컨트롤은 더 정량적이고 측정 가능하다. 이는 약한 의지로만 하는 것이 아니라, 3차원에 실재하는 신체를 통해 단련할 수 있어 직관적이고 통제 가능하다. 이런 사실을 깨닫고 나는 반색했다.

운동하면 스트레스에 강해진다

운동을 하면 일상 생활에서 스트레스에 대한 내성을 높일 수 있다. 추정되는 원리는 다음과 같다. 생리적 관점에서 운동은 결국 하나의 스트레스 유발 요인stressor일 뿐이다. 따라서 신체는 운동에 대해 여타 스트레스 요인들과 다르지 않은 반응을 보인다.[78] 업무적으로 스트레스 받는 일이든, 격한 운동이든, 얼음장 같은 물로 하는 찬물 샤워든 모두 생리학적으로는 심박수가 올라가고, 호흡이 가빠지며, 근육이 긴장하고, 소화 기능이 억제되며, 혈당이 상승하고, 땀 분비가 증가하며 아드레날린 계열의 호르몬이 분비되는 결과를 초래한다는 뜻이다.[79] 이러한 일반화된 대對스트레스 반응은 다양한 스트레스 요인을 유사한 기전으로 처리하기 위한 효율성을 위해서가 아닐까 생각한다.

운동을 통해 반복적으로 스트레스를 주며 몸을 생리적으로 도전시키면 몸은 일반화된 스트레스 반응에 적응하며, 이후 동종의 스트레스(운동)와 이종의 스트레스(운동 이외의 것)에 대한 민감성이 모두 감소한다는 게 바로 교차 스트레스 적응 가설cross-stressor adaptation hypothesis이다.[80]

같은 현상을 호르메시스hormesis의 관점에서 설명할 수도 있다. 호르메시스는 유해한 물질이나 스트레스 요인에 대해 노출이 낮은 수준에서는 오히려 결과적으로는 생물학적 시스템에 유익한 효과를 나타내는 현상을 의미한다. 약화된 병균체를 통해 면역 시스템을 준비시켜 실제 감염 시에 효과적으로 방어할 수 있도록 하는 백신의 원리와 유사하다. 운동을 통해 스트레스에 대한 반응을 통제된 상황에서 작동시키는 데에 익숙해진다면 다른 스트레스 요인에 직면했을 때 대처가 수월해지는 것이다.

스트레스로 악명을 떨치는 월스트리트에서는 스포츠 배경을 가진 인력을 꽤나 선호하는 것으로 알려져 있다.[81] 고압적이고 빠르게 움직이는 금융 환경에서 스포츠를 통해 배양해 온 특정 능력들이 유리하게 작용하기 때문이다. 높은 스트레스 상황에서도 성과를 내는 능력, 신체적 및 정신적 지구력, 회복력과 스트레스 관리 능력, 침착함과 집중력을 유지하는 능력 말이다.

"Stay Hard!"

"네가 그 모양인 건 네가 그러기를 선택해서다. 그래서 당신이 전혀 불쌍하지 않다"와 같은 신랄한 비판을 거침없이 쏟아붓는 미 해군 특수부대 출신 데이비드 고긴스David Goggins의 인기는 최근 몇 년간 북미에서 치솟아 왔다. 체력도 강하고 정신력은 더 강한 그의 대표적인 유행어는 'Stay Hard!'다. 어려움과 역경을 극복하고 끊임없이 자신을 단련하며, 결코 포기하지 말라는 의미다. 그는 2013년에 24시간 동안 무려 4030회의 풀업을 성공적으로 수행하여 기네스 세계 기록을 세운 바 있다. 기록은 이후에 다른 사람에 의해 깨졌지만, 그의 놀라운 체력과 정신력을 보여준다.

고긴스의 꾸짖음을 접하며 내가 얼마나 오랫동안 과분한 자기 온정주의에 갇혀 있었는지 깨달았다. 부모가 사랑하는 자녀에게 규칙과 책임을 가르치는 것 또한 자식의 안전과 미래를 위한 사랑의 표현이듯, 스스로를 다잡고 규칙을 정하며 발전을 꾀하도록 채찍질하는 것도 자기 사랑의 일종이다. 그런데 여태 나는 스스로에게 다정하기를 너무 우선시해서 스트레스를 견디는 내성이 제대로 발달할 기회를 내어주지 못한 것 같았다.

육체를 통해 정신적 나약함을 해결하기로 마음먹은 뒤, 운동 중에 '하기 싫다, 이쯤 할까' 식의 정신적 패배의 기운이 감도는 순간을 관찰했다. 특히 스스로에게 너무 과한 친절을 베풀며 포기하는 데에도 정당하고 충분한 이유가 있다는 식의 ('그래 힘들지, 오늘은 여기까지만 해도 대단한 거야') 사고를 할 때마다 스스로에게 이렇게 말하기 시작했다.

약해빠진 정신머리로 어떻게 살아갈 거냐.
힘들어서 그만두고 싶다는 건 내가 들은 제일 형편없는 핑계다.
원래 모든 발전은 힘들다.
하기로 정했으면 돌아보지 마라.
너만 힘드냐? 다 힘들다.

그러고서는 쉽게 포기하지 않았다. 남이 하면 폭력적인 말일 수 있겠지만, 나 자신이 스스로의 훈련사이자 훈련 대상이라 그저 좀 강한, 그러나 진심 어린 격려의 말처럼 느껴졌다. 이런 식으로 트레이닝을 하면서 짧게 끊어가던 스쿼트 홀드는 3분이 훌쩍 넘게 수행할 수 있게 되었고, 달리기는 여전히 고통스럽지만 그 고통을 견디는 데서 오히려 매력을 찾게 되었다. 요즘은 상체 운동보다 하체 운동이 더 힘드니까 나에게 더 많은 이점을 주리라 믿으며, 상체 운동하는 시간보다 하체 운동하는 시간을 소중하게 여긴다. 책의 내용을 위해 긍정적 효과를 허위로 나열한 것처럼 보일 수도 있겠지만, 실제로 스트레스와 고통을 기꺼이 받아들이기로 결정한 순간부터 나에게 찾아온 중대한 변화들이다. 고통을 받아들이기 시작하면, 고통이 마냥 싫지만은 않아진다.

물론 내가 순수하게 신체와 정신을 완전히 분리해서 훈련했다고 보기는 어렵다. 신체와 정신의 관계는 대부분 상관관계에 기초한다는 점에서 정확하고 엄밀하게 인과를 입증할 수 없고, 결국 이 모든 건 나의 증언에 의존한다는 점에서 제한적일 것이다. 그러나 나는 본능적으로 느낀다. 육체적으로 만든 견디기, 버티기, 이겨내기가 새로운 관성이 된 이후 평생 느껴온 불안에서 멀어지기 시작한 것을. 더 이상 내가 하기 싫은 일들을 해내지 못하리라고 생각하지 않는다.

부상을 감수하면서까지 하면 안 된다는 단서 조항을 두면서도 나는 언제나 회원들에게 운동 환경이라는 실험실에서 자신의 나약함을 누르고 승리하는 경험을 충분히 하라고 말한다. 스트레스와 고통을 기꺼이 포용하며 만들어낸 성취 경험은 결국 실험실 밖, 즉 사회에서의 정신력, 끈기, 투지로 전이되니 말이다. 당신이 아직 운동이 힘들고, 괴롭고, 하기 싫은 행위라고 느낀다면 고통으로 달려들라고 설득하고 싶다.

정신이 몸을 만든다

"나를 죽이지 못하는 것은 나를 더 강하게 만든다."

- 프리드리히 니체Friedrich Nietzsche

때때로 당연한 말을 하는 것에 피로를 느낀다. 당연한 말은 대부분 직관적으로 이해가 되기에 누군가 반문하는 경우는 거의 없지만, 아주 드물게 상대방이 '왜?'라고 묻는 순간 수많은 사람의 관찰, 경험, 연구, 그리고 지혜를 곁들여 장황하게 설명해야 할 때가 있기 때문이다. 그러나 그 설명 과정에서 어떤 정보를 제시하는가에 따라 당연한 명제는 인생을 바꾸는 조언이 될 수도 있다. 나는 이번 챕터에서 '정신이 건강해야 몸도 건강할 수 있다'는, 평범하지만 수 세기 동안 이어져 온 조언에 생생한 설득력을 부여하기 위해 여러 논거를 제시하고자 한다. 결론은 몸이 정신에 영향을 주듯이, 정신도 몸에 강력한 영향을 행사하니 마음을 잘 먹으라는 이야기다.

염세주의자를 설득하기 위한 정보로 『더 시크릿』 같은 책을 들이밀고, '믿으면 실제로 이루어지니 믿으라'고 하면 전혀 설득력이 없을 것이다. 아쉽게도 내가 그런 부류이기에 무엇을 믿기까지는 오래 걸린다. 그러나 몇 년 전 밀크셰이크 스터디milkshake study라 불리는 연구[82]의 결과를 듣고 인식이 현실을 형성한다는 논의에 더 큰 신뢰의 비중을 부여해야겠다고 생각했다. 이 연구는 실험을 통해 인식의 차이라는 조건이 내분비계 호르몬에 직접적인 영향을 미침을 발견했다. 변인 통제도 수월했고, 호르몬 변화를 정맥혈 샘플을 통해 측정한 실험이었기에 냉정하게 이리저리 따져봐도 설득력이 높았다. 이처럼 인식이 실체적 변화를 유발하는 수많은 경우가 있을 것이고, 지금은 인간이 그에 대해 아직 많이 알지 못하는 (혹은 검증하지 못한) 단계이리라. 그래서 이 연구는 운동과 직접적인 관련이 있지 않음에도 소개하겠다.

연구 당시 미국 예일대학교 박사였고 현재는 스탠퍼드대학교의 마인드 바디 랩Mind & Body Lab 수석 연구원인 알리아 크럼Alia Crum 외 연구자들은 46명의 건강한 대학생을 모았다. 그들에게는 이번 연구의 목표가 두 가지 셰이크의 맛을 평가하고, 다양한 영양소(고지방 대 저지방,

고당 대 저당 등)에 대한 신체의 반응을 조사하는 것이라고 알렸다. 그러나 사실 두 셰이크의 내용물은 맛, 영양 성분을 포함해 정확히 동일했다(380칼로리). 차이점은 셰이크에 붙은 라벨뿐이었다. 이들은 일주일의 간격을 두고 한 번은 140칼로리라고 표기된 '가벼운 셰이크Sensi-Shake' 라벨이 붙은 셰이크를, 다른 한 번은 한 잔에 620칼로리라고 표기된 '풍미 셰이크Indulgence Shake'를 섭취했다.[83] 그리고 각 회차에서 참여자들의 섭취 단계별 그렐린Ghrelin 호르몬 수치를 측정 후 비교했다.

펩타이드 호르몬의 일종인 그렐린은 '배고픔 호르몬'이라고 불린다. 혈류를 통해 시상하부로 전달되어 식욕을 느끼도록 자극하므로, 일반적으로 그렐린 수치가 높을수록 배고픔을, 낮을수록 포만감을 더 느끼게 된다. 그렐린의 분비량은 식사 전에 증가하고, 식사 후에 감소한다. 주요 기능은 식욕을 증가시키는 것이지만, 수면·각성 주기, 보상 추구 행동, 미각, 탄수화물 대사에도 영향을 미친다고 알려져 있다.

연구자들은 실험자가 셰이크를 받기 전(기초 분비량), 셰이크의 라벨을 읽은 뒤(섭취 예측 단계), 셰이크를 마신 후(식후 단계)로 나누어 그렐린을 측정했다. 실험 결과, '풍미 쉐이크' 를 마신 경우 '가벼운 쉐이크'를 마셨을 때보다 그렐린 수치가 훨씬 가파르게 감소했다. 이러한 반응 패턴은 놀랍게도 실제로 칼로리 함량이 다른 음료를 섭취했을 때 관찰되는 결과와 일치한다. 객관적인 영양 차이보다는 쉐이크의 영양 성분에 대한 인식된 기대에 따라 내분비계의 반응이 달라진 것이다.

실험 결과를 보면 이런 질문이 떠오른다. 보이지 않는 것들은 얼마나 중요한가? 그리고 얼마나 많은 것들이 보이지 않는다는 이유로 무시되는가? 그로 인해 우리가 얼마나 많은 것을 놓치고 사는가?

스트레스는 나쁘기만 할까?

이제 생각이 몸에 미치는 영향을 본격적으로 탐구해 보자. 1부터 10까지의 척도로 현재 본인의 스트레스 점수를 매긴다면 몇 점을 주겠는가? 만약 높은 편이라면 스트레스를 극적으로 줄일 방법을 생각해 볼 수 있을까?

아쉽게도 우리가 실제로 받는 스트레스의 양을 조절하기는 어려운 경우가 많다. 스트레스를 줄이려면 그 원인을 축소하거나 제거해야 하는데, 대부분의 스트레스 요인은 회사, 학업, 금전적 문제, 가족 관계처럼 쉽게 끊어내거나 해소할 수 없는 것들이다. 누가 쉽게 회사를 그만두거나 학업을 중단할 수 있겠는가? 스트레스를 완전히 없애는 건 현실적으로 쉽지 않아 보인다.

그렇지만 누구나 스트레스를 대하는 마음가짐(또는 마인드셋mindset)은 비교적 쉽게 바꿀 수 있다. 스트레스가 어떤 면에서는 성과와 생산성, 건강과 웰빙, 배움과 성장에 긍정적인 영향을 줄 수 있다고 생각하는 것을 심리학에서는 스트레스 긍정적 마인드셋stress-is-enhancing mindset이라 부른다.

스트레스 환대하기. 이는 한 사람의 마음의 평온을 위한 '정신 승리'

에 그치지 않고, 실제로 그 사람의 수명을 연장시킨다. 스트레스에 대한 인지와 실제 사망률 간의 관계를 탐구한 유명한 연구[84]를 살펴보자. 이 연구는 미국 국립 건강 통계 센터NCHS가 미국 성인을 대상으로 건강 관련 통계를 산출하기 위해 매년 실시하는 미국 국가 건강 설문조사NHIS[85]를 기반으로 한다. 연구진은 약 3만 명의 응답자를 대상으로 1998년부터 2006년까지 추적 조사를 실시했다.

분석 결과, "지난 1년 동안 얼마나 많은 스트레스를 경험했습니까?"라는 질문에 '많은 스트레스를 경험했다'고 대답한 사람들은 대상 기간 내 사망 위험이 43% 증가했다. 이는 실제로 받는 스트레스를 줄이라는 메시지처럼 보인다. 그러나 여기서 중요한 건 두 번째 질문에 대한 응답이다. "스트레스가 건강에 해롭다고 믿습니까?"라는 질문에 스트레스가 해롭지 않다고 믿는다는 답을 한 사람들의 사망률이 특별히 낮았다. 많은 스트레스를 경험했음에도 불구하고 사망 확률이 가장 낮았던 것이다. 스트레스를 실제로 적게 받았다고 보고한 사람들보다도 사망 위험이 더 낮은 결과였다.

이 연구는 스트레스 자체가 반드시 해로운 것이 아니며 우리가 어떻게 인식하느냐가 중요함을 시사한다. 기전이 정확히 밝혀진 건 아니지만 스트레스에 대한 긍정적 또는 부정적 인식과 건강 사이에는 어느 정도 상관관계가 있는 것으로 보인다. 물론 상관관계만으로는 충분히 설득되지 않을 수 있다. 이에 대한 더 깊은 설명은 뒤에서 다루겠다. 여기서 한 가지 질문을 스스로에게 던져보자. 스트레스를 피해야 할 나쁜 것으로 여기는가, 아니면 자연스러운 현상이며 성장의 기폭제가 될 수 있다고 믿는가?

스트레스를 기꺼이 받아들이는 법

만약 사망에 대한 논의가 너무 멀게 느껴진다면 스트레스를 긍정적으로 받아들이는 사람들이 다양한 분야에서 더 많은 성과를 이루고, 더 나은 생리적 및 정서적 지표를 보인다는 결론이 여러 연구에서 반복적으로 재현되었다는 점에 주목할 필요가 있다. 그렇다면 스트레스에 대해 긍정적인 마음가짐을 가지는 데는 오래 걸릴까? 놀랍게도 30분이면 충분하다. 2022년 『네이처』에 게재된 논문[86] 내 실험을 살펴보자.

이 실험에서는 능력이 고정된 것이 아니라 노력과 지원으로 발전할 수 있다는 믿음인 그로스 마인드셋growth mindset과 스트레스에 대한 생리적 반응이 자산이 될 수 있다는 믿음인 스트레스 긍정적 마인드셋 관련 정보를 온라인 교육 자료로 구성하여 수천 명의 고등학생 및 대학생들로 이루어진 피험자들에게 제공했다.

학생들은 온라인 교육 자료를 통해, '빠르게 뛰는 심장은 뇌에 더 많은 산소가 공급된 혈액을 전달하여 더 잘 생각할 수 있게 돕는다'는 내용 등 스트레스의 대한 생리학적 반응을 몸이 긍정적으로 활용하는 방법에 대한 정보를 접한다. 대학 교수가 첫 수업 날 학생들에게 '대학에서 느낄 좌절감은 당연하다. 하지만 그 좌절감이 바로 학습과 배움

그 자체다' 라는 고무적인 메시지를 전하는 모습이나, '스트레스가 많은 상황이 영원히 지속되지는 않는다'는 희망적인 메시지를 접한다. 그러고 나서 스트레스 받는 상황을 나중에 마주한다면 자신이 무엇을 다르게 할 수 있을지에 대해 글을 쓰게 된다. 모든 과정은 약 30분 동안 일회성으로 진행되었다.

이 연구의 결과는 방대하지만 우리의 논의와 관련된 핵심만 살펴보자. 대조군과 비교했을 때, 실험군 참가자들은 스트레스를 바라보는 관점이 긍정적으로 바뀌었다. 관점의 변화는 학업 성과와 측정 가능한 생리적 변화로도 이어졌다. 한 학교에서는 실험군 학생들 중 63%가 수학과 과학 과목을 통과한 반면, 대조군은 47%만이 통과하기도 했다. 단 30분의 온라인 교육만으로도 이러한 차이가 발생한 것이다.

더 나아가 이런 사고방식의 변화는 신체가 스트레스 사건을 위협이 아닌 도전으로 받아들이도록 유도했다. 측정 결과 실험군의 코티졸 수치가 낮아지고 심혈관 기능이 개선되었으며, 정서적으로는 전반적인 불안 수준이 감소하는 효과도 관찰되었다. 일부 변화는 참가자의 실험 참여 전 마인드셋에 관계없이 나타났지만, 전반적인 변화는 원래 부정적인 마인드셋을 가지고 있던 참가자들에게서 가장 두드러졌다. 스트레스를 잘 받는 성격이 콤플렉스인 사람들에게는 희망과 위로가 될 수 있는 대목이다.

이 연구는 고등학생과 대학생을 대상으로 했지만, 학교를 졸업했다고 해서 더 이상 학습자가 아니라고 할 수 있을까? 또, 책을 통해 하는 공부만이 학습일까? 누구든 생이라는 배움을 짊어지고 있다. 이는 모두가 평생 학습자로서 어떤 태도로 삶을 대해야 되는지 시사한다.

운동이라는 카테고리의 학습이 대부분 몸으로 이루어진다고 하여 다른 학습의 기전과 다르다고 볼 필요는 없다. 따라서, '나는 아직은 잘 못하지만 그렇지만 향후에 잘하게 될 수 있어(그로스 마인드셋)', '지금 받는 스트레스는 누구나 겪은 과정이고, 나 또한 성장통을 겪을 뿐이야(스트레스 긍정적 마인드셋)'와 같이 사고해서 손해 보는 건 하나도 없다. 지금 당장 운동을 잘 못하는 미숙함에 괴로워하지 말고, 즐기자.

운동 플라시보 효과

밀크셰이크 연구를 한 알리아 크럼은 2000년대 초반 하버드대학교 재학 중 하버드 아이스하키 팀의 일원이었다. NCAA 챔피언십 게임에 진출하는 수준의 강팀이라 엄청난 운동량을 소화해야 했다고 한다. 그런데 어느 날 충격적인 말을 듣는다. 그녀의 지도 교수이자 심리학 분야의 거물인 엘런 랭거Ellen Langer가 무심한 듯 "운동이 단지 플라시보 효과에 불과하다는 건 알고 있지?"라 말한 것이다.[87] 어느 운동인이 들어도 충격받을 만한 말인데 심리학의 대가에게 들으니 충격이 배로 컸을 것이다.

그때의 경험 덕분인지, 그녀는 인지가 우리의 생체에 어떤 실제적 영향을 미치는지에 대해 깊이 탐구하기로 결심했다('운동이 몸에 좋다고 생각하면 몸이 그냥 좋아지는 건가?'). 이후 그녀가 랭거 교수의 지도

하에 진행한 운동 플라시보 연구(2007)[88]에서 위의 잔혹한 발언을 뒷받침하는 결과가 나왔다. 운동의 무용함을 주장하기 위해 이 연구를 소개하는 건 절대 아니다. 이를 핑계 삼아 '운동했다는 생각만 많이 해야지' 식으로 자기 합리화를 하라는 의도도 아니다. 대부분의 사람은 최소 권장 운동량에도 못 미치는 활동량을 가지고 있다는 사실을 기억해야 한다.

크럼은 이 연구에서 호텔의 하우스키퍼 84명을 대상으로 스트레스에 대한 마음가짐의 효과에 대한 연구를 진행했는데, 여기서 연구진이 조작한 것은 그들의 업무가 충분한 운동이라는 인식을 심어주느냐의 여부였다. 호텔에서 객실 정리를 하는 하우스키퍼들의 일은 상당히 육체적인 활동으로, 이들은 업무만으로도 미국 공중위생국장Surgeon General의 신체 활동 권고 기준을 이미 충족하거나 초과하고 있었다. 그렇지만 일을 딱히 '운동'으로 인지하지는 않았다. 이를 반영하듯 실험 전 사전 조사에서 66.6%의 참가자가 자신이 규칙적으로 운동하지 않는다고 보고했으며, 36.8%는 전혀 운동을 하지 않는다고 했다.

연구자들은 청소가 충분한 칼로리를 소모하며, 청소원들이 권장 운동량을 충족하고 있다는 내용을 담은 정보지를 실험군에게 전달했다. 호텔 침구 갈기, 청소기 돌리기, 화장실 청소 등이 소비하는 칼로리에 대한 정보도 넣고, 이런 운동이 당뇨와 같은 만성 질환의 위험을 줄이고, 심장 건강, 몸무게, 힘, 기분 및 수면의 질 등을 개선한다는 내용도 담았다. 모든 참가자들은 이번 연구의 목적이 호텔 근무 환경에서 여성들의 건강과 행복을 개선할 방법을 찾는 것이라고만 들었다.

4주 후, 실제로 이들의 활동량은 변함이 없었음에도 자신이 규칙적으로 운동한다고 보고한 비율(인식된 규칙적 운동)이 두 배로 증가했다(39.4%에서 79.4%). 참가자들이 믿는 자신의 평균 운동량(인식된 운동량)도 20% 이상 증가했다. 물론 여기까지는 새로운 정보 취득에 따라 충분히 가능한 인지적 변화이니 놀라울 건 없다.

주목할 만한 점은 연구 전 미리 측정했던 운동량, 체중, BMI, 체지방, 혈압, 허리/엉덩이 비율이 바뀌었다는 점이다. 실험 그룹은 평균 0.9킬로그램의 체중 감량을 경험했고, 혈압이 10% 가까이 감소했으며, 체지방 비율, BMI, 허리-엉덩이 비율 등에서 더 건강해진 수치를 기록했다. 작은 변화 같지만 그들의 기존 건강 상태를 고려했을 때는 유의미한 건강 지표 개선이었으며, 특히 4주라는 짧은 기간 내에 변화가 생겼다는 점에서 중요하다. 물론 자신의 업무가 운동이라는 인식을 한 뒤 더 힘차게 일을 했을 가능성도 있겠지만 말이다. 정보지를 제공받지 않은 대조군 참가자들은 이전과 변화가 없었다.

크럼에 따르면, 스트레스를 성장의 기회로 활용하기 위해서는 다음과 같은 사고 과정이 필요하다.

1. 스트레스를 받고 있다는 것을 인정한다.
2. 스트레스를 환영한다.
3. 스트레스 반응을 내가 중요하게 생각하는 것과 연결한다(어떤 일로 스트레스를 받는 것은 그 일을 중요하게 여기기 때문이다).

16

건강에 영향을 주는 요소들

호흡, 수면, 식단

몸에 영향을 주는 요소는 수없이 많다. 건강한 사람이 되려면 운동, 호흡, 수면, 식단, 그 외에도 수많은 요소들이 박자를 맞추어 기능해야 한다. 어느 한 요소에서 눈에 띄는 결함이 생기면 다른 요소에 곧바로 큰 영향을 미치며, 이내 그 기능도 저하되니 말이다. '사슬은 가장 약한 고리만큼만 강하다'는 격언이 떠오르는 대목이다.

몸에 영향을 주는 요소들을 간단히 살펴보자. 가장 중요한 건 수면이 아닐까? 수면의 질이 나쁘면 연쇄적으로 몸의 모든 기능이 무너지기 시작한다. 다음 날 생체 리듬, 호르몬 균형이 깨지고, 음식에 대한 혈당 반응이 달라져서 폭식하거나 비만이 되기에 더 취약한 몸이 된다. 운동하는 동안 집중도 잘 안 되고, 심장 박동이 평소보다 더 빨라지고 힘도 나지 않으니 수행력이 떨어진다.

호흡이 불편하면 어떤가? 필요한 세포에 산소가 효과적으로 전달되지 않으면 세포 회복이나 에너지 생성 과정이 원활하지 못하다. 불완전한 호흡은 장기적으로 뇌와 심혈관계에 영향을 미치며 관련 질환에 취약한 몸을 만든다. 평소 과호흡을 한다면 만성적으로 교감 신경이 활성화되어 스트레스가 높아지고, 깊은 수면을 취하기 어렵다.

식단이 중요한 이유는 몸의 세포 하나하나가 우리가 먹은 것으로 구성되기 때문이다. 운동을 잘해서 몸이 충분히 자극을 받고 나면, 식단으로 섭취한 영양소를 통해 성장한다. 우리가 먹은 음식은 근육이 되기도, 지방이 되기도 하며 신체 조성에 영향을 미친다. 게다가 근육과 지방층 모두 내분비 기관으로서의 기능을 수행한다. 몸에 잉여 칼로리가 많아 비만이 될수록 몸에 염증이 쌓이고, 수면 무호흡증 등 호흡에 문제가 생길 가능성이 높아진다. 이는 수면의 질에 영향을 미친다. 이처럼 개별 요소가 서로 영향을 주고 받는다.

그러나 잘 자고, 잘 호흡하고, 건강하게 먹고, 열심히 운동하겠다는 다짐을 한다 해도 각 항목에서 만점을 받기는 불가능에 가깝다. 모든 항목의 주의 사항을 철두철미하게 지키려고 하면 숨이 턱턱 막히는 느낌도 든다. 그래서 최소한의 원칙을 세우되, 지키지 못하더라도 자신을 비난하기보다는 '그래, 다시 잘해보자' 하며 격려하는 게 중요하다. 애석하게도 이미 대부분의 사람들은 운동을 빠뜨리거나, 입호흡으로 생활하거나 수면의 질을 관리하지 않는 데에는 큰 죄책감을 가지지 않고 넘어가는 편인 것 같다. 오히려 해당 항목들을 놓치는 것이 더 문제다.

먹고 사는 문제

반면 식단과는 조금 더 복잡한 관계를 맺게 된다. 사람들의 몸 컨디션을 자주 체크하는 직업 특성상 나는 식단 관련 주제로 대화할 기회가 많다. 그런데 "불면증이 조금 있어요"나 "이번 주 바빠서 운동을 못 했어요"를 타인에게 공유하는 데에 내포된 수치심과 "제가 야식을 자주 먹는데 어제는 치킨을 먹고 잤어요"에 내포된 수치심의 무게는 다르게 감지된다. 게으르고 자제력이 부족한 사람처럼 보일 수도 있으니 그럴 것이다. 건강의 다른 요소들은 솔직하고 정확한 답변을 쉽게 얻을 수 있는 반면, 식단에 대해 자기 보고self-report 조사를 하는 경우 오차가 너무 심해서 믿을 만한 데이터로 활용하기 어려운 데에는 이런 이유도 있을 것이다.

식단을 잘 지키기는 정말 어렵다. 운동, 호흡이나 수면 등의 행위는 주로 단독으로 하는 반면, 식사는 사회적인 성격을 강하게 띠고 있다. 모이면 하는 거라곤 먹는 게 아닌가? 또, 우리는 자주 먹는다. 하루에 적으면 한두 번, 많으면 간식까지 포함해서 네다섯 번도 먹게 되니 실수할 틈이 계속 있다. 한 번이라도 과식을 하거나 정크푸드를 먹거나 야식을 먹는 경우 식단에 실패했다는 생각에 쉽게 좌절한다. 한술 더 떠서 기왕 망친 거 오늘은 실컷 먹고 내일부터 잘 관리하자고 생각한다. 다른 요소들에 대해서는 이렇게 쉽게 일희일비하고, 보상 심리로 스스로의 몸을 제대로 한번 괴롭혀보자는 생각을 하지 않는데 말이다. '그래, 어제 잠을 잘 못 잤으니 오늘은 밤을 완전 새고 내일 잘 자자!' 식으로 생각하지는 않는데, 유독 식단에 있어서는 자기 파괴적인 늪으로 쉽게 미끄러진다.

다양한 원인이 있겠지만, 식단 실패에 자주 좌절하는 이유는 이를 의지의 문제로 환원하기 때문이라 생각한다. 우리가 먹는 것은 우리의 내분비계와 감정에 영향을 미친다. 우리는 호르몬의 노예라, 호르몬은 '딱 하나만, 이번에만 먹어야지'와 같이 이성의 힘만으로 행동을 조절하기 어려운 상황을 만들어낸다. 음식이 내 몸에 어떤 영향을 주는지를 구체적으로 알아야 음식에 휘둘리는 자신을 의지박약으로 치부하지 않고 자비롭게 바라보거나, 중장기적으로는 휘둘리는 사건들을 줄여나갈 계획을 세울 수 있을 것이다.

초가공식품만 피해도 절반은 간다

식단은 유독 '하라 마라'가 많고 시끄러운 영역이다. 조언의 과잉 속 내가 신뢰하고 일관되게 따르는 조언은 초가공식품을 피하라는 것이다.

애석하게도 나는 가공식품의 맛을 좋아한다. 계란 두 개 넣어 꼬들꼬들하게 끓여먹는 라면, 케첩에 찍어 먹는 과자, 통조림 골뱅이와 참치, 더운 여름의 탱크보이, 운동 후의 포카리스웨트, 논알콜 맥주 등을 간헐적으로 먹고 마시는 것을 완전히 끊어낼 수는 없다. 그래서 몸에 안 좋은 걸 알면서도 구미가 당기면 '그래, 이 정도는 먹을 자격 있어!' 하며 먹는다. 대신 내가 지키는 원칙은 하루 식사 중 대부분을(80~100%) 비가공식품으로 먹는 것이다. 비가공식품 혹은 자연식품은 가공을 거치지 않거나 최소한의 가공만을 가해 원재료를 알아볼 수 있는 형태로 존재한다. 이 식품군에는 비타민, 미네랄, 섬유질과 같은 영양소가 풍부하다. 과일, 야채, 견과류, 어류, 육류, 우유나 요거트 등이 이에 해당한다.

몇 가지 진짜 먹고 싶은 가공식품 외에, 심심하거나 출출해서 먹을 법한 가공식품들은 성분표를 보고 '유화제가 들어있네' 혹은 '당류가

20그램? 엄청 많네. 고작 음료 한 캔 먹는 즐거움이 인슐린을 치솟게 만들 만큼은 아니지' 식으로 필터링을 거치며 조심한다.

현대인의 삶을 사는 우리가 원시인처럼 자연식만 할 수는 없다. 음식이 가공 과정을 거쳤다고 해서 반드시 건강에 해롭지도 않을 것이다. 가령 마트에서 파는 두유도 어떻게 보면 가공식품이다. 그러나 우리는 그 두유에 대충 뭐가 들어갔는지 알고 있다. 소금, 두유, 물. 이런 식품은 비교적 안전한 반면, 기본 원료를 알아볼 수 없을 정도로 변형시키거나, 변형된 제품을 혼합하여 제조, 가공, 포장되는 초가공식품은 주의할 필요가 있다. 초가공식품에는 흔히 가정에서 구할 수 없는 원료, 추출물들이 향이나 맛을 증진시키고 유통 기한을 늘리기 위해 포함되어 있는데, 이 원료들이 몸이 가진 정상적인 기능들을 교란시킬 수 있기 때문이다.

모든 인공적인 첨가물이 몸에 유해하지는 않으며, 화학 첨가물로 승인되었다는 것은 일단은 소량 섭취 시 인체에 큰 문제가 없다는 뜻이다. 동시에 다음과 같은 사실을 고려할 필요가 있다.

- **유해성이 증명되지 않았다고 해서 안전한 것은 아니다.** 죄가 입증되지 않았다 해서 진정 무죄가 아닐 수 있는 것처럼. 유익함이 증명되었다면 기꺼이 먹겠다.
- 실험실의 결론은 실험실에 국한된다. 인체에 안전하다고 실험실에서 밝혀졌다고 해도, 그것이 진정 인체에 어떤 작용을 하는지 중복과 누락 없이 모든 방면에서 검토되었을까? 그렇지 않다고 본다. 그

래서 몸에 좋지 않다는 의혹이 반복적으로 제기되면 일단 피한다. 나중에 후회하는 것보다 미리 조심하는 것이 낫다.

식품과 영양소는 여전히 논쟁적인 영역이며 서로 대립되는 연구들이 항상 공존한다. 사람마다 주의해서 섭취해야 될 성분들이 다르므로 모두에게 일관된 조언을 하기 어렵다. 그렇지만 초가공식품이 몸에 좋지 않다는 건 굳이 연구까지 들먹일 필요도 없을 것 같다. 다분히 상식적으로 생각해도, 음식의 풍요가 낯선 우리의 몸이 이렇게 칼로리 집약적이고 풍미 가득한, 낯선 성분 범벅의 음식에 적응했을 리 없다. 초가공식품이 이런저런 이유로 몸에 해롭다는 관찰 연구가 1500여 개씩이나 있긴 하지만.[89]

무엇을 먹고 먹지 않기를 결정하는 건 전적으로 스스로의 판단하에 이루어져야 하지만, 나는 다음과 같은 이유로 가공식품을 먹을 때는 최대한 주의한다.

너무 많은 당류

식품 성분표를 살펴보면 탄수화물 아래 당질과 식이섬유가 있다. 식이섬유는 장내 미생물의 먹이가 되기 때문에 꼭 필요한 영양소다. 그래서 나는 성분표를 확인할 때 탄수화물에서 식이섬유는 발라내고, 총 당질이 몇 그램인지를 확인하는 편이다(엄밀히 말하면 당질과 당류는 다르지만, 또 당류에 단당류, 이당류, 다당류가 있지만 설명의 편의상 혼용하여 사용하겠다).

당류가 많다고 무조건 피하는 것은 아니다. 활동량이 높을 때는 섭취를 늘리고, 정적인 생활을 할 때는 섭취량을 줄인다. 당류는 소화 과정을 통해 글루코스로 분해되고 혈류를 통해 세포에 에너지원으로 사용되므로 탄수화물 대신 지방을 연료로 사용하는 키토시스 상태에 진입하지 않은 대부분의 사람들에게는 꼭 필요한 영양소 중 하나다. 특히 달리기와 같이 강도 높은 운동을 장시간 할 때는 충분히 몸에 공급해주는 편이다. 당류가 30그램씩 들어가 있는 에너지 젤을 한두 개 먹기도 하고, 꿀 스틱이나 포도당 캔디를 먹으며 경쾌한 에너지를 유지하려고 한다.

문제는 그 열량을 다 쓸 자신도 없으면서 절제 없이 당류를 섭취하는 경우다. 활동량이나 신진대사에 비해 과도하게 당류를 섭취하면 간에 기껏 70~100그램 정도, 근육에 기껏 300~400그램 정도 글리코겐 형태로 비축되고, 남는 건 결국 체지방으로 축적된다. 비만이 유발되는 주요 원인은 과한 탄수화물 섭취이고, 이는 각종 대사 질환과 연관되어 있으니 활동량 대비 섭취량을 관찰해야 한다. 초가공식품은 성분표를 확인하지 않으면 칼로리가 그만큼 높은 줄도 모르는 경우가 허다하다. 칼로리 밀도가 높아 포만감이 들 만큼 먹지도 않았는데 나도 모르게 엄청난 양의 탄수화물과 지방을 섭취하게 되므로 더 주의해야 한다.

아무리 먹는 총량이 많지 않더라도 액상 과당 형태로 한번에 빠르게 섭취하여 혈당 스파이크를 자주 유발하는 건 인슐린 과다 분비를 반복적으로 초래해 인슐린 저항성을 만들어낼 수 있으니 주의해야 한다. 이 기전으로 마른 사람들이 2형 당뇨에 걸리기도 한다. 게다가 혈당 스파이크가 지나가고 나서 이어지는 에너지 저점 때문에 의지와 상관없이 다시금 단 음식이 당기니 그야말로 악순환이다.

기술적인 이야기를 떠나 설탕이 오피오이드와 도파민을 방출하는 물질[90]이라는 점을 고려했을 때 이런 마약 같은(?) 음식을 편하고 저렴하게, 언제든 구해서 먹는 게 맞는 걸까 종종 생각하게 된다.

배고프지 않아도 계속 먹게 된다

유화제는 식품 제조 과정에서 물과 기름 같은 서로 섞이지 않는 성분을 균일하게 혼합하기 위해 사용하는 성분이다. 가공식품에 유화제가 얼마나 많이 들어가는지 알고 놀랐는데, 거의 모든 가공식품에 들어가야 하는 모양이다.

유화제를 피해야 하는 이유는 장 건강에 미치는 영향 때문이다. 장은 제 2의 뇌로 불리는데, 그럴 만하다. 장에는 뇌 다음으로 많은 신경세포가 포진해 있다. 이러한 세포와 장내 미생물을 활용하여 소화, 흡수 및 운동과 같은 복잡한 과정을 독립적으로 관리할 수 있다. 뇌와 적극적으로 소통하기도 한다. 뇌와 장은 미주 신경으로 연결되어 있으며, 장에 존재하는 수조 개의 미생물들이 장내 분비 세포를 자극할 수 있다. 장에 사는 미생물을 긁어모아 무게를 재면 1~2킬로그램에 달한다고 한다.

장은 거대한 내분비기관이기도 하다. 최소 12가지 종류의 장내분비세포가 위장관 내 변화에 반응하며 20가지 이상의 호르몬을 방출한다. 장에서는 포만감, 공복감 관련 신호를 보내는 소화 관련 호르몬 뿐만 아니라 도파민이나 세로토닌, 에피네프린과 노르에피네프린, 아세틸

콜린과 같은 신경전달물질도 생산된다. 특히, 우리 몸의 총 세로토닌의 무려 95%가 장에서 분비된다[91]는 사실은 경이롭다. 물론 뇌 혈관 장벽을 바로 통과하지는 못하지만, 호르몬 전구물질의 생산이나 대사에 관여하며 우리의 기분과 감정에도 영향을 미친다.

그런데 대부분의 유화제는 장내 미생물군에 부정적인 영향을 미치며[92] 장내 염증을 유발하고 장 점막gut lining을 손상시킨다.[93] 이는 유해물질이 혈류로 쉽게 이동하게 만들며(일명 장 누수 증후군) 이로 인해 만성 염증, 과민성 대장 증후군, 장염과 같은 문제를 일으킬 수 있다.

여기까지는 장 문제가 있었던 사람이라면 몇 번의 조사로 파악할 수 있는 내용이다. 그러나 더 큰 문제가 있다. 유화제로 인해 장의 점막이 구조적으로 손상을 입고 장내 미생물의 건강이 나빠지면 공복감이나 식후 포만감을 조절하는 장 호르몬에 이상이 생겨 배가 부름에도 계속 음식을 더 먹고 싶은 욕구가 들 수 있다. 장에서 분비되어 우리의 포만감을 조절하는 호르몬 콜레시스토키닌CCK은 두 가지 요소에 의해 조절된다. 첫 번째는 소화관 내 음식의 종류를 감지하는 매우 특수한 뉴런들, 두 번째는 소화관 점막층과 장내 미생물이다.

유화제의 잦은 섭취로 장 점막이 손상되는 경우 장내 신경세포가 축삭돌기를 장 안쪽으로 더 뻗어내며 장 뒤쪽으로 후퇴하게 되고, 그 결과 장내에 많은 음식이 있더라도 포만감을 촉진하는 호르몬인 콜레시스토키닌의 분비가 촉진되지 않아 몸이 포만감을 느끼지 못하게 된다.[94] 이렇게 구조적인 손상이 일어난 뒤 비가공식품을 섭취한다 한들, 장은 이미 음식의 아미노산, 당, 지방산 등 영양소를 파악하기 어려워하며 몸에 '아직 영양소가 부족하니 더 먹으라'는 신호를 보내서 배불러도 계속 먹게 될 수도 있다.

특정 식물성 유지

최근 몇 년 동안 북미에서는 올리브 오일, 코코넛 오일을 제외한 일부 식물성 기름(팜유, 대두유, 포도씨유, 해바라기씨유 등) 섭취를 피해야 한다는 목소리가 꽤 설득력을 얻어왔다. 그래서 건강 관련 채널들을 둘러보면 식물성 유지는 염증을 유발한다는 내용이 흔히 발견된다.

식물성 유지를 피해야 된다고 주장하는 이들은 가공식품을 많이 섭취하면 오메가6(엄밀히 말하면 리놀레산[95])과 오메가3의 체내 비율이 왜곡되며 만성 염증을 유발할 수 있다고 말한다.[96] 두 지방산은 모두 필수 지방산으로, 우리 몸이 생산할 수 없기 때문에 음식을 통해 섭취해야 한다. 오메가3와 오메가6의 체내 권장 비율은 사람에 따라 다르지만, 약 1:1~1:4로 추정된다. 그러나 지난 세기 동안 가공식품을 통한 오메가 6의 섭취 비중이 폭발적으로 증가하며 서구식 식단을 하는 사람들의 경우 오메가 3 대 오메가 6의 체내 비중이 1:16 까지 높아졌다고 한다.[97] 왜곡된 비율로 인해 만성 염증이 유발될 수 있으며, 염증은 심장병, 암, 당뇨병, 관절염 등 흔한 질병에 중대하게 기여하므로 식물성 유지의 섭취를 줄여야 된다는 주장이다.

반대로, 오메가6 지방 섭취가 염증을 증가시킨다는 가설을 지지하지 않는 연구들도 상당수 있다.[98] 주관적인 판단의 영역이겠지만, 나는 이 정도로 팽팽하게 의혹이 제기되는 상황이라면 조심하고 보는 게 좋다고 생각한다.

기타 이상한 이름을 가진 화학 첨가물

'제로', '저당 설계' 음료라며 건강 프레임을 가지고 홍보하지만 과연 그 안에 든 감미료가 정말 유해성 관련 논란이 없을까? 그냥 '유화제'로 표시되는 경우도 있지만, 유화제의 종류가 구체적인 첨가물 이름으로 표시되면 유화제임을 발견하지 못할 수도 있다. 도처에 깔린 것이 지뢰라 소비자가 품을 들일 수밖에 없는 게 안타깝지만, 모르는 이름의 첨가물이 표기되어 있다면 인터넷에 한 번쯤 검색해 보고 스스로 유해성을 판단할 필요가 있다. 마케팅에 속지 말고 성분표를 보는 습관을 길러야 한다.

내 몸을 소중히 하지 못한 죄

여름 휴가차 강릉을 지나다 잠시 현덕사에 들른 적이 있다. 현덕사는 만월산에 있는 작다기엔 크고, 크다기엔 작은 절이다. 스님들이 커피콩을 직접 볶아 커피를 내려주신다는 것과 체험형 템플스테이로 유명한데, 이 절의 백미는 귀여운 강아지들이 자유롭게 절 마당을 총총 걸어다니는 모습이다. 흰둥이와 현덕이는 나와 동행이 절을 구경하는 동안 이곳저곳 따라다니다가, 우리가 툇마루에 앉으니 그 밑에 와서

드러누웠다. 비구니 스님이 옥수수와 월남쌈, 그리고 커피까지 준비해 주셨고, 열심히 먹었다.

돌아가려는 찰나 스님이 108배를 한번 하고 가라고 말씀하셨다. 불교도 아닌데 해도 되나 싶어 망설였지만 못할 이유도 없었다. 절을 하는 의식임을 대략적으로는 알고 있었지만 막상 108배용 방석을 깔고, 「백팔 대참회문」을 들으며 의식을 할 채비를 하니 긴장이 되었다.

「백팔 대참회문」은 자기 잘못을 뉘우치는 '참회', 세상의 이치와 부처에게 감사를 표하는 '감사', 어떤 일을 스스로 해내겠다는 다짐을 하는 '발원' 세 파트로 이루어져 있는 총 108개의 참회문으로, 하나의 참회문이 읊어질 때마다 1배를 하며 의미를 되새기면 된다. 처음에는 흘려듣다가, 몇 분 안 되어 정말 참회하고 있는 나 자신을 발견했다. 일부만 옮겨보면 다음과 같다.

- 나는 어디서 왔는가, 어디로 갈 것인가를 생각하지 않고 살아온 죄를 참회하며 절합니다.
- 나는 누구인가, 참 나는 어디 있는가를 망각한 채 살아온 죄를 참회하며 절합니다.
- 나의 몸을 소중하게 여기지 않고 살아온 죄를 참회하며 절합니다.
- 나의 진실한 마음을 저버리고 살아온 죄를 참회하며 절합니다.
- 조상님의 은혜를 잊고 살아온 죄를 참회하며 절합니다.
- 부모님께 감사하는 마음을 잊고 살아온 죄를 참회하며 절합니다.
- 일가 친척들의 공덕을 잊고 살아온 죄를 참회하며 절합니다.

- 배울 수 있게 해준 세상의 모든 인연들을 잊고 살아온 죄를 참회하며 절합니다.
- 먹을 수 있게 해준 모든 인연들을 잊고 살아온 죄를 참회하며 절합니다.
- 입을 수 있게 해준 모든 인연 공덕을 잊고 살아온 죄를 참회하며 절합니다.
- 이 세상 이 곳에 머물 수 있게 해준 모든 인연들의 귀중함을 잊고 살아온 죄를 참회하며 절합니다.
- 내 이웃과 주위에 있는 모든 인연들의 감사함을 잊고 살아온 죄를 참회하며 절합니다.

다른 구문들도 가슴을 쓰라리게 하지만 나에겐 한 구문이 특히 기억에 남았다. 내 몸을 소중히 하지 못한 죄. 내 몸을 학대하겠다는 의도를 가진 적은 없고, 기회가 있으면 항상 좋은 걸 바르고 입으려고 하긴 했지만, 내 몸을 진정 소중히 대한 적이 있었는지 돌아보게 되었다. 내가 정말 소중히 생각하는 존재에게 내 몸에 행한 행동들을 그대로 강요할지 따져보면 확실히 알 수 있을 것이다.

답답하지만 멋스럽다 생각해서 입은 옷들. 내가 사랑하는 반려 동물이나 조카에게 답답한 옷을 보기 좋으니까 입으라고 할까? 그렇지 않을 것이다. 트레이너가 되기 전까지 내가 신었던 모든 발볼 좁은 신발들. 나는 발볼이 정말 넓은데, 한동안 발볼이 좁은 컨버스 신발이나 나이키 신발, 정장용 구두를 신고 다녔다. 소중한 누군가에게 "다들 신발 불편한데 그냥 신는 거야. 엄살 부리지 말고 좀 참아"라고 말할 수 있을까? 그걸 잠깐이라도 신어보게 한 내 자신이 밉고, 미안한 마음이 들 것이다.

먹는 건 어떤가? 옷과 신발 등은 피부로 불편함을 느낄 수 있지만, 안 좋은 음식은 그 영향이 바로 느껴지는 것은 아니라 등한시하기 쉽다. 그렇지만, 발암 물질 범벅인 가공식품이 유해하다는 사실을 인지하면서도 5살 조카에게 기쁘게 권유할 수 있을까? 하물며 고양이나 강아지를 임시로 돌볼 계기가 생길 때면, 동물이 먹는 거라고 지저분한 재료를 넣어 만드는 곳이 많을까 봐 '휴먼 그레이드'의 가장 비싼 사료를 주문하고, 간식도 원물 그대로 동결 건조한 질 높은 식품들로 주문해 왔다. 참 아이러니다. 남에게는 쉽게 그러지 못할 거면서 내 몸에는 얼마나 많은 질 낮은 음식들을 주입해 왔는가. 패스트푸드의 출처 모를 고기를 공급하고, 장내 미생물 균형을 깨뜨리는 유화제나 만성 염증을 유발하는 식물성 유지가 잔뜩 든 초콜릿과 감자칩을 먹으면서도 아무 생각이 없었다.

물론 이 글을 쓰는 시점에서 나는 몸을 꽤나 소중히 하고 있기에 지금 스스로를 강도 높게 비난할 생각은 없다. 그뿐 아니라, 육체적으로 또 정신적으로 과거의 나와 지금의 나는 완전히 다른 사람이라 느끼고 있다. 대부분의 사람들이 과거와 현재의 자신이 다르다고 느끼는 것처럼 말이다.

과당, 튀김, 초가공식품…. 몸에 안 좋은 음식들은 우리가 어렸을 때부터 먹어온 것들이기에 입맛을 완전히 바꾸기는 어렵다. 웬만한 의지가 아닌 이상 시중에 쏟아지는 안 좋은 음식들을 피하기도 쉽지는 않다. 그리고 이런 음식을 먹을 때 둘러대는 변명은 수도 없이 많다. 시간이 없어서, 금전적인 문제로 등등.

그런데 그에 대해 반박도 수없이 할 수 있다. 2025년 현재 기준으로 스팸 한 통이 웹사이트별로 3000원대 중반에서 5000원대인데 반해, 구운 계란 20구가 9900원에서 13000원대다. 계란 10개 먹어도 스팸 한 통 가격이다. 심지어 구운 계란은 유통 기간도 길다. 스팸을 굽는 게 오래 걸릴까, 구운 계란을 까먹는 게 오래 걸릴까? 영양, 가격, 보관, 조리 시간 면에서 구운 계란이 더 편한 단백질 공급원이다.

여기에 또 재반박을 할 수 있을 것이다. "단백질은 그렇다 쳐요. 채소나 과일은요? 채소값, 과일값 비싸잖아요?", "아뇨, 샐러리 한 단 사서 먹으면 저렴한데요.", "금방 상하잖아요.", "그럼 냉동 브로콜리 먹어요." '건강하고 저렴하게 한 끼 먹을 수 있어요' 하는 진영과 '금전적, 시간적으로 가공식품을 먹을 수밖에 없어요' 하는 진영 간의 싸움은 죽을 때까지 끝나지 않을 것 같다. 어떤 쪽을 지지하든 당신의 선택이다. 결벽적으로 초가공식품을 피할 수는 없겠지만, 또 때때로 초가공식품만이 선사하는 풍미가 있지만, 선택의 기로에 서는 대부분의 경우에 나는 더 영양가 있고 몸에 해롭지 않은 음식을 고르려 노력할 것이고, 내가 소중히 여기는 사람들도 그렇게 하기를 진심으로 바란다.

에필로그.
삶은 운동 밖에도 있다

우리는 지극히 일상적인 것을 자랑거리로 여기지는 않는다. 아침마다 잘 자고 개운하게 일어나거나, 양치질이 깔끔하게 잘 되어 산뜻한 기분을 느낄 때마다 느끼게 되는 건 잔잔한 만족감이며, 이런 일상의 누적은 잘 살고 있다는 옅은 확신을 매일 쌓아준다.

운동도 특별한 일상이 아닌, 삶을 지지해 주는 수많은 습관 중 하나가 되어야 한다고 생각한다. 그래서 운동을 특별하게 여기지 말고, 운동을 했다는 이유로 매번 스스로를 칭찬하거나, 작은 보상을 자주 쥐여주지 말라고 조언한다. 운동이 끝나면 매번 근처에서 맛있는 디저트를 사먹는다거나, 운동 인증 사진을 소셜 미디어에 포스팅한다거나 하는 행위는 모두 운동을 특별한 행위로 생각한다는 반증이다. 이처럼 운동을 특별한 행위로 여기면 오래 지속하는 데는 실패할 가능성이 높다. 운동의 일상성이 축소되기 때문이다.

운동은 여행이 아니라 양치질과 같은 것이다. 매일 하지 않으면 건강상의 문제가 생긴다. 가끔 피곤할 때는 정말 귀찮지만, 대부분의 경우 할까 말까 고민조차 하지 않고 습관처럼 한다. 그리고 하고 난 뒤에는 항상 개운하다. 그렇다고 그 행위가 삶을 잠식하진 않는다.

지극히 일상적인 행위여야 할 운동이 삶의 중심을 점령하면, 다른 소중한 일상을 소홀히 대할 수 있다. 친구나 연인과의 충만한 시간 quality time, 정신을 돌보는 미술 관람이나 책 읽기와 같이 운동만큼 중요한 시간들을 마치 운동에 대한 기회비용처럼 느끼는 것 말이다. 운동 애호가들은 이 점을 항상 경계해야 한다. 운동 밖에도 삶과 사랑이 있다는 걸 기억하라고 강조하고 싶다.

마지막으로, 운동은 건강의 하나의 범주일 뿐임을 기억해야 한다. 탄탄한 몸이라는 외형이나, 잘 움직이는 몸이라는 기능성만 보는 것은 구시대적이다. 이제는 보이지 않는 건강, 즉 후성유전학에 기반한 노화 관리, 각 장기의 건강 상태, 내분비계 건강, 심폐 건강, 정신 건강도 종합적으로 보아야 한다. 운동은 단지 삶의 일부다.

작가의 말

평생 한 권의 책을 쓴다면 사랑에 대한 책이 될 것이라고 생각했지, 운동에 대한 책을 쓰게 될 줄은 몰랐다. 나에게는 삶과 사랑에 대해, 혹은 미美를 논의하는 글쓰기가 더 익숙하고 즐겁기 때문이다.

고민은 두 가지였다. '정보성 책을 쓰면 무미건조하고 지루할까?' 그래도 한 번쯤은 이곳저곳에 파편으로 흩어져 있는 나의 지식들을 하나의 통합하여 전달하는 작업을 해야 할 필요성을 느끼고 있었다. '운동 선생님이라는 직업인으로서 궁극적으로는 삶과 사랑을 다루는 책을 쓰고 싶은 건 오만함일까?' 이 책을 기획하면서부터 편집자님과 책에 정보성 내용 이상의 개인적 경험을 담자는 방향성을 공유하기는 했지만, 이 책의 가제는 처음부터 『운동 독립』이었고, 그 네 글자는 사방으로 흔들리고 일렁이는 나의 마음을 담기에는 좁아 보였다. 이런 생각을 가지고 집필을 시작했다.

막연하게 상상했던 책 쓰기 과정은 그저 앉아서 타자를 치면 되는 일 같았다. 그런데 첫 챕터를 씀과 동시에 이 책을 집필하려면 내 안의 모든 것을 헤집었다가 재구성해야 한다는 걸 직감했다. 하나의 지식이나 깨달음을 쓰기 위해서는 그것을 얻은 과정을 복기해야 했고, 그러면서 번뇌와 피안의 반복이었던 나의 삶을 되돌아봤다. 나의 부족함 때문에 괴롭지 않았다면 거짓말이다. 그렇지만 동시에 묘하게 치유적이었다.

결국 운동에 대한 글을 쓰면서도, 이 책이 운동에 대한 것이라고만은 생각하지 않게 되었다. 독자들에게도 이 마음이 전달되기 바란다.

Special thanks to
내 인생에 내내 있어주었던 이들
내 인생에 새로 들어온 이들
내 인생에 잠깐 머물다 갔던 이들

특히 이 책을 집필하는 내내 응원을 보내주었던 우리 멤버들에게 고맙다는 말을 하고 싶다.

참고자료

1 Benjamin Mayne et al., 「A genomic predictor of lifespan in vertebrates」, 『Science Reports』, 2019.

2 개인 PT에서도 회원이 자신이 한 운동과 부상 간의 상관관계를 이해하고 있지 않다면 빠른 시일 내에 컴플레인하기가 현실적으로 어려운 면은 있다. 단, 한국에서는 PT 도중 다치는 경우 민사 소송 제기가 가능하며, 경우마다 다르지만 헬스 트레이너의 과실 비율을 판례상 합리적으로 인정하는 편으로 보인다. 그룹 운동 관련 민사 소송 판례는 찾기 어려웠다.

3 코어란 무엇인가? 나는 다음의 분류를 가장 신뢰한다.

1차 코어: 척추에 직접적으로 붙은 근육들 (척추 다열근, 횡격막 등 척추 골조에 붙은 근육들)

2차 코어: 척추와 골반을 이어주는 근육들. 복직근, 복횡근, 복사근 등 일반적으로 코어 근육이라 지칭되는 몸통 근육들이 이에 속한다.

3차 코어: 동적인 상황에서 척추의 안정화를 위해 작용하는 모든 근육을 통칭한다. 척추의 안정화에 기여하는 모든 근육이다.

4 앉았을 때 몸통을 지탱하는 골반 아랫부분의 한 쌍의 뼈.

5 대니얼 리버먼이 '인간 대 말' 대회에 출전한 경험이 있다는 사실은 흥미롭다. 41명의 인간과 53마리의 말(과 그들의 기수)이 출발선에 선다. 출발 신호가 울리자마자 처참한 심정으로 저 멀리 내달리는 말들의 묵직한 근육질 몸과 탄탄한 다리를 보며 좌절한 그는 어차피 못 이길 거, 주위 풍경을 즐기자고 다짐한다. 경주 시작 지점에서 20마일(약 32.18킬로미터)이 지나자 무더위 속 너무 높아진 말의 체온을 식히기 위해 기수가 멈춰 서서 말을 돌보는 광경을 지나치고, 자신이 말을 앞섰다는 사실에 신이 난 채 러너스 하이를 경험하며 달린다. 그는 말 53마리 중 40 마리를 제치고 출발 4시간 20분 만에 완주한다. 이 경험이 책 『Exercised』에 실려 있다.

6 며칠 혹은 몇 달 집을 비우는 기간 동안 임차인이 집을 전대하여 전차인을 들이는 것.

7 '자기 몸 긍정주의'로 번역되며, 모든 체형을 인정하고 존중하자는 사회적 운동과 마음가짐을 지칭한다. 사회적으로 추구되는 이상적인 체형과 다른 체형도 긍정하는 태도다.

8 Alan Slater et al., 「Newborn infants prefer attractive faces」, 『Infant Behavior and Development』, 1998.

9 Edgar Pierce, 「Exercise dependence syndrome in runners」, 『Sports Medicine』, 1994.

10 발 안쪽의 주상골 옆에 있는 불필요한 뼈.

11 물론 키 작은 사람 중 대퇴 길이가 비율적으로 긴 경우도 많다.

12 짧은 시간 안에 최대의 힘을 발휘하도록 근육의 빠른 수축과 신장 반사를 이용하는 운동 방법. 주로 점프성 운동이 이에 해당한다.

13 마치 스키를 탈 때와 같은 팔 동작 자세를 취하며 당기는 힘으로 운동하는 전신 운동 기구.

14 김미리, 「키 154cm·발 213mm '땅콩 검객' 26년, 99% 불리해도 1% 유리함을 봤다」, 『조선일보』, 2019. 10. 19.

15 Afreen Itagi et al., 「Effect of obesity on cardiovascular responses to submaximal treadmill exercise in adult males」, 『J Family Med Prim Care』, 2020.

16 Shawn Franckowiak et al., 「Maximal heart rate prediction in adults that are overweight or obese」, 『J Strength Cond Res』, 2011.

17 Tereza Cristina Barbosa Lins et al., 「Relation between heart rate recovery after exercise testing and body mass index」, 『Revista Portuguesa de Cardiologia』, 2014.

18 신체의 비만도를 측정하기 위해 고안된 지표로, 체중이 신장에 비례하여 얼마나 적정한지 판단하는 데 사용된다. '13. 신체 조성과 기능 관련 체력' 챕터에서 자세히 다룬다.

19 Adrien Sedeaud et al., 「BMI, a Performance Parameter for Speed Improvement」, 『PLOS ONE』, 2014.

20 Carlen Reyes et al., 「Association Between Overweight and Obesity and Risk of Clinically Diagnosed Knee, Hip, and Hand Osteoarthritis: A Population-Based Cohort Study」, 『Arthritis & Rheumatology』, 2016.

21 정확히 말하면 요추 또는 경추 추간판 탈출.

22 근막경선은 토마스 마이어(Thomas Myers)가 창안한 개념이다. 그의 저서 『근막경선 해부학』은 근막과 근육 내에서 자세와 움직임에 영향을 미칠 수 있는 해부학적 연결을 탐구한다. 마이어가 제시한 개념은 그의 광범위한 신체 요법 경험을 바탕으로 하며, 물리 치료, 마사지 요법 및 운동 교육 분야에서 영향력을 발휘해 왔다. 그러나 과학계의 견해는 엇갈린다. 근골격계 문제를 이해하고 치료하는 데 유용하다고 보는 연구자들이 있는 방면, 책이 제시한 주장을 입증하려면 더 많은 실증 연구가 필요하다고 보는 학자들도 있다.

이 이론에서는 아킬레스건 - 종아리 - 햄스트링 – 천골결절인대(골반에 위치) - 흉요근막 - 척추기립근 – 뒷목 근육까지 모두 '표면후방선(superficial back line)'으로 연결되어 있다며 연관성을 주장한다. 많은 회원들이 목과 승모가 불편해서 물리치료를 받으러 갔다가 종아리를 풀어보라는 이야기를 들었던 경험을 들려줬는데, 물리치료사들이 근막경선 이론을 기반으로 말했을 확률이 높다. 그러나 이 이론이 정확히 입증된 바는 없고, 이론에서 주장하는 연결이 해부학적으로 관찰되지는 않는다. 몸을 바라보는 국소적 관점 이외에 통합적 관점을 제시한다는 데에 의의가 있다고 볼 수 있다. 근막경선 이론을 과학적으로 분석하려고 시도한 연구가 있으니 더 관심이 있다면 참고하기 바란다.

Jan Wilke et al., 「What Is Evidence-Based About Myofascial Chains: A Systematic Review」, 『Arch Phys Med Rehabil』, 2016.

23 B. M. Altura and B. T. Altura, 「Tension headaches and muscle tension: is there a role for magnesium?」, 『Medical Hypotheses』, 2001.

24 벗 윙크가 있는 경우 햄스트링 타이트함이 원인이라 생각하며 스트레칭을 하는 경향이 있는데, 꼭 그렇지 않을 수 있다.(선행 지식 ⑤) 운동과 스트레치가 결합된 신장성 수축을 연습하면 스트레칭만 하는 것

보다 빠르게 개선을 보인다. 여기에 코어와 둔근을 강화하면 금상첨화다.

25 mind-muscle connection, 쉽게 말해 근육의 신경적 조절이다. 이것이 장기적인 근육 성장과 직접적으로 관련이 있다는 증거는 제한적이나, 피험자들이 운동(벤치프레스) 중 특정 근육(삼두 또는 대흉근)에 집중하고자 했을 때 실제로 해당 근육 활동이 증가하는 것이 관찰된 연구가 있다. 모든 골격근은 신경적 조절이 가능한 수의근이고, 경험적으로도 특정 근육에 집중해서 운동할 시 그 근육에 자극이 보다 정확히 전달되는 경험은 운동인들이 대부분 느끼기에, 연구가 부족하다는 이유로 마인드 머슬 커넥션의 존재를 부인하긴 어려울 것이다..

26 Raphaël Vialle et al., 「Radiographic analysis of the sagittal alignment and balance of the spine in asymptomatic subjects」, 『The Journal of Bone & Joint Surgery』, 2005.

27 Washington State Department of Social & Health Services, 「Range of Joint Motion Evaluation Chart」

28 소둔근도 있으나 운동 맥락에서 잘 언급되지 않는다.

29 모든 근육의 부착점이 그런 것은 아니고, 다른 근육의 건에 붙기도 한다.

30 근육 길이가 짧아지며 수축하는 것만 운동이라고 하지는 않는다. 등장성(단축성, 신장성 수축), 등척성(근 길이에는 변화가 없지만 장력이 발생하는 소위 정적인 운동), 등속성(특수 장비 필요) 운동이 있다.

31 PNF 스트레칭 등 근육의 길이를 늘리지 않는 방식의 스트레칭도 있다.

32 Joaquin Calatayud et al., 「Importance of mind-muscle connection during progressive resistance training」, 『Eur J Appl Physiol』, 2016.

33 Physiopedia, 「Pectoralis Major」

34 벤치프레스는 어깨 관절과 팔꿈치를 함께 움직이는 다관절 운동인 만큼 여러 근육들이 개입한다.

35 안정근은 주동근의 기시부의 안정성을 높여주는 근육으로 분류되기도 하며, 근육 기시부는 일반적으로 몸통 근위부(proximal)에 부착되어 있으니, 주동근의 기시부를 안정화하려면 몸통과 가까운 근육들이 안정근으로 작용해야 한다.

36 아키타입(archetype)은 인간 경험의 보편적인 패턴, 이미지, 성격 유형을 나타내는 개념이다. 심리학자 칼 융(Carl Jung)은 이를 인간의 집단 무의식에 존재하는 원형적인 상징이라고 설명한 바 있다.

37 발등을 뒤에 있는 벤치 위에 올려두고, 반대쪽 다리를 접어 내려갔다 올라오는 동작.

38 바닥에 있는 덤벨을 잡고 팔을 편 채로 엎드려 플랭크 자세를 취하고, 한쪽 팔을 당겨 로우 동작을 하는 운동.

39 'ㅅ'자 모양으로 팔과 다리로 바닥을 지탱하며 엉덩이를 위로 들어올린 자세.

40 Ann-Katrin Rogge et al., 「Balance training improves memory and spatial cognition in healthy adults」, 『Scientific Reports』, 2017.

41 힙 소켓의 깊이가 깊을수록 풀 스쿼트(full squat)로 앉기 어려워진다.

42 고관절에서 대퇴골 두부가 맞닿는 반구형의 오목한 부분으로 대퇴골 머리와 결합하여 고관절을 형성한다.

참고 자료

43 복부의 최상층에 위치한, 우리가 '식스팩'으로 부르는 근육이다. 일자 모양으로 길고, 근섬유결도 수직으로 나 있으며, 기시는 대략 명치쯤이고(5~7번 갈비 물렁뼈) 정지는 치골이다.

44 복부의 측면에 위치한 근육. 양쪽의 복사근이 협력하여 갈비뼈와 골반의 회전을 제어해 준다.

45 '코르셋' 근육으로도 알려진 복부 깊숙한 층의 근육. 허리를 조이고 등 근육을 안정시키는 데 도움을 준다.

46 James Youdas and Kathryn Coleman, 「Magnitudes of muscle activation of spine stabilizers in healthy adults during prone on elbow planking exercises with and without a fitness ball」, 『Physiotherapy Theory and Practice』, 2018.

47 손에 덤벨 등 무게를 들고 걷는 운동.

48 총 7가지 근섬유 종류가 있다고 밝혀져 있다.(type I, IIA, IIB, IC, IIC, IIAC, IIAB)

49 Wayne Scott and Jennifer Stevens, 「Stuart Binder-Macleod, Human Skeletal Muscle Fiber Type Classifications」, 『Physical Therapy』, 2001.

50 Nicole Golden, 「Fast-Twitch Vs. Slow-Twitch Muscle Fiber Types + Training Tips」, NASM Blog.

51 Scott Trappe et al., 「Skeletal muscle signature of a champion sprint runner」, 『J Appl Physiol』, 2015.

52 삼성서울병원 골관절센터 스포츠의학센터, 「체력이란?」, 『운동이야기』

53 캘리포니아 주립대학교의 교수이자 인간 수행(human performance) 분야의 과학자인 앤디 갤핀(Andy Galpin)의 조언이다. 인간 생체에너지학 박사이며, 다양한 엘리트 스포츠 선수를 지도했다.

54 미국 운동 협의회(American Council on Exercise, ACE) 외 여러 출처를 참고했다. 별도 각주 표기가 없는 서술은 ACE 출처.

55 Jani Vaara et al., 「Associations of maximal strength and muscular endurance with cardiovascular risk factors」, 『International Journal of Sports Medicine』, 2014.

56 Frank Booth et al., 「Endurance Exercise and the Regulation of Skeletal Muscle Metabolism」, 『Progress in Molecular Biology and Translational Science』, 2015.

57 Baback Roshanravan et al., 「Association of Muscle Endurance, Fatigability, and Strength With Functional Limitation and Mortality in the Health Aging and Body Composition Study」, 『Journal of Gerontology A』, 2017.

58 Sarah de la Motte et al., 「Systematic Review of the Association Between Physical Fitness and Musculoskeletal Injury Risk: Part 2-Muscular Endurance and Muscular Strength」, 『Journal of Strength and Conditioning Research』, 2017.

59 정확한 자세로 1회 들어올릴 수 있는 무게의 최대치.

60 Matthew Nystoriak and Aruni Bhatnagar, 「Cardiovascular Effects and Benefits of Exercise」, 『Frontiers in Cardiovascular Medicine』, 2018.

61 우리 몸에 에너지를 공급하는 세포 내 주 기관이다. 혈액 속 포도당과 지방산, 아미노산을 아데노신 삼인산(ATP)으로 바꾸는 역할을 한다. 이때 충분한 산소가 필요하다.

62 낮은 강도로 오랜 시간 동안 운동할 때 우리 몸은 지방과 글리코겐을 사용하는 유산소 대사를 통해 에너지를 생산한다. 운동 강도가 일정 수준 이상으로 올라가면 필요한 산소량이 공급 가능한 산소량을 초과하게 되어 유산소 대사만으로는 충분한 에너지를 만들 수 없게 된다. 이 경우, 빠른 시간 내에 큰 에너지를 제공하는 무산소 대사(글리코겐과 크레아틴인산 사용)로 전환한다. 최대 산소 섭취량은 이러한 상황에서 근육이 사용할 수 있는 최대의 산소량을 의미한다.

63 Kyle Mandsager et al., 「Association of Cardiorespiratory Fitness With Long-term Mortality Among Adults Undergoing Exercise Treadmill Testing」, 『JAMA Network Open』, 2018.

64 평평한 트랙에서 가능한 한 빠른 속도로 1.6킬로미터를 걷는다. 뛰지 않도록 주의한다. 걷기가 끝난 즉시 심박수를 측정한다. 걸린 시간을 십진법 단위로 환산해 기록한다. 아래 식에 따라 계산한다.

VO2max=132.853-(0.0769×체중)-(0.3877×나이)+(6.315×성별)-(3.2649×시간)-(0.1565×심박수)

*성별(남성 = 1, 여성 = 0), 체중(파운드), 나이, 기록된 시간(십진법), 테스트 완료 시 최종 심박수(BPM)

산식을 직접 계산하기 귀찮다면 'VO2 Max 계산기'를 검색해 사용할 수 있다.

65 가장 일반적이고 널리 사용되는 최대 심박수 공식.

66 40세 이상의 남녀를 위해 조정된 더 정확한 공식.

67 활동적인 사람들을 위해 조정된 약간 더 정확한 공식.

68 개인이 운동 중 느끼는 피로도를 주관적으로 평가하는 척도. 6에서 20까지의 숫자로 구성된 보르그(Borg) 척도가 많이 활용되는데, 이를 1-10점 척도로 만들어 사용하기도 한다. 1 은 매우 쉬운 상태, 10은 최대한으로 힘을 쏟아붓는 상태를 의미한다.

69 운동을 하면서 대화를 얼마나 쉽게 할 수 있는지를 기준으로 운동 강도를 파악한다. 운동 중 편안하게 대화할 수 있는 상태가 쉬운 강도, 말하기가 거의 불가능한 정도로 숨이 찬 상태가 최대 강도다.

70 Kenichi Iwasaki et al., 「Dose-response relationship of the cardiovascular adaptation to endurance training in healthy adults: how much training for what benefit?」, 『Journal of Applied Physiology』, 2003.

71 Huberman Lab, 「Stretching Protocols to Increase Flexibility and Support General Health」

72 Ewan Thomas and Antonio Bianco, 「The Relation Between Stretching Typology and Stretching Duration: The Effects on Range of Motion」, 『International Journal of Sports Medicine』, 2018.

73 Matthew Wyon et al., 「A Comparison of Two Stretching Modalities on Lower-Limb Range of Motion Measurements in Recreational Dancers」, 『Journal of Strength and Conditioning Research』, 2009.

74 William Bandy and Jean Irion, 「The Effect of Time and Frequency of Static Stretching on Flexibility of the Hamstring Muscles」, 『Physical Therapy & Rehabilitation』, 1997.

75 1947년 필라델피아의 광고 대행사 NW 에이어의 카피라이터 프랜시스 게레티는 드비어스(De Beers)의 다이아몬드 광고에 'A diamond is forever'라는 카피를 사용했다. 이 캠페인이 대성공을 거두며, 현

대까지 '다이아몬드 약혼 반지' 문화가 이어지고 있다.

76 Brad Schoenfeld and Jozo Grgic, 「Effects of range of motion on muscle development during resistance training interventions: A systematic review」, 『SAGE Open Medicine』, 2020.

77 「Foundations of Fitness Programming」, NSCA

78 Mark Sothmann et al., 「Exercise training and the cross-stressor adaptation hypothesis」, 『Exercise and Sport Sciences Reviews』, 1996.

Elisabeth Zschucke et al., 「The stress-buffering effect of acute exercise: Evidence for HPA axis negative feedback」, 『Psychoneuroendocrinology』, 2015.

Eitika Chauhan et al., 「Cross stress adaptation: Phenomenon of interactions between homotypic and heterotypic stressors」, 『Life Sciences』, 2015.

79 물론 결국 뇌는 상황, 기간 등에 따라 만성/급성/경/중 스트레스의 유형과 원인을 구분할 수 있음을 참고하라. 심리학 및 의학 분야에서는 스트레스를 세분화해 분류하고 있고, 그 영향도 각각 다르다.

80 Mark Sothmann, 「Exercise Training and the Cross-Stressor Adaptation Hypothesis」, 『Sport Sciences Reviews』, 1996.

81 Gayatri Sabharwal, 「Recruited: the finance industry's pitch to athletes」, 『Yale News』, 2015. 12. 11.

Robin Wigglesworth, 「Jocks win on Wall Street」, 『Financial Times』, 2023. 10. 9.

Natee Amornsiripanitch et al., 「No Revenge for Nerds? Evaluating the Careers of Ivy League Athletes」, 『NBER Working Paper』, 2023.

82 Alia Crum et al., 「Mind over milkshakes: mindsets, not just nutrients, determine ghrelin response」, 『Health Psychology』, 2011.

83 두 셰이크를 받는 순서도 균형을 맞췄다. 절반 정도(45%)의 참가자는 '가벼운 쉐이크'를 먼저, 나머지 절반(55%)의 참가자는 '풍미 쉐이크'를 먼저 받았다.

84 Keller A et al., 「Does the perception that stress affects health matter? The association with health and mortality」, 『Health Psychology』, 2012.

85 미국 민간인 인구의 건강에 관한 주요 정보 출처이며, 질병 통제 예방 센터(CDC) 산하 NCHS의 주요 데이터 수집 프로그램 중 하나다.

86 David Yeager et al., 「A synergistic mindsets intervention protects adolescents from stress」, 『Nature』, 2022.

87 Sam Scott, 「Better Believe It - A psychology professor's quest to explain—and demonstrate—the power of the mind over our health」, 『Stanford Magazine』, 2022.

88 Alia Crum and Ellen Langer, 「Mind-set matters: exercise and the placebo effect」, 『Psychological Science』, 2007.

Alia Crum et al., 「Rethinking stress: the role of mindsets in determining the stress response」, 『Journal of Personality and Social Psychology』, 2013.

89 Andrea Kane, 「Just how bad are ultraprocessed foods?」, CNN, 2024. 5. 13.

90 Nicole Avena et al., 「Evidence for sugar addiction: behavioral and neurochemical effects of intermittent, excessive sugar intake」, 『Neuroscience and Biobehavioral Reviews』, 2008.

91 Jeremy Appleton, 「The Gut-Brain Axis: Influence of Microbiota on Mood and Mental Health」, 『Integrative Medicine』, 2018.

92 Sabrine Naimi et al., 「Direct impact of commonly used dietary emulsifiers on human gut microbiota」, 『Microbiome』, 2021.

Benoit Chassaing et al., 「Dietary emulsifiers impact the mouse gut microbiota promoting colitis and metabolic syndrome」, 『Nature』, 2015.

93 Patrice Cani and Amandine Everard, 「Keeping gut lining at bay: impact of emulsifiers」, 『Trends in Endocrinology and Metabolism』, 2015.

94 Huberman Lab, 「How Hormones Control Hunger, Eating & Satiety」, 2021. 4. 18.

95 Ameer Taha, 「Linoleic acid–good or bad for the brain?」, 『NPJ Science of Food』, 2020.

96 James Di Nicolantonio and James O'Keefe, 「Importance of maintaining a low omega-6/omega-3 ratio for reducing inflammation」, 『Open Heart』, 2018.

97 Artemis Simopoulos, 「Evolutionary aspects of diet, the omega-6/omega-3 ratio and genetic variation: nutritional implications for chronic diseases」, 『Biomedicine and Pharmacotherapy』, 2006.

98 Jacqueline Innes and Philip Calder, 「Omega-6 fatty acids and inflammation」, 『Prostaglandins, Leukotrienes and Essential Fatty Acids』, 2018.

운동 독립 - 내 몸을 스스로 책임지는 운동 설계법

구현경 지음

초판 1쇄 발행 2025년 3월 6일

발행, 편집 파이퍼 프레스
디자인 위앤드

파이퍼
서울시 마포구 신촌로2길 19, 3층
전화 070-7500-6563
이메일 team@piper.so

논픽션 플랫폼 파이퍼
piper.so

ISBN 979-11-94278-09-2 03510